本書內容僅供提供資料作為個人輔助參考，
不得取代正規醫療院所之診斷與治療。

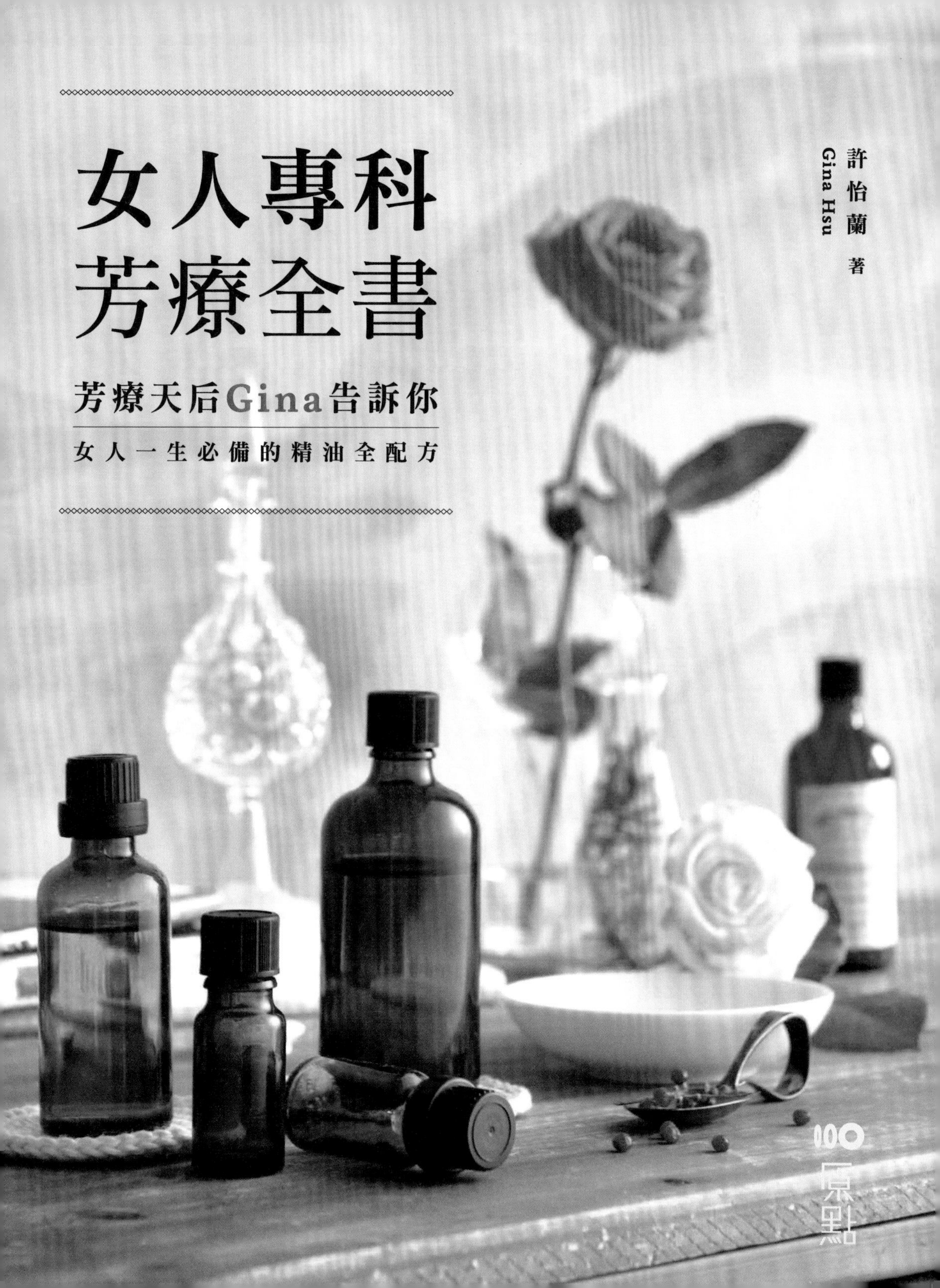
女人專科
芳療全書
芳療天后Gina告訴你
女人一生必備的精油全配方
許怡蘭 著
Gina Hsu
原點

推薦序

一本整合身心、與靈魂相伴的女性葵花寶典

溫佑君／肯園暨香氣私塾負責人

2014 年 1 月 15 日夜晚，我和一群芳療師到了四重溪。當天正好也是陰曆十五，一輪明月大得出奇。晚餐過後，有一半人興致高昂的再往墾丁追月，另一半則留下來在民宿的花園進行「滿月儀式」。因為吃飯時我感到頭部有一點輕微的脹痛，所以哪一邊也沒參加，靜靜回房享受溫泉的洗禮。在足以容納一家子的碩大浴缸中，我就像水族箱裡的水草，不由自主的跟隨水波擺盪。

泡完澡，我很快就進入夢鄉；醒來以後，還能清楚憶起夢中的場景。那是一棟老舊的公寓，我在裡頭任意遊蕩，只要輕觸斑駁的牆面，就會讓泥水與磚塊分離。最後，踩著剝落的牆，我走進一個延伸的房間，那兒寬敞而明亮，彷彿剛剛才整修完畢。以前每一次夢見房間，都跟身體狀況有連結，正尋思這個夢境反映了身體的什麼訊息時，我走進浴室，發現月經來了。

讀者閱讀完《女人專科芳療全書》之後，若再回頭來看上述的經歷，

說不定會懷疑那是一個編造的故事。事實上，在月事降臨之際，我忍不住啞然失笑，覺得這整串過程簡直就像是教科書的範例。無論是滿月、泡溫泉或夢中剝落的牆垣，都是女性生理機能的經典象徵，也都可以從這本書中找到精闢的詮釋。我相信許多讀者一定也能在閱讀本書時體驗這類「賓果」的快感。

雖說那幾個元素堪稱樣板，但我沒能立即聯想到月經要來了，是因為我的經期還算規律，當天尚未接近來經的日子；而我少有經前症候群或經痛的困擾，所以那種頭部深處如漲潮般的感受，對我而言是非常陌生的。可是身處一大幫現代女巫之中，又逢滿月，加上著名的「麥克克林托克效應」(McClintock effect，親密的手帕交經常同時來經)，我的荷爾蒙於是被大自然抑或超自然調了錶。

最有趣的是，我的潛意識與身體變化同拍，特意在夢境的畫面為我打上預告。如此美妙的內外交流能力，是女性的特權。神話學大師坎伯（Joseph Campbell）乾脆這樣說：「女人是生命本身的表現形式。……女人便是生命的全貌，……她與大地女神的力量是一樣的，她對自己這點能力必須要有所體認。男孩子沒有這一類的身體變化，因此他必須被迫轉變成一個男人……」

夢是個人的神話，神話則是集體的夢。如果一個女人沒有辦法理解自己的身體就是自然的化身，沒辦法從月經迴流返抵她生命的內陸，不能喜歡自己的性別、享受自己的性徵，甚至深受其害，那麼，夢的解析將讓她從滿天星辰中找到獨獨為她閃爍的亮光；而浸淫於神話，則能使她融入亙古永存的母性銀河，得到無限的呵護和肯定。

坎伯認為，神話就是放大的夢，所有的夢則是相互衝突的身體能量以意象表現出來的形式。作者許怡蘭在引用與介紹各則女性相關的神話與童話時，充分掌握了這個概念，用深入淺出的筆法準確刻劃出那些「相互衝突的身體能量」，使讀者能從神的哀愁看到人的痛苦，也從別人的救贖找到自己的解藥。一旦能夠辨別女性存在的特點，並且以正確的方式認同它，每一個女人都可以變成女神。

因此，《女人專科芳療全書》就像女性的葵花寶典，足以讓每個女生「慢慢悟到了人生妙諦。其後勤修內功，數年之後，終於明白了天人化生、萬物滋長的要道」。而書中列舉的各種精油配方與用法，便是那些應該勤修的內功。對於什麼問題宜用哪些精油，本書的說明極為透徹而扼要，也可從中看出，作者深受學生喜愛與追隨的芳療講師功力。

不同的讀者可以從不同的角度認識這本書的價值。它既可提供一個便利的用油指南，拿來對症下藥；也可在特定的生命階段整合身心，與我們的靈魂相伴。這本書更可以為專業的芳療工作者樹立標竿，一方面當作參考教材，另一方面也學習如何切入問題的核心，靈活搭配精油。甚至，任何一個真心愛護女伴和家人的男性，也都該看看這樣的一本書，了解女性是怎麼樣一個神聖美妙的生物。

溫佑君　亞洲重量級芳療專家。勇於想像也積極開創，在台灣拓展出一條獨樹一格的香氣之路。現為肯園暨香氣私塾負責人，期許香氣能成為一種文化與美好的生活風格。

推薦序

帶領不同生命階段的女性，一起重獲自由

顏憶萍／根本芳療負責人

2005年，我參加了好友怡蘭主講的「夢物語婦科童話芳香療法」課程，讓我重新檢視、反思「性別」之於我，以及對其他女性的糾葛與意義。

怡蘭以清晰、風趣的口條，兼具深度專業的諮商引導，對應著相關情境的植物香氣，讓我在熟悉的童話故事裡，看到一個自我未曾意識到、抑或是被壓抑許久的女性原型。長久來，讓我苦不堪言，必須仰賴高劑量止痛劑的經痛問題，原來根植於我潛意識裡對父權威嚴的恐懼與反抗。有此自覺後，困擾我十多年的經痛問題，竟也伴隨課程的結束而終結。因此，我稱這場童話治療課程為「香氣普拿疼」。

每位女性一生中都會經歷數次重大的身心「形變」，不論是月經初潮、生育期，或是更年期。每一場蛻變，都有無可取代的轉化經驗，也潛藏龐大的萌生新我的機會。怡蘭將多年深研的芳療婦科臨床實例集結成此書，系統性的從童話的象徵意涵中，帶領女性在不同生命階段，抽絲剝繭的找出那個箝制自我靈魂的困頓點，從而能自我釋放，重獲自由。這是一本人

人皆可拜讀的「女性童話故事解析」，也是一本令人萬分期待的專業婦科芳療書。

這本書是以童話與神話故事為主軸，來對應人類的性別經驗／文化。小紅帽與母親的共依存症，反映了原生家庭的母系經驗，對我們身心無形又深層的影響；美人魚的美麗與哀愁，也呼應了我們生命中最驚心動魄的青春期情感波動與形變；賽姬與邱比德，則道盡了婚後女人為難女人的婆媳問題；從被混亂荷爾蒙控制而失心的白雪公主母后身上，更可以看到更年期母親的影子。藉由怡蘭風趣精闢的解析，我們彷彿可以在不同故事的角色與衍生關係中，尋找、體驗到每位女性成長的種種心境演變，以及層層與現實生活呼應的難題。

芳香療法的療癒核心在於「身心合一」。我們如何看待、處理每段人際關係的意念，都會如實的反應、承載在我們的身心上。這本書透過了童話與神話的情境，讓我們重新審視、梳理生命議題的脈絡，也給了我們一個與自己再次對話的機會，釋懷了女人在不同性別經歷的挑戰裡，可以如何自處。如此一來，我們才能更接近情感糾結的源頭，從中掙脫，獲得自由。

此外，這本書也彰顯了怡蘭的芳療專業素養。她總集了熟稔的阿育吠陀、法系醫學芳療與德系化學綜論，不藏私的公開珍貴的臨床處方，讓植物香氣竄入我們的身心，以改善難言的婦疾。從中更可以一品她極具個性的調香風格，華麗且嚴謹、藝術且有哲理。

在不同時代中，女性曾經歷過許多迫害、不平等與剝削。不過，我仍慶幸能生為一位完整的女人，悠遊於造物者賜給女性去應對世界的獨特彈性裡。希望這本平實易懂的婦科芳療書籍，不僅開啟人對於生命與植物之間連結的視野，更能理解女性的美麗能量，不僅是精油帶來的表皮的修護保養，而在於透過芳香植物的生機活化，喚醒了像西蒙波娃一樣的自我／性別覺醒。

「原來女人是可以有選擇的，而選擇必須建立在深刻的自覺、足夠的勇氣、以及自信與努力之上。」

——西蒙波娃

顏憶萍
Feyond

在地芳療拓荒者。是真正由產地到療癒，先擁抱泥土，再深耕人心的芳香農業實踐家，專精於台灣本土植物之精油及純露萃取。現為根本芳療負責人及根本 MUZEN 品牌執行長。

CONTENTS

第二章　青春期・人魚公主大變身

第三章　尋偶期・找到王子就能上天堂？

CONTENTS

第五章　成熟期．女性生命總回顧

特輯

前言

真實人生的婦科對策

芳療教育者約翰・史提爾（John Steele）曾說過：「芳香療法是織夢的產業。」坊間精油書也樂於營造夢幻情境，並不諱言，就連我自己寫過的幾本著作，都刻意在呈現美好、文藝、溫暖的風格，那是對小確幸的永恆嚮往，是從無盡日常中解脫的一片綠洲。雖然人人都曉得，這個世界根本沒那麼乾淨清爽。

而新版《女人專科芳療全書》，卻打算背道而馳。在這本書裡，我們準備睜開雙眼，審視不堪回首的故事，恢復麻木已久的知覺，重新體會喜悅、渴望，也品嘗哀傷的滋味，回歸真實人生！

它是市面唯一的婦科芳療專著，探討的毛病繁多，專用配方甚至多達158個，可以按圖索驥、對症用油，找到最適合自己的療癒對策，實用性非常高。配方出自多年累積之個案經驗，反覆推敲架構，深入淺出剖析。無論仍在精油幼幼班，或早已是精油達人，任何程度的芳療愛好者都能輕鬆閱讀。

女人的身體之內，蘊含著豐沛的陰性能量，如果被壓抑，或未得到適當發展，很容易有婦科煩惱。小從經前症候群、經痛，嚴重到子宮卵巢病變，都可能受到情緒因素影響。想得到療癒，必須從根源開始處理。妳很快就會明白，困擾自己已久的症頭，往往與母女問題、感情問題、過往創傷等有密不可分的關聯。

我真正最大的願望，其實是透過文字，啟動每個女人的可能性，伴妳渡過真實人生的掙扎與困境。

當妳一章一章往下看，或許會引發許多心緒，觸動不少回憶。即使可能邊翻頁邊掉淚，即使面對自己是那樣艱難，即使世界就像哲學家沙特抱怨的「他人即地獄」......

不要害怕，也不用急躁，把讀書當作一種療癒過程，抱著信念一步步慢慢來，最終必定會雨過天青，豁然開朗！

伴妳成長的芳療聖經

所謂「芳療講師」，絕非不食人間煙火的仙女。我有自身的煩惱，曾在真實人生裡碰撞得體無完膚，面臨過對原生家庭的叛離與和解，吃過感情的大虧，遊走過靈魂的黑暗邊緣。這些原本想忘卻的未竟事務，在開始探索芳香療法之後，會全都找上門來，赤裸裸的被重新直視。

芳療之路可不是康莊大道，而是在充滿荊棘的野地裡走平衡木，一邊面對自己心中的大洞，一邊試圖在理想與現實中尋找妥協點。煎熬了許久，我才像棵大器晚成的樹苗般終於長大。自從植物和香氣修補了我坑坑疤疤的心靈後，婦科問題竟然也神奇的好轉了。

所以妳的痛苦和難處，我懂。我真的懂。

為了深入婦科芳療領域，我帶領過幾次女性專題工作坊。記得當年，課堂中總是火花四射，迴響非常熱烈。有些學員自願當被研討的主角，當全班一起聆聽她的經歷，幫忙分析問題，時常忍不住又笑又淚，同時心有戚戚焉。

有血有肉的真實個案，讓我們看見：無論是誰，都會為了原生家庭、身體認同、伴侶相處、自我實現等難關，衝撞得頭破血流。而這些議題，最後居然不約而同導向生殖系統！

在 2014 年，我決定把這些心得化為文字，撰寫《女人的芳香私療法》一書，並公告從此不再開女性專題工作坊，此舉引起學生群一片哀嚎，上市之後，卻有幾位跑來稱謝：「老師您的課太難報，我從來沒成功秒殺到，還好有出書。」

首次出版以來，承蒙愛護支持，常有讀者詢問何時重新改版，而這個願望，終於在今年得以實現！新版本改名為《女人專科芳療全書》，將原本錯漏之處，全部修正補齊，還增添兩篇從前沒有的附加章節，比舊版更加完整。

海明威說：「如果幸運在年輕時待過巴黎，巴黎將永遠跟著你，因為巴黎是一席流動的饗宴。」這本書正是我的巴黎，也希望它能與妳一直相伴，無論 20 歲、30 歲、40 歲還是 50 歲，香氣將給妳力量，渡過女人一生不同階段的難關。

如何閱讀這本書？

這本與眾不同的精油書，居然同時也是一本故事書！從耳熟能詳的童話，到聽都沒聽過的神界八卦；從曲折離奇的鄉野傳說，到女巫魔法的神祕儀式。貫穿古今中外，可讀性和趣味性已超越工具書的價值。

這本書按照身心成熟歷程，把女性由 7 歲到 99 歲的生命史分為五大階段，並用五個章節來敘述。眼花瞭亂的婦科問題，也依症狀方向、形成原因等，跟著區分為五種類型。妳可以依自己的需求直接選讀相關章節，但若從頭細讀到尾，等於對婦科的生理面、心理面、靈性面完成了系統性學習，非常扎實！可培養自己「分析問題、判斷對策」的臨床能力。

●書中婦科芳療，分為 5 大章節：

第一章 . 塑形期（童年）整體內分泌平衡

第二章 . 青春期（初經）生理期相關煩惱

第三章 . 尋偶期（婚戀）兩性與感染問題

第四章 . 生育期（懷孕）產前到產後照顧

第五章 . 成熟期（絕經）更年期和肌瘤等

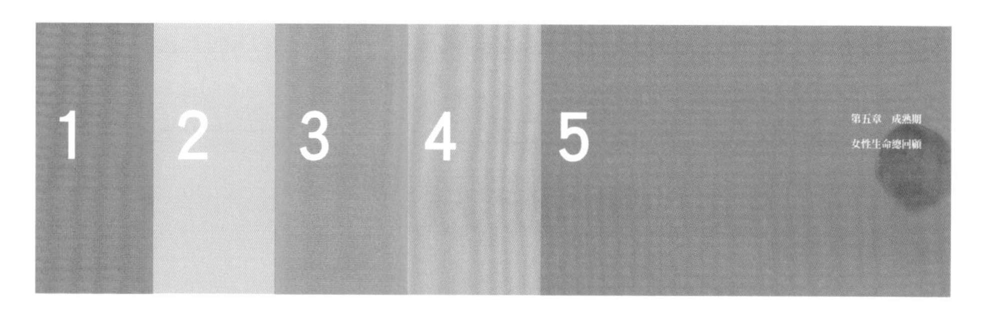

●每章節深入 5 大議題與對策提供：

1. 基礎：建構人類心靈的符號
2. 延伸：提升陰性能量的神話
3. 故事：療癒女性機能的童話
4. 個案：需要特別協助的族群
5. 配方：處理婦科症狀的對策

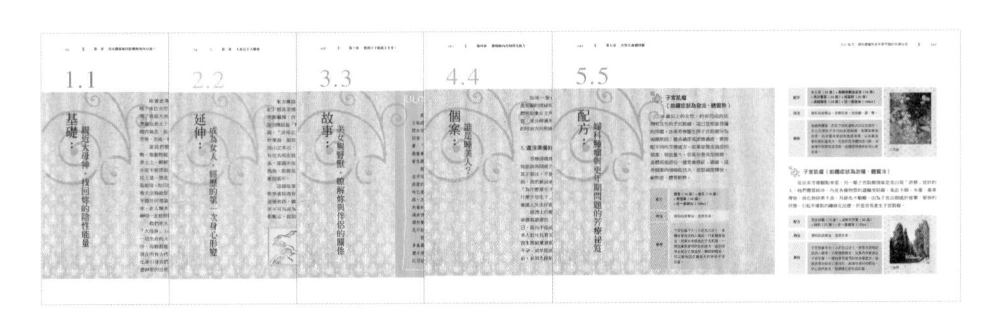

● 3 種迷你專欄，內文延伸再補充：

「婦科小祕方」：認識婦科重要單方精油或藥草。

「神祕小字典」：專有名詞介紹、歷史典故說明。

「療癒小知識」：自然療法及精油化學基礎知識。

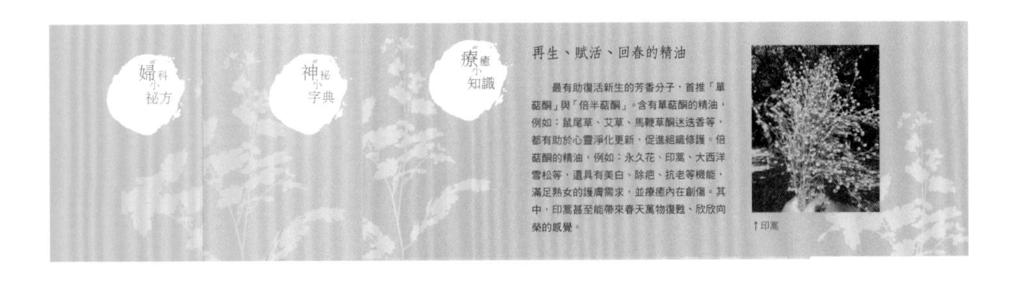

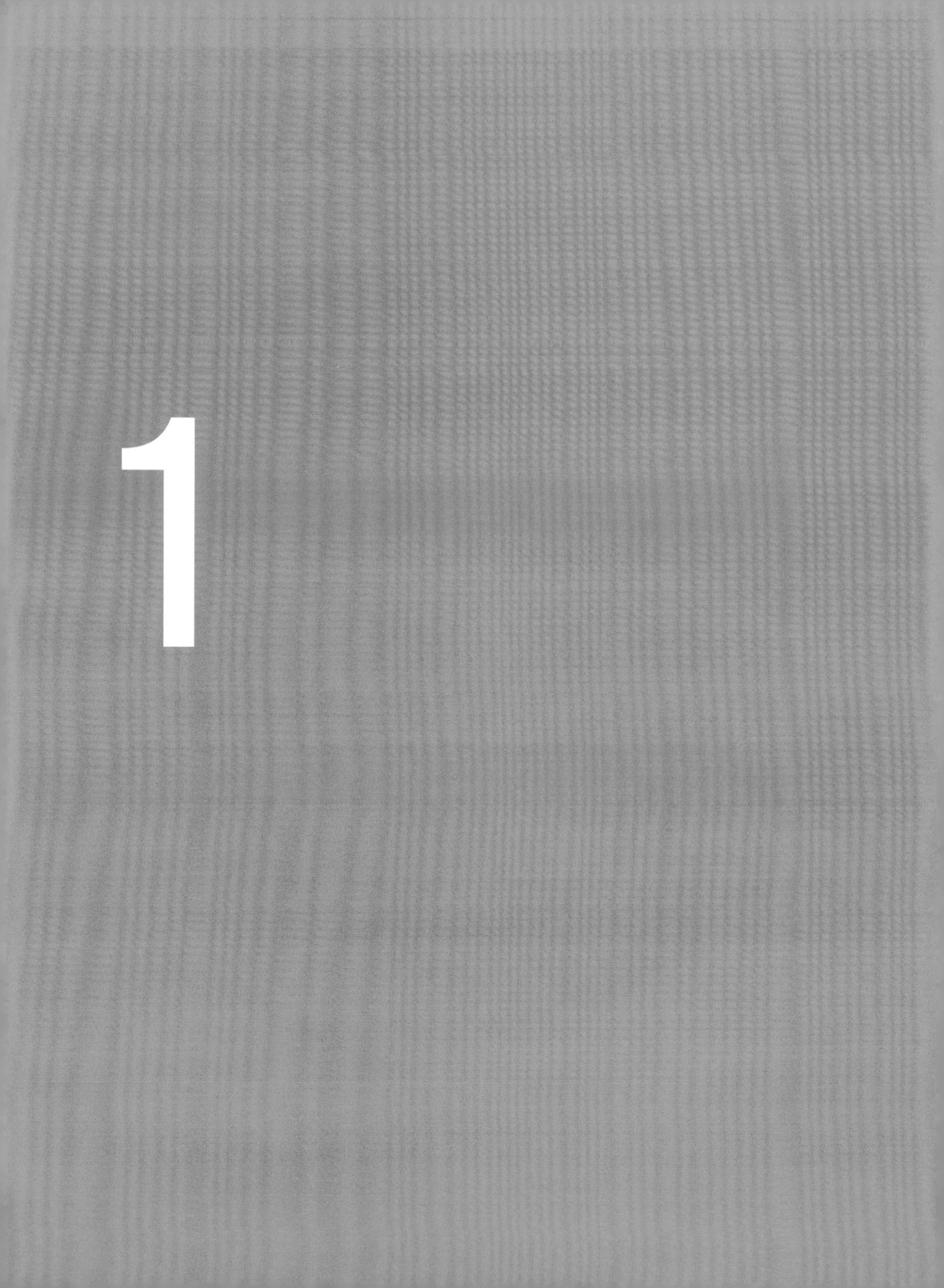

第一章　塑形期

母女關係如何影響妳的內分泌？

1.1

基礎：親近大母神，找回妳的陰性能量

妳曾赤著腳，走過雨後的大地嗎？來自天空的甘露被全然接納，濕潤了乾渴大地；水分滲入地表之後，潛藏在表土下的真菌復甦，散發出複雜的氣息，混著野草被踩踏後釋放的芳香，形成一種獨特的綠色氣味。

當我們暫時放棄兩腳站立的優勢，像動物般彎下腰身，兩手熨貼在黑土上，輕輕嗅聞……無論是誰，很少能不被那股原始的感動攫取。抬頭往上望，那是天父；低頭向下看，這是地母。妳只要走出戶外，進入風景，看天空施給恩澤，看地土生養萬物，不需任何理論也自然會明白，亙古以來，在人類共通的精神架構裡，父母神明一直被根植在心靈深處。

我們在天地間見證了無所不在的「大母神」（Great Goddess）——哺育一切生命的大地之母。在每個孩子心中，母親都是最偉大的存在。母親出現在所有古代宗教與神話中，以各種化身引發我們的情感與崇敬之心，無盡神聖的自然之力，與母性的原始形

象便合而為一。

越原始的文化，就越重視這股滋養、哺育生命之力。在舊石器時代文物中，有一種通稱為「維納斯」的雕像，以石灰石打造、或用獸牙刻成，從歐洲到中亞間的廣大區域裡陸續出土。每一尊雕像都特別強調性徵，腹部誇張突出，兩乳充實，肥臀豐腿更是難以抗拒地心引力，乍看就十分有「媽媽的感覺」，雕像的用意不在描繪普通女性樣貌，而在表現出一種理想典型——盈滿豐饒感、有如容器般的女人身體。不僅哺育個人後代兒女，更涵養其他生命，泌出奶水滋潤整個宇宙。

此外，在法國出土的「洛塞爾史前維納斯」（Venus of Laussel）洞窟浮雕，也反映出古人心中完美的女性形象。這位兩萬多年前的美女，充滿生殖之力，下半身膨大，左手護在前方，愛憐的撫摸胎藏於腹中的小生命，右手則握著一支牛角。牛角因為形態類似陽具，在古代被稱為「豐饒之角」，為性能量的象徵。近年流行的「生物動力有機農法」（Bio-Dynamic Organic Farming）中，牛角也成了重要道具。一手掌握住性能量的大母神，彷彿掌控了大自然欣欣向榮的奧祕，那是陰陽交會、對立能量相生相成所建構的生命力。

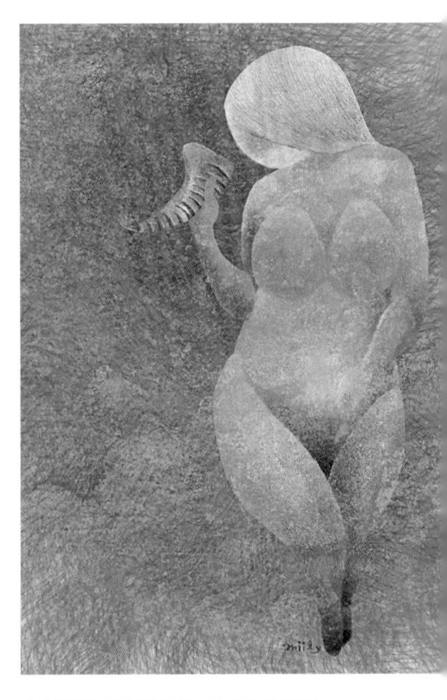

↑洛塞爾史前維納斯（Miily 繪製）

另一尊美麗的大母神，則出自土耳其的觀光名勝：以弗所（Ephesus），在《聖經》中，它被描繪成一座非常富庶的城市。城中香火鼎盛的女神廟，建築極為宏偉，自古吸引了無數朝聖者，曾名列古代七大奇蹟，可惜在 1600 年前遭到焚毀，直到考古學家挖掘出大理石女神像，才印證了過往的繁華。

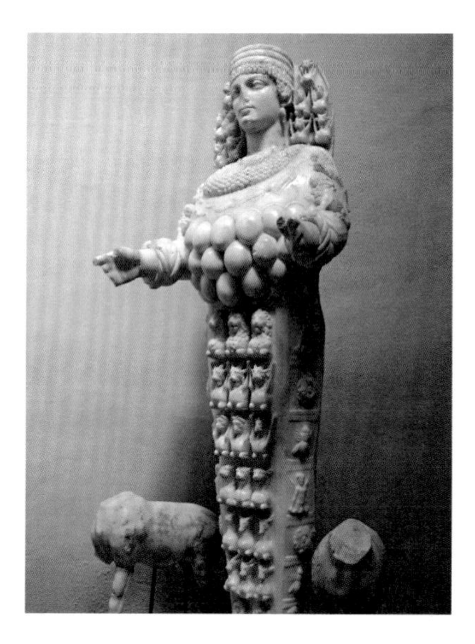

↑以弗所的母神神像

這座雕像現在已經是女性力量的重要象徵。為了一睹風采，我從人馬雜沓的伊斯坦堡車站搭上深夜巴士，歷經乘船過河、等待、轉車的 12 小時路程，終於抵達。親眼見到女神那一刻，我有說不出的震憾。女神展開的雙臂，像是

生物動力有機農法

講究耕作需要與大宇宙的韻律和諧。有些農人會以神祕原始的儀式為農地進行「能量施肥」，取一支代表性能量的牛角，挖空後放入泥土、血液、骨骼、水晶、純露、精油、藥草等材料，埋進土地裡，靜待一年發酵風化，取出稀釋後再灑於大地，代表一種復活再生的力量。以這種有機農法所栽種的藥草，特別具有療效。

要擁抱全世界，像果實般纍纍下垂的身形非常引人注目，似乎毫不隱蔽的張揚她的生殖能量，看似裸露且容姿奇特，卻一點都不讓人覺得淫穢，反而使我萌生出一種敬虔和感動，想投入這神聖母親的懷中……

我相信：一個討厭自己身體的女人，在親近大母神後，會從此扭轉心態！如果對「身為女人」感到排斥、質疑、不甘心，請試著去追尋各個文化中的女神，使自己找到陰性能量的皈依之處。除此之外，使用「對應女神」力量的藥草或精油，也能將自然的力量灌注於身心，讓女人更認同自己，從困擾的婦科問題中解脫。

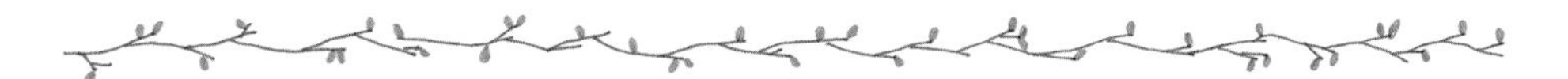

對應希臘女神的藥草精油

玫瑰：愛神阿芙羅黛特（Aphrodite）

當阿芙羅黛特在海上誕生時，海浪捲成了白玫瑰，世上最美麗的花朵與愛神同時誕生，而紅玫瑰則是她的戀人——阿多尼斯（Adonis）的鮮血染紅而成的，玫瑰香自此變成浪漫愛情的象徵。

香桃木：愛神阿芙羅黛特

愛神誕生後登上塞浦路斯島，她用芬芳的香桃木枝葉遮蓋了自己動人身

↓美惠三女神與愛神維納斯

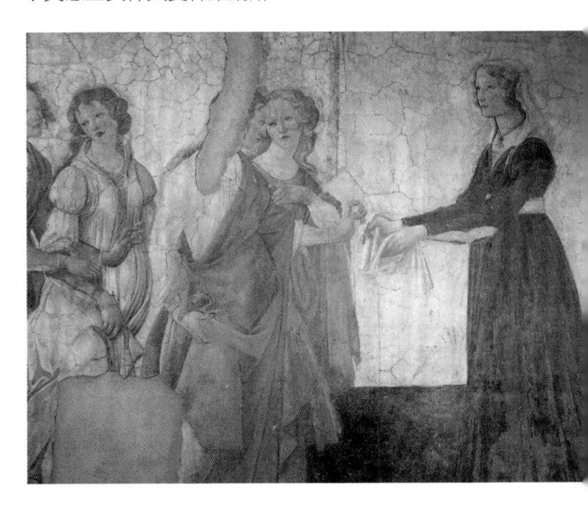

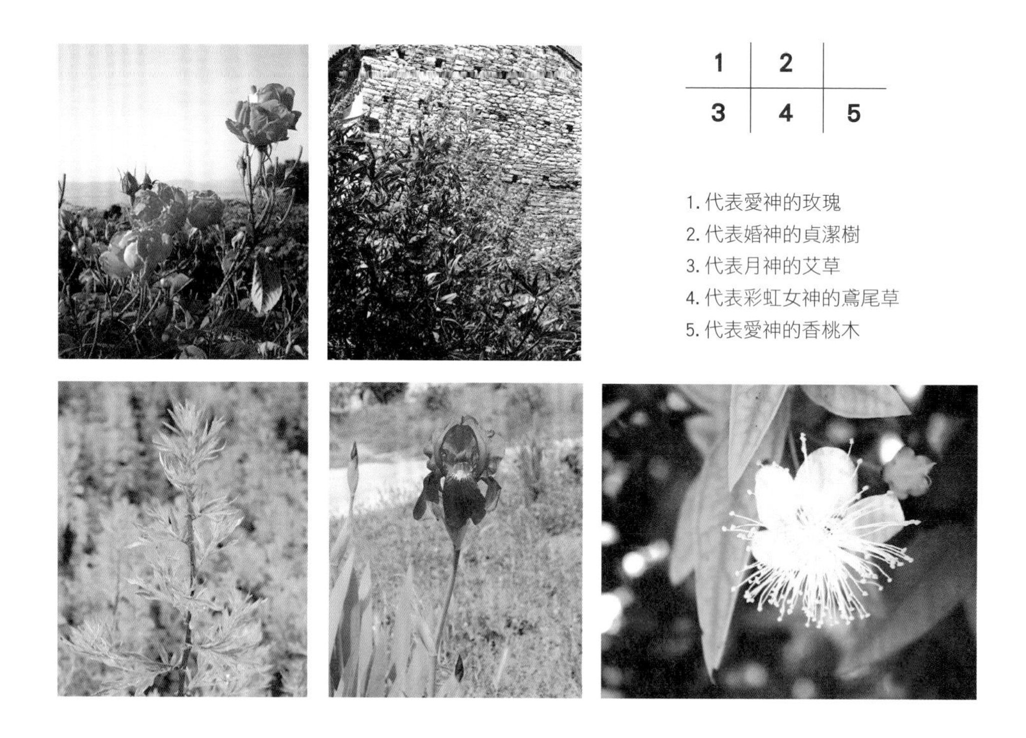

1	2	
3	4	5

1. 代表愛神的玫瑰
2. 代表婚神的貞潔樹
3. 代表月神的艾草
4. 代表彩虹女神的鳶尾草
5. 代表愛神的香桃木

軀。香桃木的五片花瓣也象徵著「五芒星」，是生命與青春的符號，也是愛神的記號。想讓自己變得美麗溫婉，一定少不了香桃木精油。

貞潔樹：婚神希拉（Hera）

大神宙斯明媒正娶的結髮姊妻、職掌婚姻和生育的希拉女神，是孕產婦的救助庇護者。希拉在貞潔樹下誕生，貞潔樹於是成了獻予女神的禮物，它的精油可促進受孕，並讓伴侶對彼此忠貞不二。

艾草：月神阿特密斯（Artemis）

洋溢陰性特質的艾草，可強化女人生殖系統，最能反映月亮的能量，因此以月神之名將艾草屬植物取名為Artemisia。阿特密斯是純潔的處女神、山林大自然之守護者，艾草也成為女性巫力和感知能力的代表。

鳶尾草：彩虹女神艾瑞絲（Iris）

鳶尾草花瓣有紫、白、黃等多種顏色，漸層交錯的優雅線條像極了彩虹，為女神艾瑞絲所化身，是穿梭於塵世與靈界間的使者，引領人們跨越虹橋進入天堂，是靈魂轉化與高貴人格的象徵。

對應印度女神的藥草精油

粉紅蓮花：財富女神拉克須密（Laksmi）

拉克須密又被稱為「吉祥天女」，集財富、華麗、豐饒、繁衍、生命力等美妙特質於一身。她手持粉紅色的蓮花，寶座也是蓮花做的，女神甚至曾化身為蓮花，因此，粉紅蓮花精油會帶來好運。

↓財富女神拉克須密

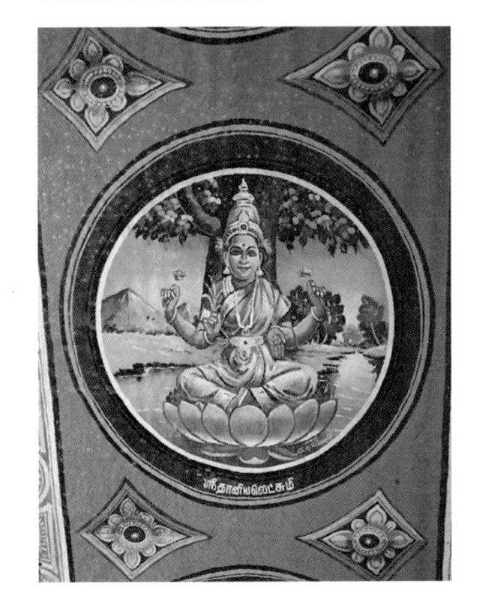

白蓮花：才藝女神娑羅室伐底（Saraswati）

娑羅室伐底又稱「辯才天女」，司掌知識、語言、文學、藝術、音樂，她抱著一把聲音優美的維納琴，以白天鵝為座騎，並以

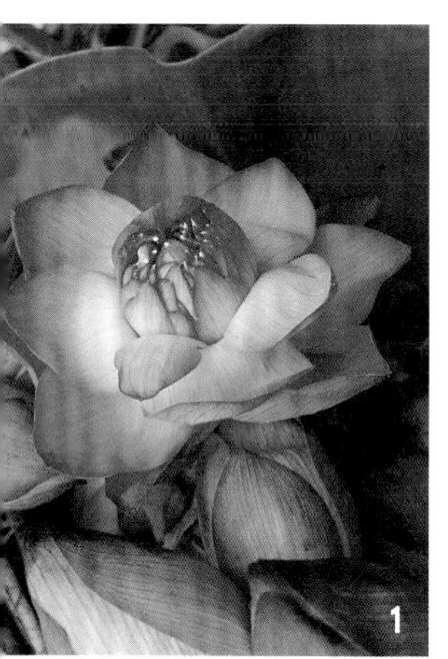

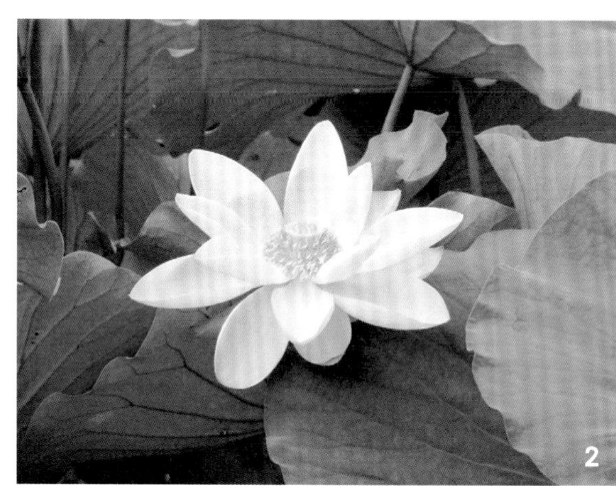

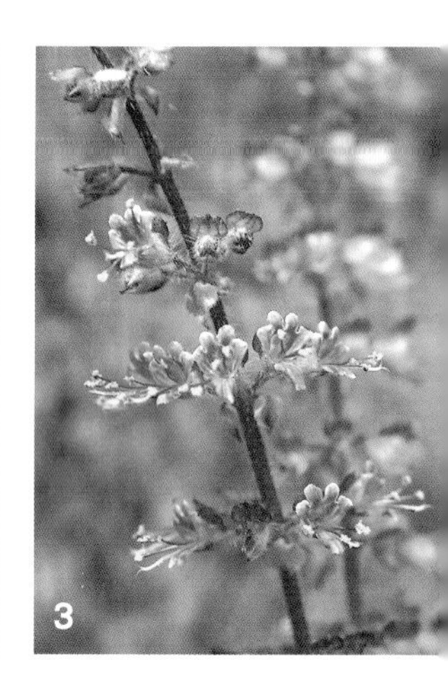

1. 代表財富女神的粉紅蓮花
2. 代表才藝女神的白蓮花
3. 代表神妃的神聖羅勒

純淨的白蓮花為寶座。與她對應的白蓮花，是可開啟智慧的精油。

神聖羅勒：羅勒女神圖拉西（Tulasi）

拉克須密原本是至高神——毘濕奴的神妃，曾化身為羅勒女神圖拉西，又嫁給毘濕奴的另一化身克里希納。神聖羅勒不是普通的植物，而是神明最滿意的靈性伴侶，可帶來光明吉利、去除罪孽業力。

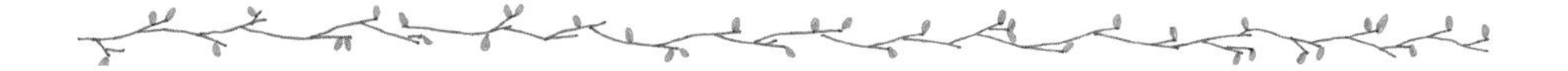

1.2

延伸：母女之間的愛恨交織，會影響妳成為哪種女人

大母神在許多文化中，以不同形象出現，她可以是慈祥的聖母瑪利亞、可以是救苦救難的觀世音，但最具有大母神意涵的女神，應該是狄蜜特（Demeter）——希臘神話中的大地女神、自然之母。狄蜜特主掌農業，於是她與最重要的作物小麥，總是無法分割。狄蜜特女神像的手中時常握著小麥，有些雕刻甚至讓她抱著裝滿麥穗的牛角，與「史前維納斯」有類似的形象。

傳說中，狄蜜特和她的獨生女蔻蕊（Kore）相依為命、形影不離，感情非常非常緊密，一直到冥王黑帝斯（Hades）擄走少女蔻蕊，強搶到冥府作押寨夫人，才將這對母女拆散。經歷一番磨難，蔻蕊雖然成為冥王之后，每年仍有一半時間可以回到地上，與母親團聚。而當女兒住在冥府期間，狄蜜特由於思女心切，所以無法照拂農作，人間遂變成萬物不生的秋冬時節。

狄蜜特與女兒經常被合祀，崇拜她倆的上古宗教為「厄琉西斯祕儀」

（Eleusinian Mysteries）。小麥是此宗教的神聖作物，在神祕魔幻祭典中，這兩位女神時而分開、時而結合，「狄蜜特—蔻蕊」其實就是母女關係的原型。

每個女人都從自己母親的身上學會如何當女人，卻又希望成為一個與母親截然不同的女人，既想要完成媽媽未竟的願望，又想逃離媽媽曾走過的荊棘之路。我們摹仿（或反摹仿）母親的形象與人生，有時緊密互動，有時急於掙脫，甚至斷裂割離。無論如何，這母女間的愛恨交織一直是被吟詠關注的主題，這類故事從女孩 7 ～ 14 歲的「塑形期」開始，而這個階段也是母女關係開展的重要時期。

塑形期是「妳之所以為今天的妳」的重要過程。

從 7 歲開始，女性內在原本就具有的力量慢慢萌生，為未來的母女競爭與母女融合做好準備，進一步在親子關係上尋找定位。這個階段也是「性荷爾蒙的基礎奠定期」，初經來臨前的七年起，體內荷爾蒙環境便已開始培育與準備。

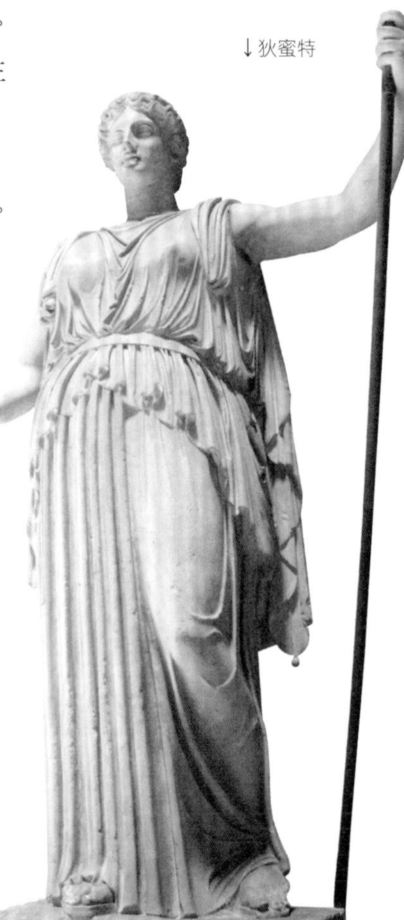
↓狄蜜特

「母女關係」是持續影響我們生殖系統的變因，無論是如膠似漆或緊張衝突的母女互動，往往為女性荷爾蒙分泌帶來變數。若母女之間有心結，就容易產生內分泌失調問題。

有些家長在女兒荳蔻年華之際，總想幫助愛女

魔幻的女性宗教「厄琉西斯祕儀」

這是一個距今已三千年的古代宗教，教義與儀式嚴格保密，外人不許一窺究竟，入教者守口如瓶，違反禁忌將被處死，極端曖昧隱諱。厄琉西斯是雅典附近一座小城市，當狄蜜特失去女兒後落寞悲傷，不願意司掌五穀，曾流浪到這裡，於是厄琉西斯人發展出獨尊這對母女神的信仰，直到第四世紀基督教被定為羅馬國教才被廢止。

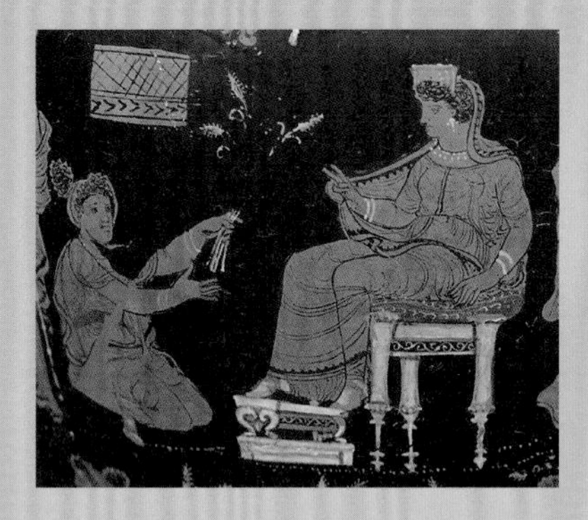
↑厄琉西斯祕儀

在「厄琉西斯祕儀」中，女神的地位無比崇高，男人本來不配被拯救，只有少數男人可以得到偉大狄蜜特的引導與教育。在儀式中，當大祭司高舉代表女神的小麥麥穗，便是全場最高潮，所有信徒歡呼舞蹈，慶賀大地能量循環更新！

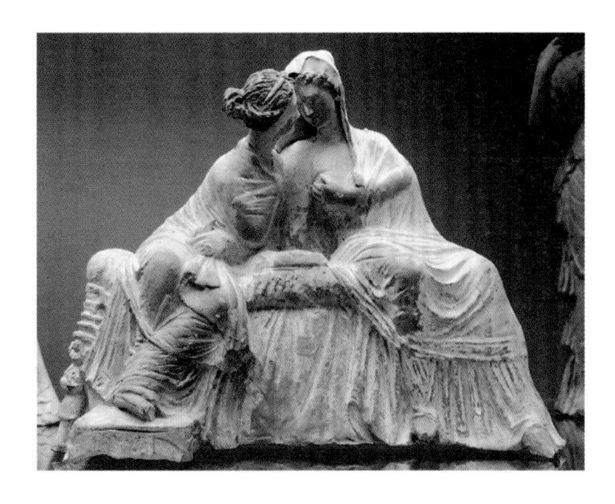
↑狄蜜特和蔻蕊

「登大人」，讓她吃健康食品或燉補。其實應該在更早之前，也就是 7、8 歲開始，就多注重孩子的「心靈養分」，例如愛的滋潤、情緒平衡等，有形無形中會改變女孩子一生的心性，甚至影響婦科問題或卵巢發展，使用精油或代表大母神的小麥胚芽油，也能讓我們感受滋潤與平衡。

小麥胚芽油

早期芳療專櫃常推廣小麥胚芽油，但它較適合乾性膚質或大陸型氣候，有些人會抱怨它偏黏；隨著越來越多基礎油逐漸引進台灣，小麥胚芽油也慢慢淡出舞台。事實上，無論就成分或植物特質來說，小麥胚芽都是最具滋養、回春、再生功效的基礎油之一。塔羅 3 號牌「皇后」，就將小麥納入牌面圖像，讓我們理解小麥胚芽油對強化女性能量的絕佳助益！高品質的油可以口服或用於按摩。按摩時以其他基礎油稀釋成 30% 更清爽。

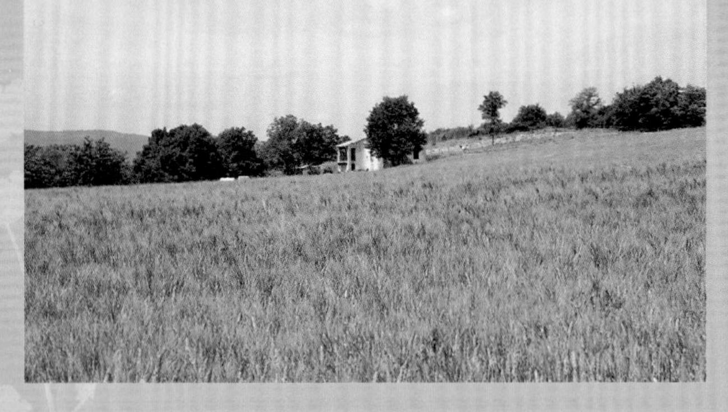

↑法國小麥田的美麗畫面

妳是紅玫瑰，還是白玫瑰？

有些女人似夏花熱烈，舉手投足充滿嫵媚；有些女人如秋葉寧靜，內斂害羞小家碧玉。這些風貌，不只來自天性與教育，更有可能受到荷爾蒙影響。在「狄蜜特—蔻蕊」母女關係原型中，母親與女兒是相對的角色概念，狄蜜特成熟豐饒、充滿生殖魅力，蔻蕊青澀文雅、未知人事。女人的能量特質呈現為光譜兩極，我們可以用「紅玫瑰」及「白玫瑰」二詞來形容這兩種不同的女人。

紅色，代表「生命、欲念、熱情」；而白色，則代表「光明、純潔、神聖」。這紅白兩種力量，都同時存在我們心中。女人有兩種，這並不是年齡上的熟女或蘿莉之分，關鍵在角色認同：當妳以女人的角色向母親爭取自主權，會成為「紅玫瑰」；以女兒的角色認同媽媽的人生指導，就成為「白玫瑰」。

張愛玲作品〈紅玫瑰與白玫瑰〉中，男主角振保遊走於「熱烈的情婦」與「聖潔的妻子」，在兩種女人間舉棋不定。關錦鵬導演改編小說為電影後，一幕幕影像產生了豐富的色彩流動：情婦紅玫瑰嫁給別人後洗盡鉛華，變成賢妻良母，令振保唏噓不已；妻子白玫瑰卻越來越有膽量與自覺，逐漸穿上紅色衣裝，顯露出個性來，當她說出「離了婚又怎樣」，鏡頭甚至帶出桌面上有把紅色玫瑰！

妳是紅玫瑰，還是白玫瑰呢？這個答案不是永恆不變的，有些女孩亟欲掙脫家庭桎梏，最後成功獨立了；有些女孩則在紅塵打滾一圈後，又重新回歸平淡素樸，我們的一生，都在這光譜兩極之間來來回回。

區分類型	紅玫瑰型女人	白玫瑰型女人
色彩屬性	生命、欲念、熱情	光明、純潔、神聖
對應女神	狄蜜特： 成熟豐饒、生殖魅力	蔻蕊： 青澀文雅、未知人事

個人特質	開放、反叛	保守、依賴
母女關係	與母親有競爭關係	與母親有附庸關係
身心發展	身體與心智往往發展較快，性意識覺醒得早。與母親間可能特別緊張衝突，磨擦多，也可能提早離開原生家庭。	身體與心智成熟得較慢，容易有情感潔癖。深受母親主導或影響人生，就算結婚也不願離開原生家庭。
體型個性	體型有比較明顯的大母神形象，早熟、豐潤，個性熱情奔放易激動。	體型像青少女，給人年輕稚氣的印象，個性較內向纖細。
適合香氣	適合風格強烈、提振能量的花香類精油，例如：玫瑰、茉莉、依蘭。	適合清淡平和、令人舒心的精油，例如：柑橘、藥草、針葉樹。

女孩在 7 ～ 14 歲的塑形期間，起初可能偶爾會與母親發生衝突，但隨著年齡漸長，這個狀況會日益頻繁，我們的內在世界與荷爾蒙也將開始進入整合或競爭。這一連串的身心變化，古人都透過童話故事寫了出來。

人類的共通潛意識若是有參考範本，應該就是神話與童話了，它們反映出我們的生命情境。瑞士榮格學院有一派治療師特別喜歡研究以女性為主角的童話，從故事反映陰性的內在世界，看見女人一生喜怒哀樂。接下來，我們就來以輕鬆有趣童話切入女人一生會遇到的婦科問題。

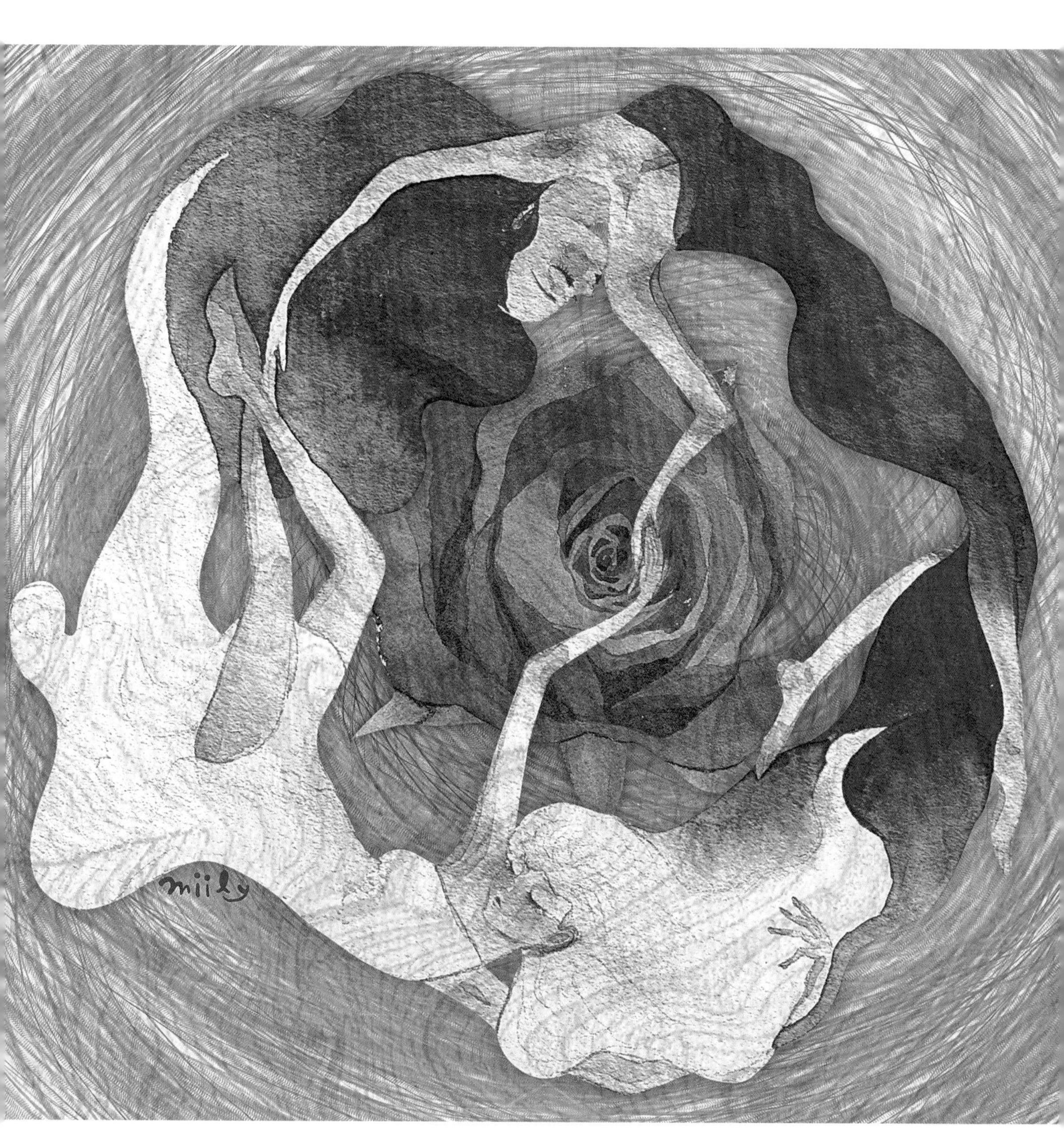

↑妳是紅玫瑰或白玫瑰？（Miily 繪製）

1.3

故事：象徵女孩覺醒之路的小紅帽

從前從前，有個人見人愛的小女孩，總愛穿著紅色斗篷，眾人便叫她「小紅帽」。

某一天，外婆生病了，媽媽要小紅帽帶著蛋糕和葡萄酒去探病，出發前媽媽再三交代：「一定要走在我告訴妳的大道上，不要繞進森林小路！」

小紅帽雖滿口答應，但才沒多久，她就發現森林裡花花草草好美麗、蟲鳴鳥叫好迷人，不知不覺中，小紅帽已踏上一條沒見過的小路，此時突然有隻大野狼出現，還向小紅帽打招呼：「小女孩，妳要去哪兒？」

「外婆病了，我正要去探望，她就住在森林深處、三棵橡樹下的小屋裡。」

大野狼得知有機會一次吃到

兩頓大餐，眉開眼笑的悄悄離開，留下還在哼歌摘花的小紅帽，搶先一步趕到外婆家，一口把老太太吞進肚子後，穿上衣服、戴了睡帽，蓋著被子裝睡。

直到天色將暗，小紅帽才抵達。她走進房門，只見外婆躺在床上，總覺得和平常不太一樣。「外婆，妳的耳朵怎麼變得這麼大？」

「是為了要聽清楚妳說話……」

「妳的眼睛為什麼變成這麼大？」

「為了要把妳看得更清楚……」

「外婆的嘴巴，為什麼長得這麼大呢？」

大野狼突然掀開棉被跳了出來，露出尖牙：「哈哈哈！當然是因為要吃掉妳啊！」牠把小紅帽一口吞進肚子，打了個飽嗝，覺得肚子發脹，就順勢倒在床上呼呼大睡。

一位獵人經過，聽到屋裡傳來如雷的鼾聲，覺得奇怪，便進去探探究竟，發現一隻大野狼正在睡覺。他心中明白發生了什麼事，但看見狼肚子圓滾滾的，心想：「也許老太太還活著。」

獵人到找了把剪刀，小心把狼肚子剪開，小紅帽先從狼肚子裡頭蹦了出來，接著老奶奶也從狼肚子裡爬出來了。他們三人找了很多石頭重新塞進狼腹，再把肚皮用線縫上。許久之後狼醒來，正想到井邊喝口水，卻因為肚子裡的石塊太重，便摔下深井死了。

小紅帽陪奶奶享用葡萄酒和蛋糕，心想：「以後我一定要聽媽媽的話，別在森林裡亂逛了。」

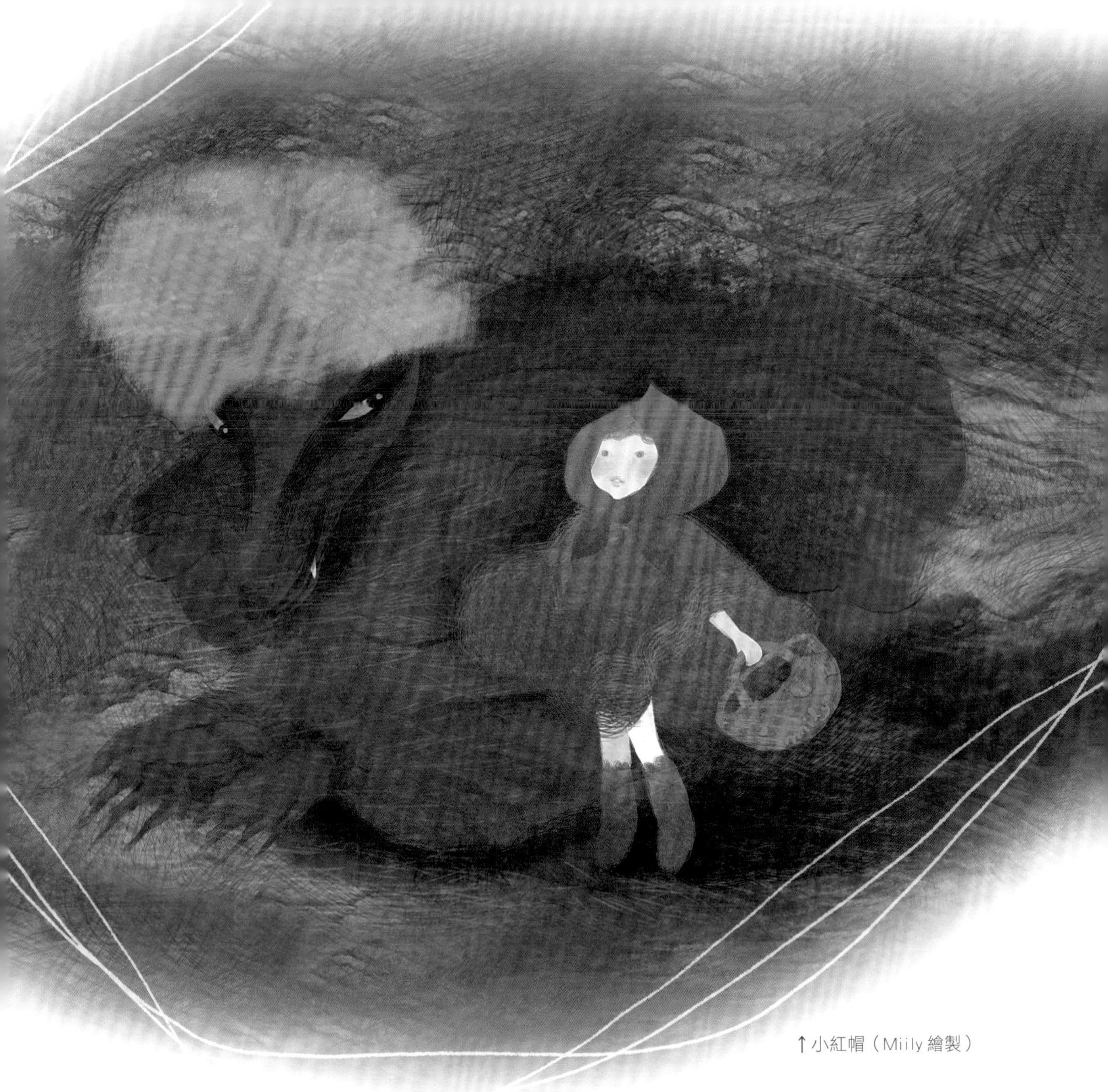

↑小紅帽（Miily 繪製）

《小紅帽》是口傳甚廣的古老傳說，現存最早文獻是十七世紀法國小說家佩羅（Charles Perrault）所留下，但保留在我們印象裡的多半是格林兄弟在《格林童話》改寫的普及版。在佩羅的原始版本裡，小紅帽最後是被大野狼吃掉，她並沒有獲救，外婆也沒逃離狼腹。這個悲劇的結局，成了警世意義濃厚的情色寓言，原意在提醒天真無邪剛進社交圈的女孩：不可聽信陌生人，以免淪為大野狼的一頓美餐。

《小紅帽》是塑形期最重要的故事，透過分析這個童話，可以理解「母女關係」是如何影響我們的內分泌，也更能找到一條用芳香照顧婦科最根本問題的解決之道：

1. 小女孩覺醒！離開母親的道路

媽媽千叮嚀萬交待，小紅帽卻不聽話而違反吩咐，離開母親規定的道路，走上另外一條人生岔路，這是小女孩反抗性的覺醒。小紅帽從 7、8 歲起，離開血源上的母親，逐漸脫離親子間的依附連結，這是一條很長很長的道路，像果實由青澀轉為甜美，她也慢慢形塑出自己的樣貌。在塑形期之前，女兒被視為是父母生命的延伸，是個還沒有「自我感」的孩子，但隨著身體成熟，陰性意識從蒙昧無知慢慢覺醒，開始經歷「個體化」，並有了自己的靈魂。

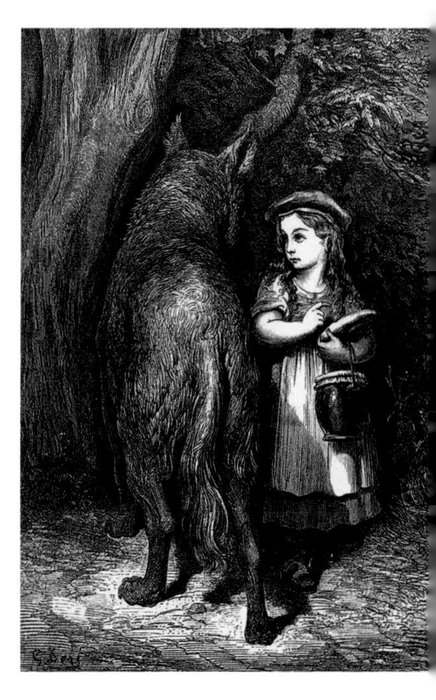

↑早期小紅帽童書插畫

女兒終究要變成女人，小紅帽終究要離開媽媽，新月終究會變成滿月。但我們希望這種「登大人」的生命轉化，能順其自然，不用太早發生。小紅帽在森林摘花時遇上大野狼，原本與狄蜜特形影不離的蔻蕊，後來也因為摘花而遭遇劫難。美麗花兒原本就是植物的生殖器官，蘊含了性隱喻。讓兒童使用花朵類精油，可能會促使其提早邁向成熟；相對的，那些年紀已經不小，身心發展卻較緩慢的女性，如果想要更為獨立自主、擁有美麗自信的個人風格，反而應該嘗試花朵類精油魔法。

2. 走向外婆（大母神）！ 認識家族模式

小紅帽向森林裡的外婆家走去，那是一棟位於三棵大樹下的小屋。這三棵大樹到底是什麼樹？大部分童話版本都說是橡樹。橡樹乃聖樹、生命之樹，是大地之母的象徵。相傳精靈、仙女會居住在橡樹樹幹中，而「三」

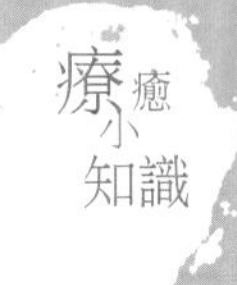

花朵類精油

由植物花瓣萃取的精油，香氣優雅醉人，大多使用溶劑萃取，少數使用蒸餾，因為花瓣脆弱纖細不易處理，因此價格偏高。

常見的花朵類精油，包括：大馬士革玫瑰、摩洛哥玫瑰、愛德華玫瑰、阿拉伯茉莉、摩洛哥茉莉、印度茉莉、依蘭、橙花、晚香玉、紅花緬梔、白花緬梔、黃玉蘭、白玉蘭、鷹爪豆、桂花、菩提花、粉紅蓮花、青蓮花、白蓮花、金色蓮花、波羅尼花、康乃馨、水仙、萬壽菊、金盞菊等。

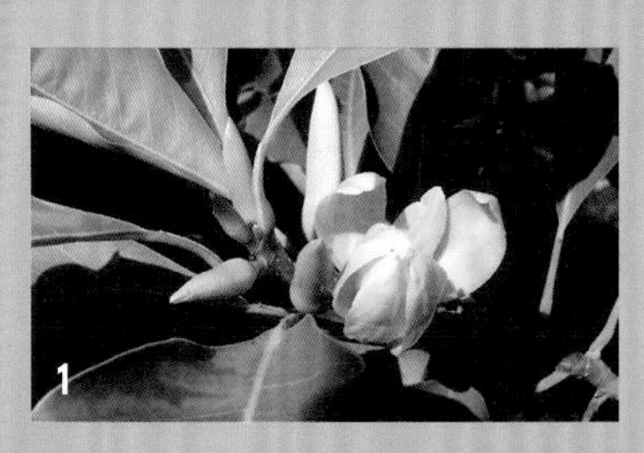
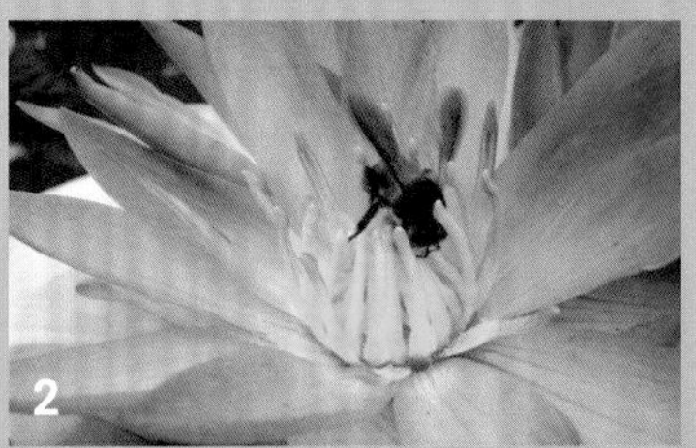

1. 黃玉蘭
2. 青蓮花

這個數字，在數祕學（Numerology）中也代表陰性生殖力。塔羅牌中的 3 號牌「皇后」便是女性能量的代言人，「皇后」牌的背景是蔥鬱森林，前景是一片小麥田，她手上還拿著牛角般的權杖，像極了古老的「史前維納斯」。

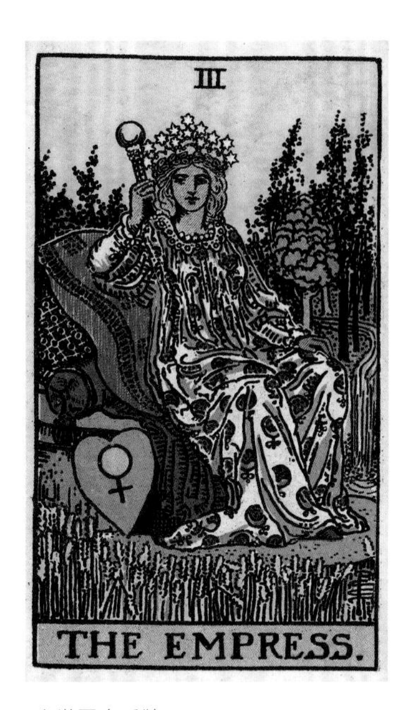

↑塔羅皇后牌

所以那位住在充滿自然精靈的森林深處，並且與「三」同在的神祕外婆，絕不只是個普通人物，她是「智慧老婦」，是高等智慧的象徵、陰性能量的體現，她是母親的母親，是真正賦與生命、哺育萬物的偉大存在——大母神。

許多傳說裡，女神或女巫都是三位一起出現，她們是「神聖的三」（Sacred Three），看過影集《聖女魔咒》（*Charmed*）的觀眾應該對這個名詞不陌生。在戲劇外的真實世界裡，西方魔法或威卡（Wicca）也確實崇拜「三女神」——少女、母親與老婦，是陰性能量的三種面貌；投射在童話故事中，便成為小紅帽、媽媽與外婆，代表從塑形到成熟的整體歷程，也象徵著女系家族的傳承。

當家族的模式能量混亂時，親人容易廣泛出現生殖機能障礙，例如姊妹們全都有嚴重經痛，或好幾代都罹患婦科腫瘤。想處理這個問題，必須檢視女人在這個家族中扮演的角色地位，並回歸陰性力量的根源——大母神，此時最需要使用具有大地香氣的根部類精油，來回溯家族模式。

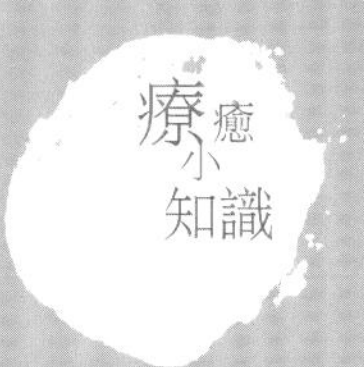

根部類精油

由根或地下莖萃取的精油，香氣深沉平穩，具有安定滋補的力量，多半可作用於神經系統，幫助我們與土地連結，鎮靜安撫情緒。

常見的根部類精油，包括：岩蘭草、穗甘松、中國甘松、纈草、雲木香、薑、大高良薑、薑黃、泰國蔘薑、歐白芷根、土木香根、鳶尾草根、香附等。

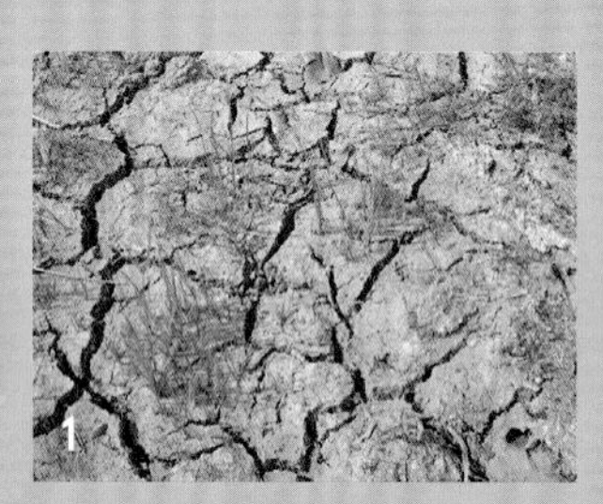

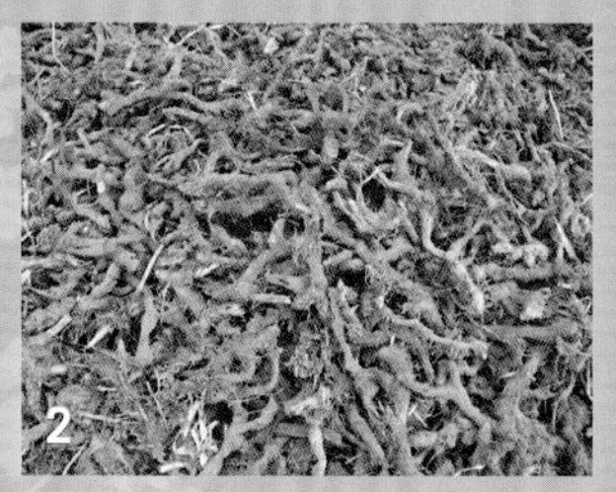

1. 岩蘭草
2. 香附

3. 大野狼來了！情欲、野性與風險

《小紅帽》這個童話故事廣為流傳，是因為父母認為它能警惕兒童留意陌生人，同時建立一種無形的限制，提醒孩子：好奇心與探索世界的念頭，會帶來風險！但主角小紅帽那一襲赤豔豔的斗篷，正暗示著她其實是個「紅玫瑰」，血的記憶、性意識、情欲感受早已悄悄萌芽。在現代小說、戲劇改編情節中，小紅帽也多半越來越聰明機靈、獨立自主，不再輕易被欺負，有時與大野狼鬥得不相上下，誰吃誰還不知道呢！

《小紅帽》不是一則單純的警世寓言。在夢境中出現了反派角色，不見得就代表某個現實生活裡的大壞蛋，它或許只是反映了我們內在的另一種欲望或靈魂。因此，大野狼可能是小紅帽的另一張臉，也就是所謂的「陰影」或「負面人格」，正反兩面如同光與暗一樣同時存在。小紅帽出門探險，代表她正在探索自己另一面。故事裡的災禍並沒有想像中可怕，遇上大野狼表示女人開始探索內在世界，開

↓三棵大樹代表陰性能量的三種面貌（Miily 繪製）

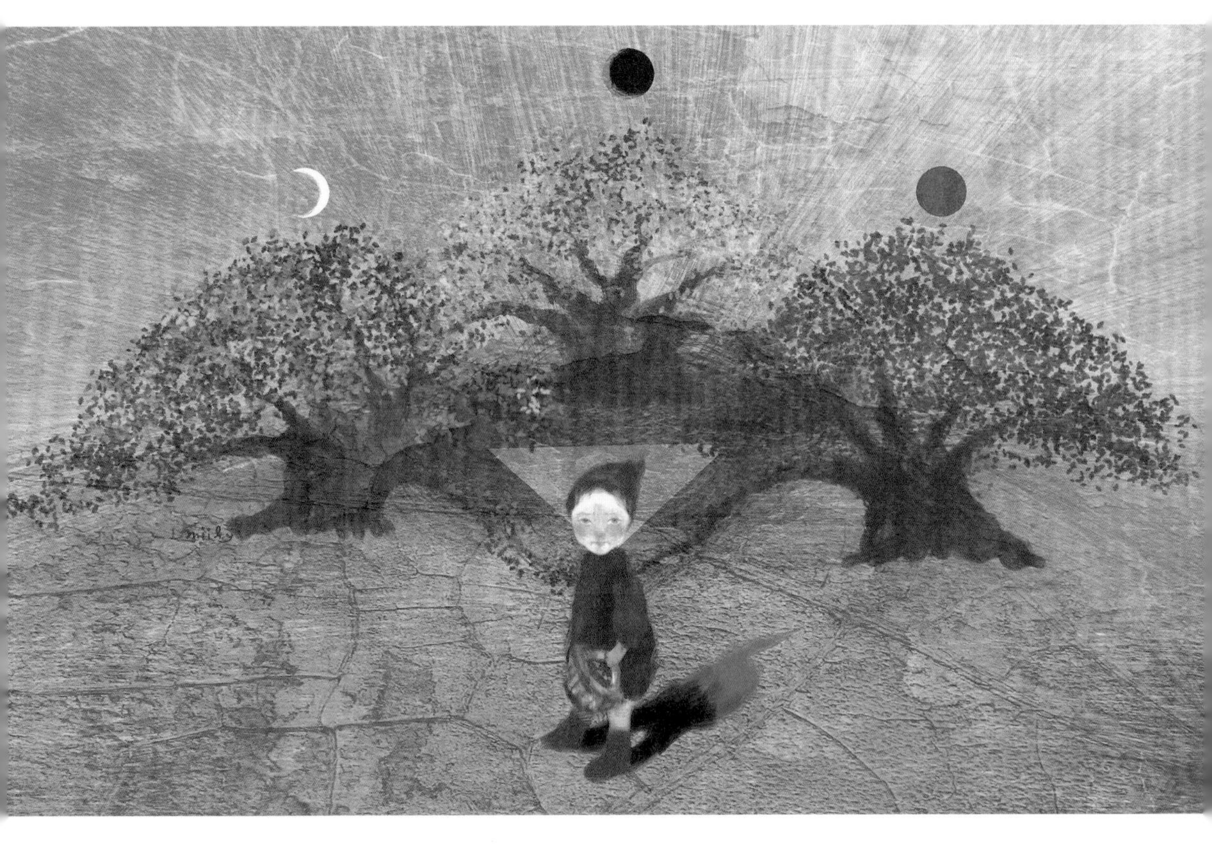

始與自我的陰暗面對話，它是一種人格整合過程。

　　而大野狼毛茸茸的外表、與殘暴的特質，是陽性能量的強烈表徵。狼是野性的，具有原始生命力、爆發力和侵略性。當女人進入社會，與世界戰鬥，受到壓力時，她體內的陽性能量與本能便容易因衝動而過度開啟。野性如果太強，卻會反過頭來吞噬女人的陰性能量。每個女人體內都有大野狼，牠即是男性荷爾蒙，過度分泌會造成多毛、粉刺、痘痘等問題，還會壓制正常女性荷爾蒙，導致許多婦科疾病發生。

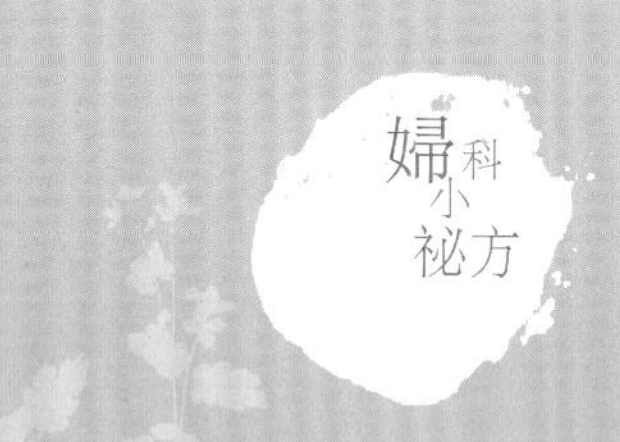

處理男性荷爾蒙過度分泌

可用強化女性荷爾蒙的精油來制衡，例如甜茴香、洋茴香、貞潔樹、西洋蓍草，或使用能安撫鎮靜腎上腺的精油，以減少腎上腺雄性素，像岩蘭草、廣藿香、胡蘿蔔籽。

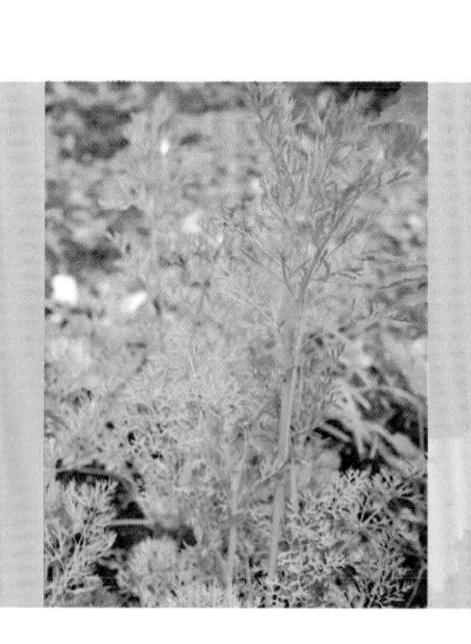

→萃取胡蘿蔔籽精油的野胡蘿蔔

4. 把妳吃回肚子！來自母愛的控制

小紅帽原本是個「紅玫瑰」，她執意探險，不聽媽媽交待的規矩，不聽從社會給予的教條，於是遭受「懲罰」！大野狼一口吃掉小紅帽，就像把她重新塞進媽媽肚子裡！回憶一下大母神豐潤的腹部，生命在那裡被孕育，但膨大的腹部也暗示著生命可能被收回。巫婆吃人、母親食子的情節，在傳說故事裡並不少見。

↓約拿與大魚

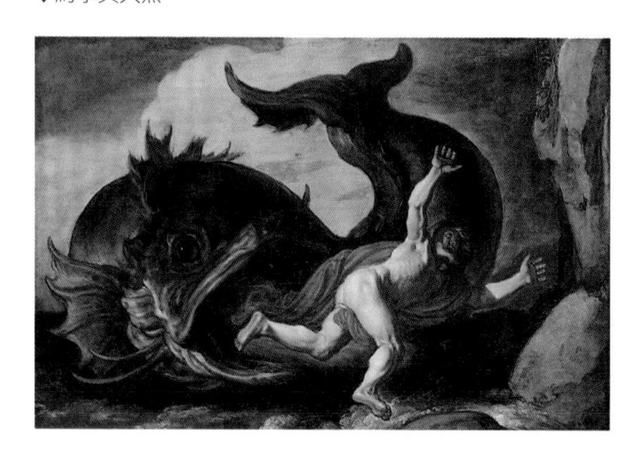

《聖經》裡有則「約拿與大魚」的故事，有位先知名字叫約拿，因為不肯聽從

上帝的指示辦事，遭懲罰被大魚吞下，在暗無天日的魚腹裡待了三天三夜，與小紅帽在結局上殊途同歸。

當小紅帽想要成熟並離開原生家庭，她就被狠狠吞噬回母親的管轄之下，媽媽表現出想把女兒壓在、關在身邊的企圖。我們常說母愛最無私偉大，有少數母親卻會進行「情緒勒索」，母女關係建立在條件威脅上：聽話，就愛妳；不聽話，就處罰妳（也可能處罰母親自己）。

比如，妳若有一陣子沒回家探望，媽媽可能會抱怨起各種病痛；或當她堅持妳該與某位男朋友分手，而妳不依從時，媽媽便食不下嚥，甚至罹患憂鬱症。這種制約，其實就是藉由罪惡感讓女兒的態度軟化。小紅帽被「懲罰」後深覺虧欠，她說「以後我一定要聽媽媽的話」，然後被迫「轉性」成了「白玫瑰」，向內探索或向外探索都不被鼓勵，她決定乖乖走在由家人安排好的康莊大道上。

1.4

個案：誰是小紅帽？

想要療癒疾病，就必須從根源開始處理，如果某個女人的婦科問題明顯與母親有關，她就是本章節所探討的小紅帽。妳可以參考下面的人物側寫，分辨適用對象，並快速找到治療方向和精油調配處方。

1. 與母親常發生衝突的人

有些女子敢愛敢恨，與母親之間從小就關係緊張，她的自主性強，進入青春期後更常反抗媽媽，不願上一代把期望套在自己身上，甚至會故意唱反調，做一些長輩不樂意她做的選擇。為了擺脫束縛，她可能很早開始談戀愛或衝動早婚，讓某位男性把自己帶離原生家庭，以伴侶關係來取代親子間的羈絆。她常會拿自己的人生與母親比較，想走出一種截然不同的模式。這些自由叛逆的小紅帽們，通常生命精采而高潮不斷，但也容易誤入險境。

這些女人高度認同「紅玫瑰」或「狄蜜特」的能量，她們在體型、性格、疾病傾向上，雌激素（Estrogen）都過度主導。

我們體內有兩大重要的女性荷爾蒙：雌激素和黃體素（Progesterone）。雌激素乃一群女性荷爾蒙的泛稱。卵巢是製造雌激素的重要工廠，但雌激素也能由腎上腺、肝臟、乳房、胎盤等組織分泌。女孩子在塑形期時，身體會分泌少量雌激素，迎接初經到來；青春期之後，雌激素大量增加，於是脂肪逐漸分布在與孕育生命有關的部位，讓身體曲線越來越玲瓏有緻。但是，雌激素過高將對循環系統、皮膚系統、神經系統與免疫系統產生不良影響。

紅玫瑰型女人體內雌激素分泌較多，初潮來得比較早，甚至可能性早熟。身高不高（雌激素讓生長板提早閉合，停止長骨增長），胸臀豐滿，有「大母神」風貌，但容易水腫或發胖。她們情緒往往較激動易感，或許有週期性偏頭痛。經血多、生理期長，也可能較容易產生內膜異位或子宮肌瘤等問題。若要使叛逆、抗爭的紅玫瑰之道不要那麼崎嶇不平，可以用精油來抑制或調節過高的雌激素。

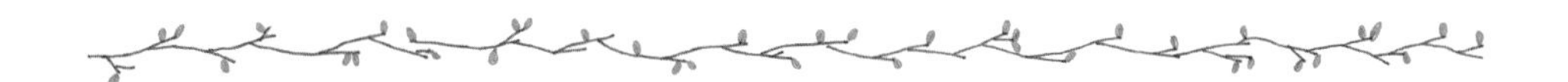

制衡過高雌激素的精油

荷爾蒙之間有競爭性，而且陰陽相生相剋，若扶持其他荷爾蒙，例如黃體素、睪丸酮等，就能產生制衡性，有機會避免雌激素獨大。對其他荷爾蒙可產生作用的精油包括：貞潔樹、西洋蓍草、小茴香、馬鞭草酮迷迭香、暹邏木、冬季香薄荷等。

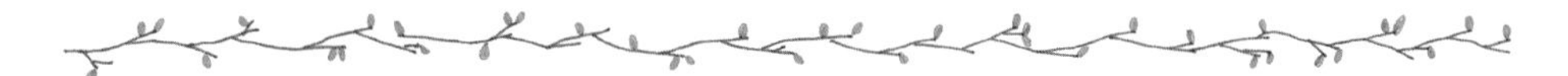

2. 無法與母親分割的人

她們認同「白玫瑰」或「蔻蕊」的能量，會模仿母親，放不下母親，自認受到很多照顧，所以也有想一輩子守護媽媽的念頭，是個顧家的好女兒。個人主張不明顯，性喜淡泊，過著篤定安穩的日子就好，不想引人注意，情緒較為克制，偶爾會有抑鬱傾向。母親對她的擇偶與婚姻意見多、影響大，戀愛緣分淺，有晚婚傾向。白玫瑰型女人很重視家人的意見，重大事件會希望由母親來做決定；有些人則陽奉陰違，只因家教較嚴而不得不故作乖巧。

白玫瑰型女人的雌激素水平低落，身體單薄，胸部扁平，乾性皮膚，外貌常比實際年紀小。她們傾向延長自己當兒童的時間，想永遠當媽媽身邊的小女孩。發育慢，初潮來得遲，甚至有原發性無月經症，經血量少，生理期短，容易有痙攣型經痛。

法系芳療專家杜威醫生（Dr. Jean-Jacques Dewitte）認為，性荷爾蒙代表自我實現，讓人呈現出獨一無二的個人風格。「白玫瑰」們因為缺少雌激素，所以內向謹慎，不愛冒險，個性較不分明。若想得到更多愛與勇氣，應該試試能補強雌激素的精油，以更貼近大母神力量！

補強雌激素的精油具有強大動能，可喚醒官能之樂，特別適合活在大腦裡但肉體失能、身心極度分裂的個案。曾有個學生用這類精油薰香後，做了好幾次春夢，嚇得老公差點找道士到家裡驅逐色鬼，其實夢境只是靈魂脫離呆板生活的呈現。希望人生有「改變的樂趣」嗎？有些人談場轟轟烈烈戀愛，有些人嘗試肚皮舞、骨盆操，有些人則奮力以精油按摩，手段雖然不同，目標卻一樣。

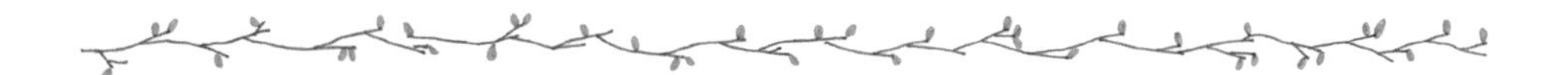

補強雌激素的精油

這類精油並非植物性荷爾蒙，卻能讓細胞產生彷彿接收雌激素的反應，或是激勵身體分泌性激素。常見者包括：絲柏、快樂鼠尾草、甜茴香、洋茴香、洋茴香羅文莎葉、鼠尾草、蛇麻草、德國洋甘菊。

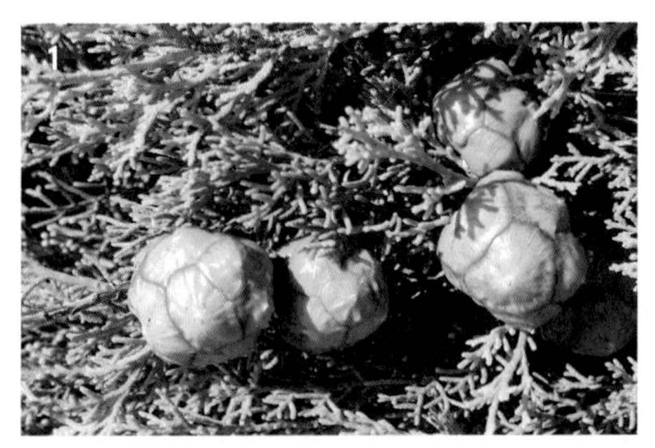

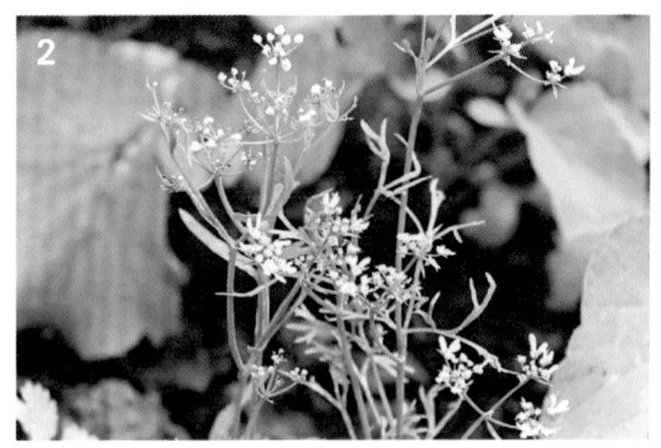

1. 絲柏　2. 洋茴香

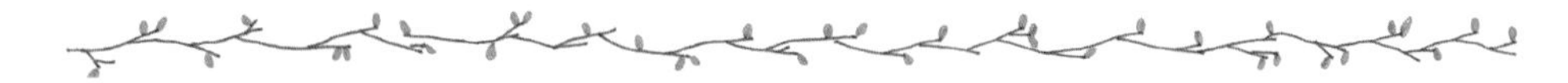

3. 被母親家暴或感覺被遺棄的人

兒時創傷經驗有可能影響內分泌，曾有科學家發現，孤兒院收容的兒童，身高發育比一般人慢，或許是在缺乏愛、缺乏擁抱的情況下，腦下腺（Pituitary Gland）生長激素分泌較少之故。我有一位曾遭家庭暴力的個案，身形內蜷，肢體幅度小，盡可能縮限身體所占空間，想要讓自己「隱形」不受注意；另一位童年被棄養的個案，身形外傾，動作很大，似乎想要吸引人意識到她的存在。這兩位女性都陳述：母親對她們而言，是不願去想起的「失格」、「缺席」角色，兩人共同的煩惱都是腦下腺功能不良。腦下腺是全身內分泌的中樞，當腦部無法正常指揮腺體，雌激素和黃體素這兩大女性荷爾蒙都會分泌失調。

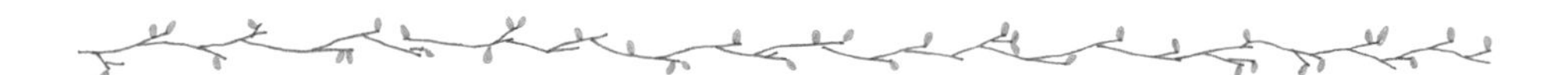

激勵腦下腺功能的精油

大腦中處理氣味訊號及情緒的區域，都位於「邊緣系統」中，而腦下腺也是「邊緣系統」的一分子。芳香分子能透過嗅覺來活化邊緣系統，甚至更進一步影響腦下腺。被認為有助激勵腦下腺功能的精油包括：馬鞭草酮迷迭香、胡椒薄荷、鼠尾草、土木香。

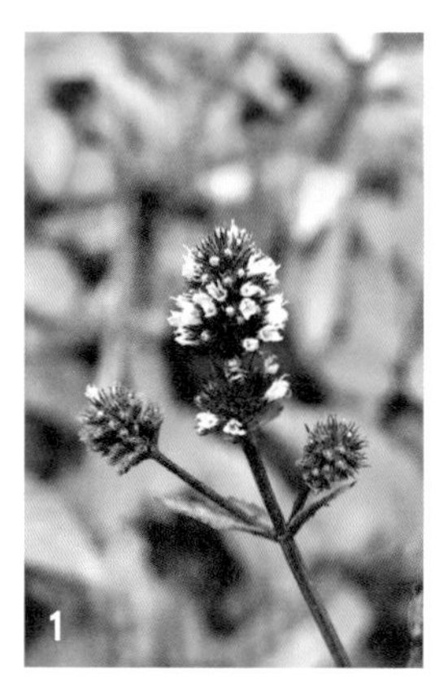

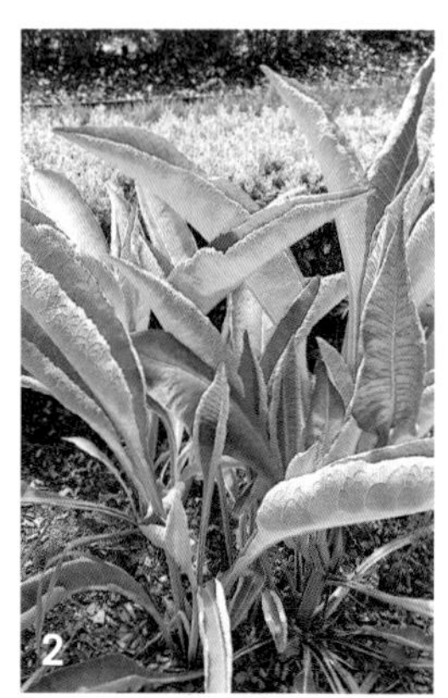

1. 胡椒薄荷　2. 土木香

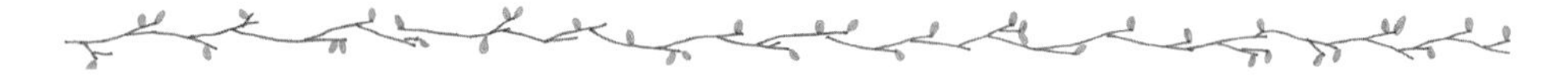

紅白大對抗：兩種女性荷爾蒙的競爭

女人體內的雌激素、黃體素兩大荷爾蒙，它們之間的關係很有趣，會競爭、會融合，也會轉化，就彷佛母女關係——愛恨離合、競爭聯盟，是相生相成，又互相牽制的狀況。白玫瑰法則不會永遠主導世界，紅玫瑰法則也不會永遠推翻世界。不管雌激素或黃體素，都是必須存在的荷爾蒙。神祕學中，紅白雙色具有特殊意義，例如塔羅牌中的 1 號牌「魔術師」，就以紅白分別象徵肉身和靈魂，它們一動一靜交互作用，形成世界上各樣紛陳的現象，所以無論紅色白色，都是我們必須蘊蓄的能量。

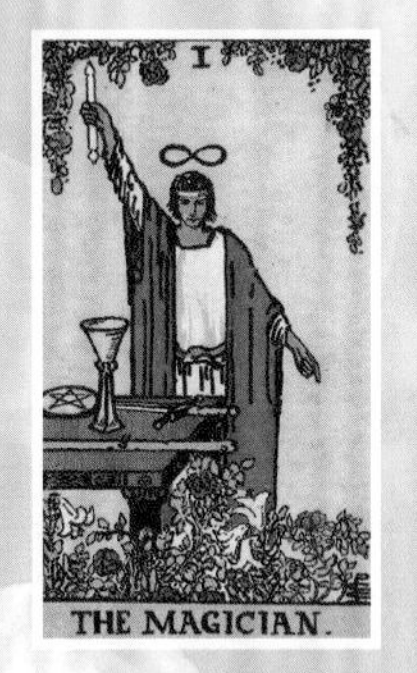

↑塔羅魔術師牌

但近年來因為「環境荷爾蒙」的影響，現代人身體內的紅白兩種力量開始失衡，化學毒素累積使得雌激素不正常升高，相對使黃體素遭受壓制。

黃體素也叫「孕酮」，顧名思義與妊娠有關。黃體素調節子宮內膜分泌，成為受精卵易於著床的環境，同時滋養受精卵，並防止母體的免疫系統排斥胎兒。黃體素代表母性中安定療癒的能量，可改善雌激素不正常升高所產生的問題：預防腫瘤和囊腫、減少高血壓風險、使血糖正常化、調理甲狀腺功能、幫助代謝、降低水腫與脂肪堆積、激勵造骨細胞、改善焦慮與沮喪情緒等，是情感風暴後，供妳休養生息的綠洲。

以貞潔樹精油對抗環境荷爾蒙

為了對抗「環境荷爾蒙」，現代女性需要更多黃體素支援並整合自我，若我們不使用合成藥物，而選擇天然產品，貞潔樹精油可說是婦科療癒領域的最優秀明星！它是少數能提升黃體素水平的藥草，還能為身心帶來祥和、寧靜、滋潤。

	環境荷爾蒙	貞潔樹精油
荷爾蒙	雌激素	黃體素
子宮	子宮內膜增厚	阻止子宮內膜增生
乳房	乳房脹大	乳房不易纖維化
腫瘤	可能激化腫瘤組織	預防婦科腫瘤
血液	加速血液凝結	降低血液凝結
代謝	鹽分與水分滯留	鹽分與水分正常
血壓	增高血壓	降低血壓
骨骼	關閉生長板	激勵造骨細胞
神經	增加神經元樹突上棘而敏感	減少對疼痛的反應
情緒	情緒興奮	情緒鎮定

環境荷爾蒙與婦科問題

石化產品、汙染物、添加物、殺蟲劑等毒害早已入侵生活並無所不在，它們被稱為「環境荷爾蒙」或「內分泌干擾素」，會產生類似雌激素過高的反應，不僅令男女的生殖機能弱化，也會傷害其他器官的機能。

許多問題可能與環境荷爾蒙汙染有關，包括：性早熟、不孕症、性欲低落、子宮肌瘤、子宮內膜異位及卵巢囊腫、經血量過多、週期不規律、經痛、乳腺增生、乳房纖維瘤、婦科腫瘤、骨質流失、肥胖水腫、代謝緩慢、失眠焦躁、頭痛、高血壓、免疫及甲狀腺功能失調、鎂鋅缺乏、提早老化等。

婦科小祕方

貞潔樹精油

直至 1999 年，市場上還只有貞潔樹酊劑，直到幾位德系專家倡導，發現精油的效果更好，如今經過十餘年推廣，歐美芳療界鮮少有人不知道貞潔樹精油對女性機能的助益，目前最主要產地是土耳其。購買時選擇由漿果部位蒸餾較好，除了效果比葉片萃取者更佳，也較不會買到同屬植物牡荊混充的精油。

法系與德系芳療主張貞潔樹精油以口服療效最佳，但未經專業人員指導者請勿逕自內服。目前歐美有多家健康食品廠商推出膠囊、錠片等劑型，有時中譯為「聖潔莓」，是另一種更方便的選擇。

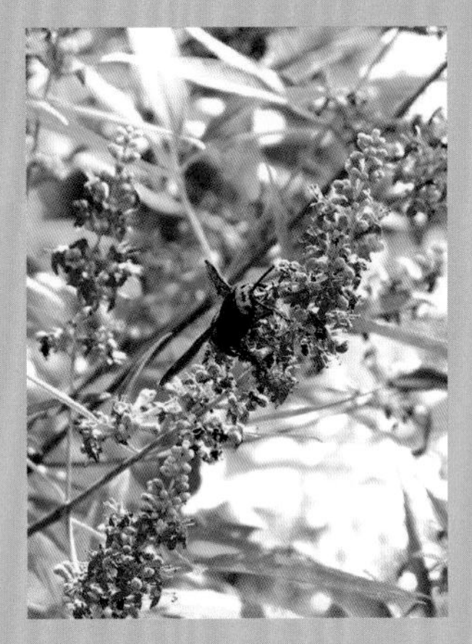

↑貞潔樹

1.5

配方：女性內分泌問題的芳療祕笈

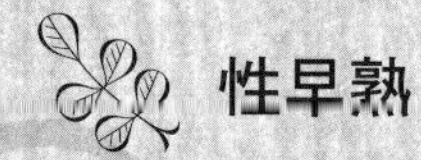

性早熟

8歲以前有乳房發育就算性早熟，通常是因「腦下腺一性腺」系統提早啟動，但吃了含有塑化劑、環境荷爾蒙的不健康食物，誤接觸藥物，或過胖的小女孩，也會面臨性早熟，將來易呈現「紅玫瑰」氣質，並有雌激素過高的其他問題。

配方	檸檬馬鞭草純露
用法	5ml 稀釋於水中，日常飲用。
解析	檸檬馬鞭草純露可平衡各腺體，溫和好喝，方便使用，可以作長期調養。

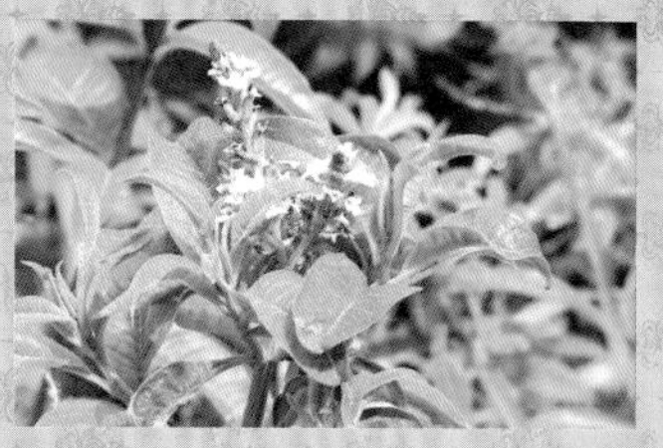

↑檸檬馬鞭草

配方	歐洲赤松（2 滴）+ 甜橙（2 滴）+ 薑（1 滴）
用法	滴在薰燈、擴香石、水氧機等器材上聞香。
解析	這個配方適合腦下腺失衡造成的性早熟個案。歐洲赤松可以調節腦下腺，甜橙令氣味甜美接受度高，薑放鬆內在壓力。

↑歐洲赤松

配方	沒藥（9 滴）+ 馬鬱蘭（18 滴）+ 芹菜籽（3 滴）+ 檸檬（12 滴）+ 黑雲杉（18 滴）+ 任一基礎油（100ml）
用法	調和為按摩油，塗擦全身。
解析	用於吃太多垃圾食物（例如天天雞排速食）、或接觸環境毒素造成的性早熟的孩子。沒藥安撫所有過度分泌的腺體，馬鬱蘭藉平衡自律神經來鎮靜雌激素過高帶來的情緒起伏，芹菜籽、檸檬養肝排毒，黑雲杉調節腦下腺。

↑芹菜

性晚熟

如果已超過 14 歲，但完全沒有第二性徵，或是大於 16 歲但仍未初潮，就可以算性晚熟。除了先天及遺傳影響外，有些人的病因來自腦下腺，有些人則是卵巢功能不良，而營養不足的少女也會有類似情況。性晚熟的少女在成長後多半成為「白玫瑰」。

配方	玫瑰純露
用法	5ml 稀釋於水中，日常飲用。
解析	玫瑰能激勵女性能量，而花香類純露可長期溫和補養生殖機能，讓情緒與身體都做好準備。

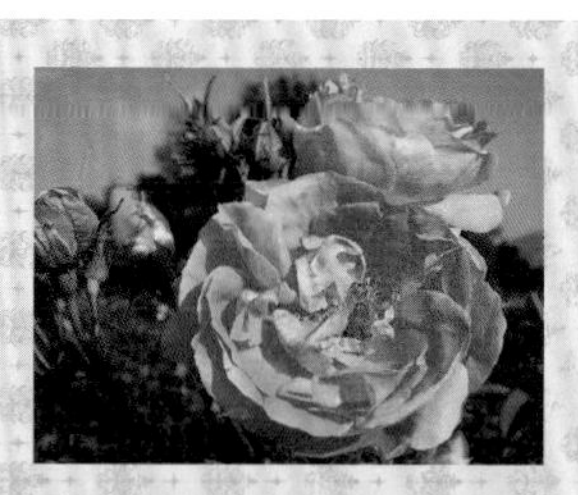

↑大馬士革玫瑰

配方	馬鞭草酮迷迭香（10 滴）+ 胡椒薄荷（20 滴）+ 廣藿香（30 滴）+ 任一基礎油（100ml）
用法	調和為按摩油，塗擦全身。
解析	適用於腦下腺有障礙的個案，她們可能超過 14 歲，但外型卻還是如孩童，身體發展遲滯。馬鞭草酮迷迭香與胡椒薄荷都激勵腦下腺，廣藿香則增進身體意識的覺醒。

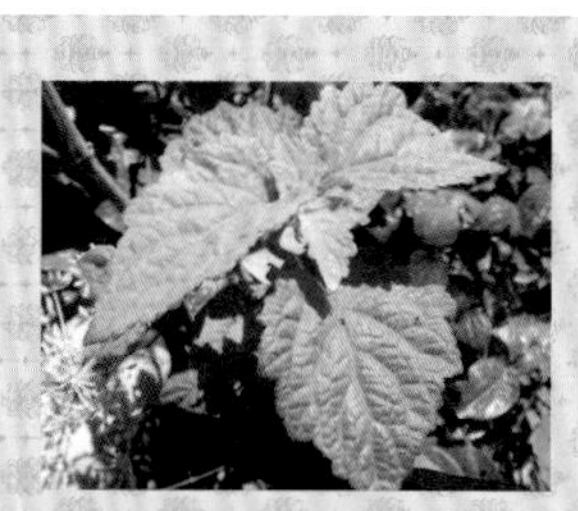

↑廣藿香

配方	依蘭（12 滴）+ 薑（12 滴）+ 岩蘭草（8 滴）+ 檸檬薄荷（30 滴）+ 任一基礎油（100ml）
用法	調和為按摩油，塗擦全身。
解析	如果大於 16 歲，已經出現第二性徵，但月經遲遲未來，明顯體虛的個案，可用這個處方促進蛻變成長。依蘭激勵性能量，薑促進食欲並改善虛寒問題，岩蘭草讓人擁抱大母神力量，檸檬薄荷則增強卵巢機能。

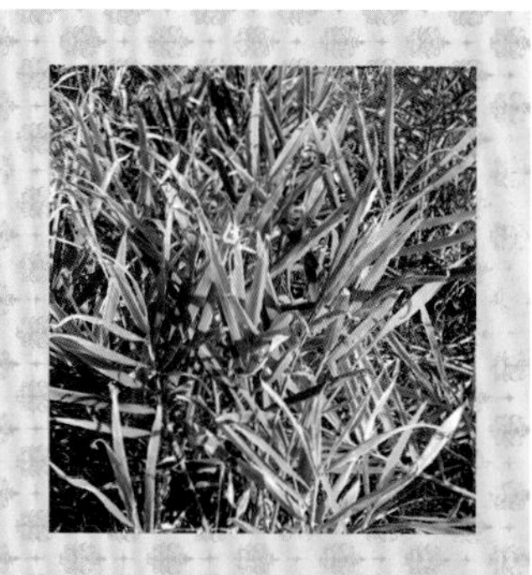

↑薑

配方	**檀香（5滴）+甜茴香（5滴）+丁香（20滴）+紅桔（30滴）+任一基礎油（100ml）**
用法	調和為按摩油，塗擦全身。
解析	適合愛吃冰與冷飲、子宮收縮不良、月經雖已來但經血量少的少女。檀香降低骨盆腔充血阻塞現象，甜茴香補強雌激素，丁香暖熱促進子宮力道，紅桔則溫和激勵又帶給人圓滿印象。

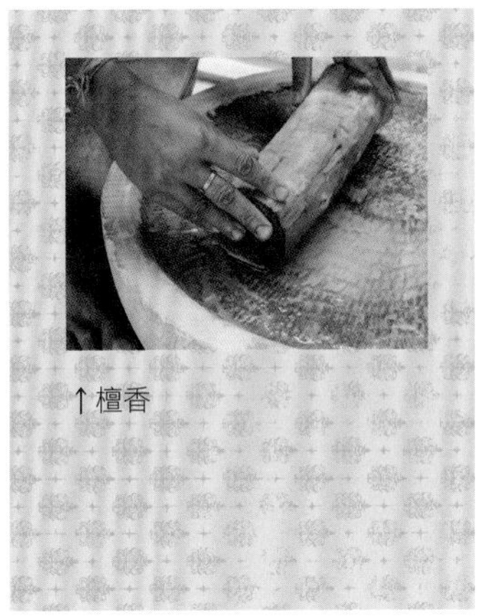
↑檀香

少女的乳房問題

女孩約10歲起，乳房開始微微發育，偶會有發癢、觸碰痛的問題，有時還引發女孩的焦慮或恐慌感，而雌激素活躍的個案也可能出現乳房纖維瘤。

配方	**香蜂草（2滴）+羅馬洋甘菊（8滴）+金盞菊浸泡油（50ml）**
用法	調和為按摩油，在胸部輕柔抹勻。
解析	香蜂草精油消炎作用可舒緩乳房不適，同時安撫心輪並處理驚嚇感，羅馬洋甘菊止痛鎮靜，金盞菊浸泡油則止癢效果好。

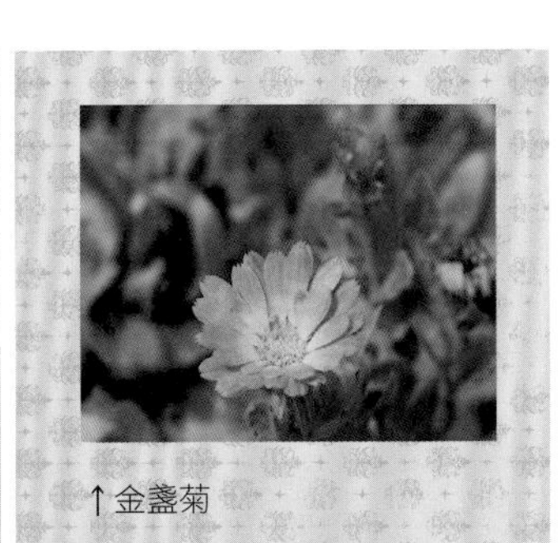
↑金盞菊

通乳豐胸

越是認同自己的性別與身分，通常越讓我們朝大母神婀娜多姿的身形靠攏。

配方	千葉玫瑰原精（4 滴）+ 依蘭（8 滴） + 荷荷芭油（30ml）
用法	調和為面油，用在臉部護膚。
解析	這個花香配方適用於 21 歲以下想豐胸的女孩兒，除了可以做保養面油，也能加進無香乳液或乳霜。千葉玫瑰與依蘭並不具有類似雌激素效果，但可透過神經系統調理內分泌。

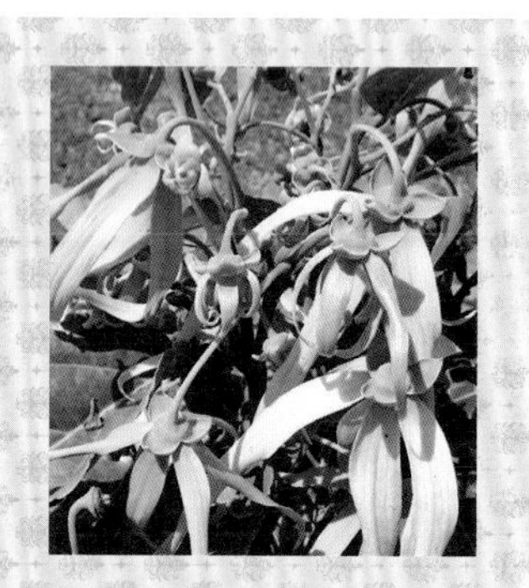

↑依蘭

配方	快樂鼠尾草（10 滴）+ 蛇麻草（5 滴） + 甜茴香（5 滴）+ 檸檬香茅（5 滴） + 芫荽籽（20 滴）+ 萊姆（15 滴） + 任一基礎油（100ml）
用法	調和為按摩油，使用於胸部與腹部。
解析	21 歲以上的「太平公主」，或產後想達成二次發育，要使用能強化雌激素的精油，這裡的快樂鼠尾草、蛇麻草、甜茴香等，效果都不錯，檸檬香茅與芫荽籽有助疏通乳腺，萊姆用來平衡香調。

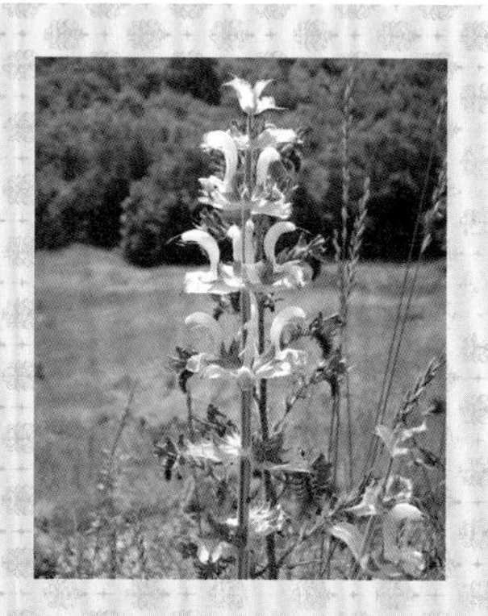

↑快樂鼠尾草

配方	黑種草油
用法	口服，作為營養補充品。
解析	黑種草應用歷史已有數千年，雖然市面上多為冷壓萃取的植物油，但亦可蒸餾精油。它有種特殊辛香味，其多元療癒活性主要處理免疫與呼吸道問題，伊斯蘭醫學中還認為它能帶來活力元氣，並收通乳豐胸之效。

↑黑種草

女童陰道炎

因為雌激素尚未充足分泌，女童陰道 pH 值與成年女性不同，於是更缺乏防禦力，若稍不注意清潔便可能會有紅腫、發癢問題。

配方	橙花純露
用法	以消毒乾淨的噴瓶盛裝，將未稀釋的純露直接噴灑於陰部。
解析	橙花純露有溫和的抗感染能力，亦有鎮靜安撫效果，隨身攜帶噴灑相當便利，而且香氣清新乾淨，聞了心情很好，適合小女生使用。

配方	沉香醇百里香（3 滴）+ 金盞菊浸泡油（30ml）
用法	調和稀釋後，塗擦外陰部。
解析	此配方使用在問題較嚴重的個案身上。沉香醇百里香是典型兒童用油，能提升免疫並直接抑菌，但對皮膚黏膜都很溫和，金盞菊浸泡油除了止癢之外，也是抵抗真菌感染的好幫手。

毛髮與粉刺增生

女性體內「大野狼」太活躍的話，陽性能量明顯，使得男性荷爾蒙過高，體毛較濃密，皮膚出油又長粉刺痘痘，甚至脾氣、攻擊性也會比較大。

配方	甜茴香（4 滴）+ 岩蘭草（16 滴）+ 廣藿香（12 滴）+ 佛手柑 FCF（24 滴）+ 沒藥（4 滴）+ 任一基礎油（100ml）
用法	調和為按摩油塗擦全身，亦可單用於問題部位。
解析	甜茴香藉補強雌激素以平衡陽性能量，沒藥克制所有過度分泌的激素，岩蘭草與廣藿香可安撫腎上腺，避免因腎上腺增生或長期壓力使雄激素上升，佛手柑可減少出油，處理脂漏性膚質。

↑沒藥

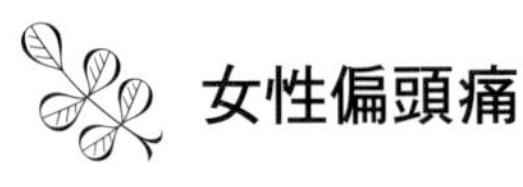

女性偏頭痛

許多女性都為偏頭痛所苦，有些人吃遍止痛藥都無效，只好抱怨是體質問題。事實上許多這類個案都是「紅玫瑰」，當雌激素水平有激烈變動時，偏頭痛就跟著發作。

配方	**貞潔樹（營養補充品、錠劑或膠囊）**
用法	服用方式與劑量依廠商建議。
解析	若偏頭痛具有週期性，例如時常在月經前或月經後頭痛，可能是雌激素水平影響神經的結果，想改善偏頭痛體質就要以貞潔樹制衡體內的紅色力量。

配方	**穗甘松（4 滴）+ 絲柏（8 滴） + 胡椒薄荷（4 滴）+ 苦橙葉（8 滴） + 快樂鼠尾草（8 滴）+ 紅桔（8 滴） + 任一基礎油（100ml）**
用法	調和為按摩油，塗擦全身，亦可用於頭部。
解析	這個按摩油可在頭痛發作時立即達到舒緩效果，穗甘松放鬆顱內壓力，絲柏與快樂鼠尾草避免雌激素水平下降過快，胡椒薄荷令人神清氣爽，苦橙葉舒緩安撫，紅桔可以調和穗甘松的泥土味。

↑穗甘松

巨人症、生長痛、少女骨質疏鬆

雌激素分泌後會使骨骼的生長板閉合，因此若是長得太高或骨頭一直抽長造成生長痛，可激勵雌激素來減緩。另外，少女若營養失調、過度運動、雌激素不足，也可能像更年期般骨質疏鬆，一樣要補強雌激素。

配方	甜茴香（4滴）+月桂（24滴）+黑雲杉（28滴）+薑（24滴）+任一基礎油（100ml）
用法	調和為按摩油，塗擦全身。
解析	此處方同時治標又治本，除了做日常調理也可以在覺得不適時按摩。甜茴香補強雌激素，黑雲杉調節腦下腺以改善生長節奏，薑和月桂可止筋骨疼痛，並能溫暖滋養關節，增加彈性。

↑月桂

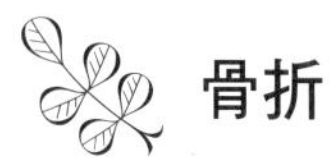

骨折

精油藉血液循環運送全身，因此缺乏血液的組織通常較難以精油處理。以往許多人都以為骨折後打上石膏固定，既不能按摩，芳療就無效了，其實只要能提升黃體素，就能激勵造骨細胞，加強骨折部位的修復。

配方	**貞潔樹（營養補充品、錠劑或膠囊）**
用法	傷後持續服用一個月，劑量依廠商建議。
解析	最能補強黃體素的貞潔樹仍然是好幫手，假設不喜歡口服健康食品，也可使用貞潔樹精油（稀釋到 3%）按摩身體，但要避開患部。

2

第二章　青春期

人魚公主大變身

2.1

基礎：悠游於心靈海洋的美人魚

當妳凝望著作家筆下，「宛如嬌豔的矢車菊一樣藍，如最純淨的水晶般剔透」的大海，是否想像過：波濤下或許仍居住著尚未被發現的神祕生命？深不可測的巨大水體，就像一個永恆之謎，於是從上古時代起，人們便宣稱汪洋中必然有某些精怪，絕對美麗、也絕對危險，無論誰都從不懷疑海妖的真實性，就像相信天堂或靈魂存在。海妖——海中女妖，名喚賽蓮（Siren），意思是「警告、危險」，希臘神話中精怪很多，但只有她的色彩如此奇情浪漫。

傳說賽蓮原本是蔻蕊的女伴，因

↓海妖

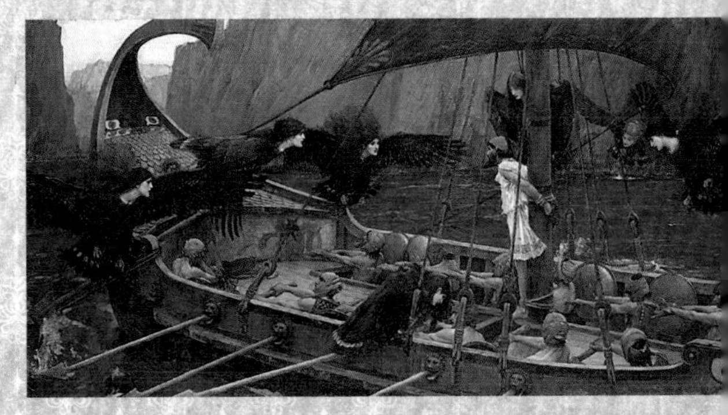

神祕小字典

奧德修斯與海妖

賽蓮海妖曾出現在三千年前的荷馬史詩中，誘惑了英雄奧德修斯（Odysseus），成為他返鄉最大難關之一。在攻下特洛伊之後，奧德修斯受海神詛咒而無法回家，歷經船難、迷失，漂泊十年才歸國。為了渡過海妖橫行的海域，他下令士兵們用蠟封住雙耳，自己卻冒險聆聽賽蓮海妖的歌聲，以獲取奧祕的智慧，若非事先要求部下將他綁在船桅上，早就禁不住失控瘋狂了。

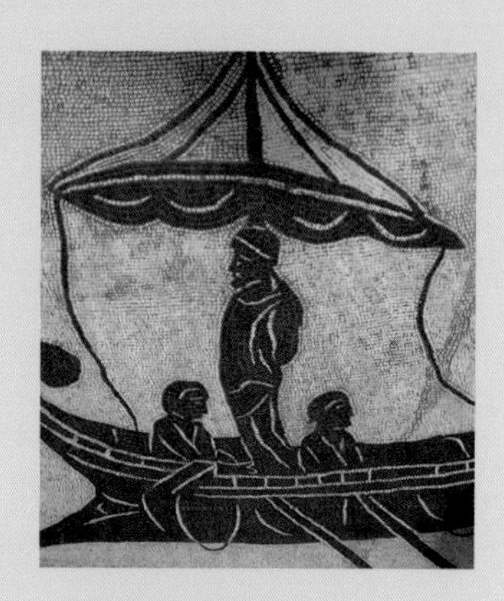

↑綁在船桅上的奧德修斯

為沒盡到保護之責，讓蔻蕊被冥府之王黑帝斯搶親強娶，於是被狄蜜特懲罰而成了人頭鳥身的海妖。她聲音美妙動人，而且通曉古今之事，但凡聽過她歌唱的水手，都會恍惚失神，讓船隻觸礁沉沒，被引往冥途的犧牲者因此絡繹不絕。

隨著時代演進，海妖的形象也慢慢改變。在古代被描繪為人頭鳥身，有羽毛和雙翅，但後來藝術家們強調她與水結合的特質，為海妖畫上了有鱗片的尾鰭，鳥類形象逐漸淡化，產生一種全新面貌：美麗嬌媚、人身魚尾——也就是我們今天熟知的美人魚。

↓煉金術海妖

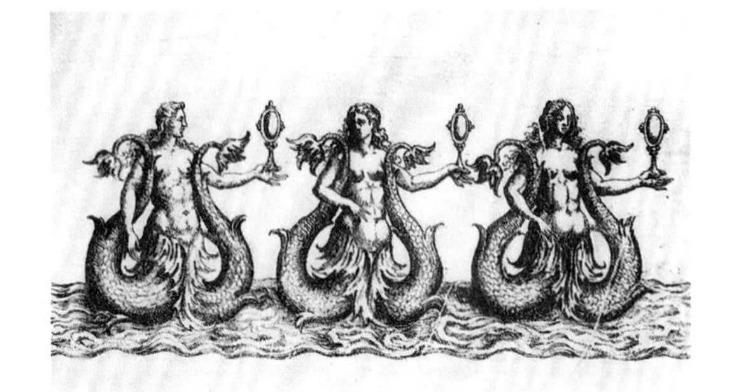

雖然現在人魚被視為純粹是幻想出來的角色，但早期對於她是否真實存在，有一番激烈的爭辯，各種目擊或捕捉紀錄也傳得沸沸揚揚，甚至還上了報。只要靠海或是大河流域，時常都有人魚傳奇，德國的羅蕾萊（Loreley）礁石也有類似的故事，梳著金色長髮的魔性之女，會坐在礁石上歌唱，誘使人們在萊茵河最危險的水道上發生翻船悲劇。

《倚天屠龍記》中，金庸透過殷素素之口說：「你大了之後，要提防女人騙你，越是好看的女人，越會騙人……」海妖或人魚看起來嬌媚，卻是一朵毒花，顯現男性世界對陰性法則的潛在恐懼。但是神祕

神祕小字典

羅蕾萊

萊茵河有一段河灣恰好最窄又極深，容易發生船難，據說在這裡的險峻礁岩上，居住著妖精羅蕾萊。她總是邊梳理金色長髮，邊唱出優美無雙的小調，令年輕男子們怦然神往，沉醉之餘卻會不小心被急流擄獲，淪為波下之臣。這個典故由知名詩人海涅（Heine）寫成詩並譜曲，成為知名德國民謠。

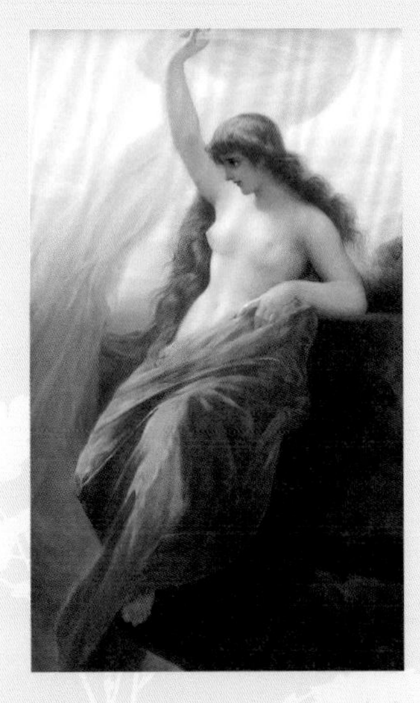

↑羅蕾萊

1
Twin-tailed siren (15th century).
2
STARBUCKS
COFFEE AND TEA

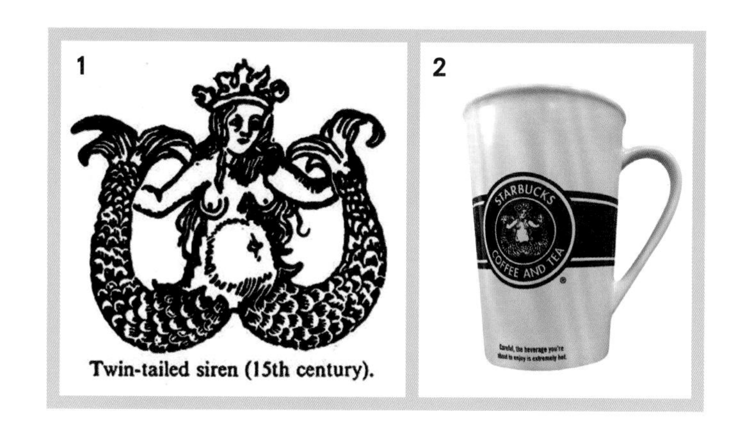

1. 雙尾美人魚
2. 星巴克咖啡杯

學者熱愛她，煉金術文獻常使用女人與水結合的圖像，來代表「溶解」或「淨化」，在古書中的這些美人魚長相特殊，尾巴分岔為兩條，分別代表「土元素」（身體）與「水元素」（心靈），是身心緊密結合的象徵。

令人驚訝的是，雙尾美人魚圖像在我們的生活中，居然隨處可見。第一間星巴克開在西雅圖魚市場時，以十六世紀古書中的美人魚版畫當招牌，呼應店名 STARBUCKS（這是名著《白鯨記》中主角的名字），希望咖啡香能取代海妖的歌聲，不停釋放魔力召喚。顧客一聞到那令人恍惚垂涎的香氣，就不由自主走進店裡，神智不清的掏出錢買一杯拿鐵……

1971 年星巴克最初的商標古色古香，雙尾美人魚露出雙乳與膨大腹部，暗喻著「大母神」；1987 年設計改版，將整體線條抽象化、可愛化，技巧性的遮掉了兩點；1992 年變更的版本，則連尾巴都被蓋住，因為分岔的尾巴太容易令人聯想起雙腿及位於中央的性特徵。風格強烈的創店商標，

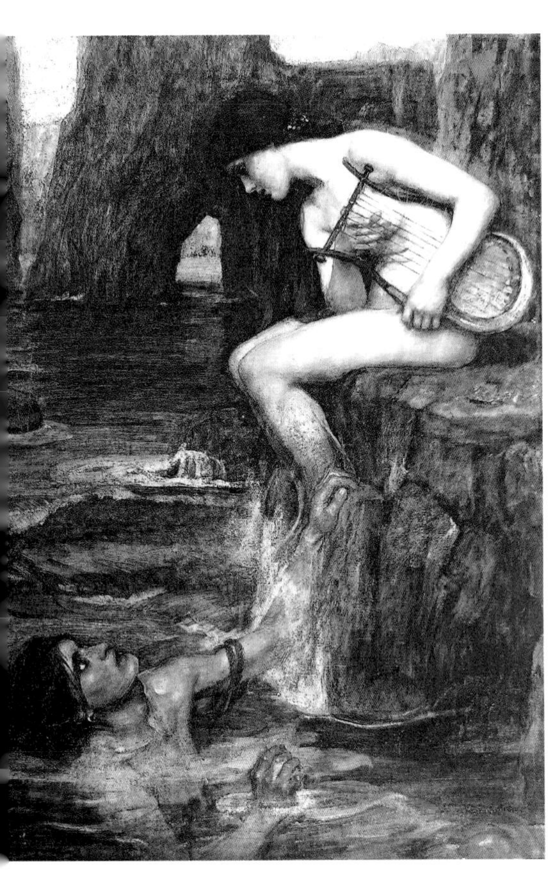

↑畫家眼中的美人魚

在幾次修改後，「性意識」逐年降低，奇幻魅力似乎也跟著蕩然無存了。

為什麼美人魚直率的生殖形象不能被現代社會接受呢？仔細想想，無論陰性地位或女神崇拜，幾乎都遭到父權文化無情打壓，「女陰」被認為是淫穢、邪惡的，登不了大雅之堂，必須遮蓋、掩飾、刪除，以免玷汙了人們的眼睛。但在更原始的母系文化中，「女陰」卻是神聖的生命本源，廣受膜拜和重視。

妳有好好看過自己的身體嗎？

某一天，我聽說兩位女性朋友發生了點不愉快，後來才知道，原來其中一個女孩，向另一名個性嚴肅認真的女孩說：「妳洗澡的時候，拿一面鏡子，放在陰部，仔細看看自己下半身的樣子，一定要好好看它、面對它！」這幾句話聽在保守的人耳裡，實在不是滋味，因而起了一些情緒反彈，不過確實是一個很好的建議。

我們低下頭時只能望見恥丘陰阜，很多人一輩子沒見過陰戶長什麼樣子。想看得很清楚，除非瑜伽功力高深，否則就得用鏡子或相機輔助。「原來，這裡就是經血流出的地方啊！」觀察身體、正視身體，能夠讓我們更尊重自己，也更認同女性身分，這是處理所有生理期相關問題的基礎。

海妖賽蓮結合了「土元素」與「水元素」，代表女人自我觀照後，「認同自己、並與心靈對話」。水就是女人的本質，所以那些能與自我本質完美融合、完全能夠自我認同的女性，是真正的美人魚，是悠游於潛意識海洋的優雅生物。

2.2

延伸：成為女人，經歷的第一次身心形變

東方傳說裡也找得到海妖，《史記》裡甚至提到秦始皇用「人魚膏」來製蠟燭，但中國神話中，最值得一提的應該是「精衛填海」。《山海經》說：「炎帝之少女名曰女娃，女娃游於東海，溺而不返，故為精衛，常銜西山之木石，以堙於東海。」神農氏有位名叫女娃的小女兒，她在東海游泳，卻溺水而死，之後化為一隻精衛飛鳥，銜樹枝和石頭丟進海中，要將東海填平。

這個故事與女性關係密切，但後世學者卻將有趣神話變成了硬邦邦的道德教訓，讀書人認為精衛代表「知其不可為而為之，有志者事竟成」，很勵志、很說理，卻也非常無聊！解

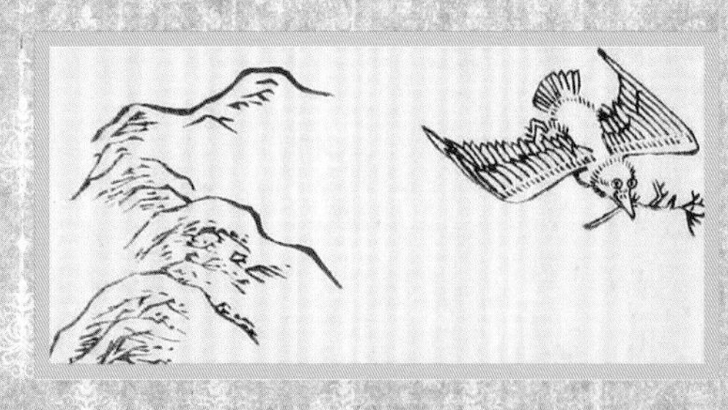

↑精衛填海

讀故事時，我們要跳脫男性思考模式，重新用女性觀點來看它。

年輕女孩在東海中悠游，這個畫面好夢幻。「水」通常象徵潛意識，「游泳」表示與靈性世界溝通或結合，女娃剛開始嘗試探索內在自我，可以想像那是多麼快樂又興奮，但最後，她卻在廣大無邊的陰性世界中沉沒……是的，當小女孩開始認識自己、性器官發育成熟、成為真正的女人那一刻起，舊的「我」就消失了！

死亡是重生的開始，這是場轟轟烈烈、驚心動魄的「形變」（transform）。

女人一生要歷經三次戲劇性的身心改變，「初經」即是第一次轉化的重大分水嶺。月經來潮之後，女孩徹頭徹尾、由內而外不再一樣，毛毛蟲變成了蝴蝶，經歷短暫的痛苦，脫去虛幻外殼，逐漸轉蛻為孕育新生命的容器。

這種「少女變身」的歷程，在中國古代神話裡的描述是：女娃與水結合，卻化為精衛鳥，長出雙翼、飛上枝頭，成為空中嬌客。海妖賽蓮則有時被形容

神祕小字典

水與潛意識

在神祕學、煉金術和塔羅牌中，水都被視為一種溝通媒介，水中倒影便是他界，這另外一個世界屬於潛意識、屬於夢境，與現實截然二分。電影《驅魔神探康斯坦丁》（*Constantine*）裡，男主角基努・李維（Keanu Reeves）把水當作通往靈界的門戶，無論是把腳踩在水裡，或躺進浴缸，都能讓他通往另一次元。

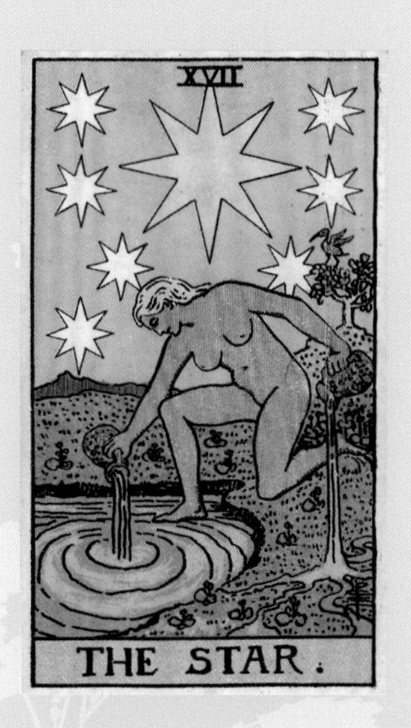

↑塔羅星星牌

為水中美女，有時又化為鳥兒翱翔青天，精衛和賽蓮的故事就這麼重疊了，而與她們形象近似的安徒生童話《人魚公主》，更可被當作與「青春期、生理期」關係最密切的讀物。

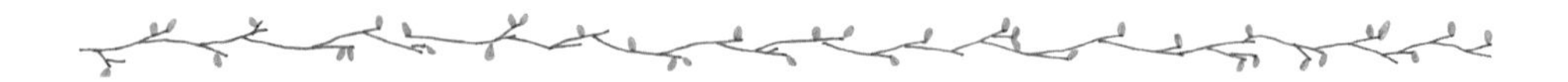

女性三次形變

「形變」是每個女人必需的生命進程，若生命無法正常前進、轉化，就會有煩不勝煩的婦科問題。

第一次形變：青春期

初經之後，小女孩成為女人，身體催促心靈必須跟著一起圓滿成熟。

第二次形變：生育期

懷胎的十個月內，荷爾蒙、體態、情緒、智性，都會面臨巨大起伏。

第三次形變：成熟期

身心為停經做好準備，開始慢慢收斂能量，關閉不必要的消耗。

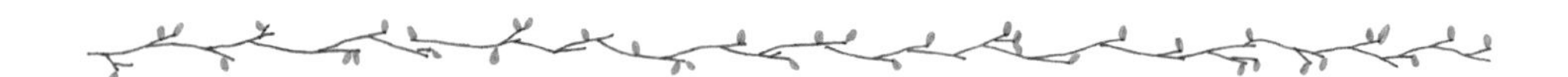

2.3

故事：扭轉海妖印象的善良人魚公主

海洋之王有六個女兒，年紀最輕的小公主模樣最美麗，但她和五位姊姊們一樣沒有雙腿，是一隻人魚。人魚平常居住於深海，滿 15 歲之後才能去外界遊歷，小公主聆聽姊姊分享見聞，總覺得十分羨慕，好希望自己快點長大成年。

在 15 歲生日那天，小公主終於被允許浮上海面，她興奮的看著這個新鮮的世界，很快就注意到不遠處有一艘華麗大船，不但點滿燈火，還有許多衣著華貴的人正在甲板上翩翩起舞。原來，今天是一位王子的生日，眾人舉辦海上宴會為他慶祝。小公主好奇的看著這一切，目光始終無法從俊美的王子身上移開。

突然，遠處劃過一道閃電，暴風雨轉瞬間來襲，大船一下子便翻覆解體，人魚公主在水中尋找奄奄一息的王子，再奮力往陸地游去，總算救了王子一命。她在岸邊一直等待，直到確定有人發現暈厥的王子，才依依不捨離去。

人魚公主回到海中，卻害了相思病，整天

悶悶不樂，最後終於按捺不住，偷偷找了海裡的女巫。

「如果妳想變成人類，就用聲音交換這瓶魔藥，只是若能得到王子的愛便罷，如果他與別人結婚，妳就會化為海上泡沫，消失得無影無蹤！」

人魚公主毅然做了交易，但喝下魔藥後，一種前所未有的強烈痛楚從下半身湧出，像刀割那麼尖銳，像火燒那麼灼熱，終於痛暈了過去。醒來時，她發現魚尾真的分開成了雙腿，而朝思暮想的王子正對著自己微笑。王子以為遇到漂流的遇難啞女，把小公主帶回宮殿照顧。她不能說話，卻學會了人類的舞蹈，用美麗體態來表達情意，王子也把小公主當妹妹般疼愛，兩人形影不離。

過了幾個月，王子奉國王之命與鄰國皇室訂下婚約；他原本百般不願意，卻發現未婚妻便是當初在岸邊發現自己的人，雙方都認為這是難得的緣分，王子馬上同意這門婚事。人魚公主心痛欲絕，卻沒法說出真相:「我才是你真正的救命恩人啊！」她強忍悲傷，參加了王子在船上舉辦的盛大婚宴，並偷偷對著大海掉淚，此時卻看到五位姊姊們游了過來。

「我們用頭髮跟海巫婆交換了匕首，日出前把它插進王子的心口，就能變回人魚！」

小公主拿著匕首進入王子的寢室，眼看天際漸亮，始終不忍下手，當第一道陽光出現時，她將匕首拋出船外，身體也化作海上的泡沫……上帝卻被人魚公主的善良所感動，決定給她不朽的靈魂。終於，這美麗的靈魂慢慢上升，往天堂飛去。

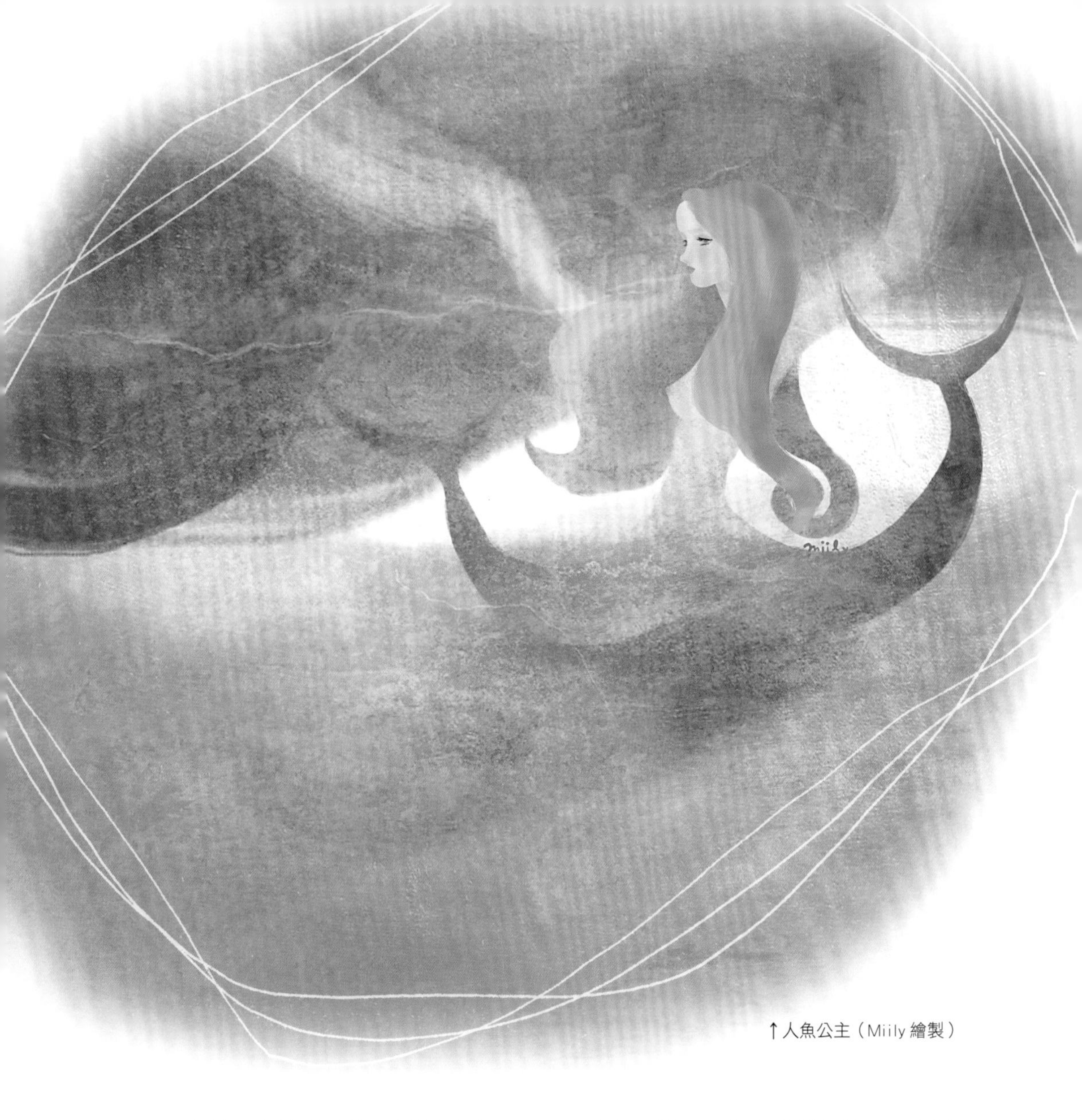

↑人魚公主（Miily 繪製）

安徒生家境清寒、體弱多病、一生坎坷，愛情也都以單戀告終，他把心情都寄託於寫作，筆下故事如夢似幻，無論《夜鶯》、《快樂王子》或《賣火柴的小女孩》，都在感傷中仍然揭示著人性光明面。而他的《人魚公主》影響深遠，完全扭轉了人們對海妖的印象，從此美人魚搖身一變成為純真深情的仙女，不再是危險邪惡的妖怪。

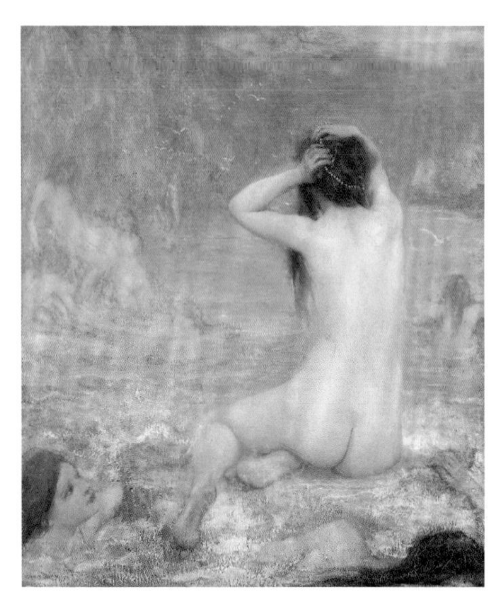
↑畫家眼中的女人與水

《人魚公主》是青春期最重要的故事，透過分析這個童話，可以明白女性本質和月經問題之間的關係：

1. 女人是水做的

賈寶玉說：「女人是水做的骨肉。」每個女人都有「水元素」特質，無論是「柔情似水」這般讚美、或「水性楊花」此類惡言，其實都毋須掛在心上，這些日常用言只揭露一個事實：水，原本就是女性的天賦本質。

水變化萬千，能迎合任何容器形式，女性也一樣，她適應環境的韌性特別強，無論歷經多少挫折磨難，終能達到演歌家美空雲雀之名曲〈川流不息〉裡的超脫境界：「就像河水靜靜流動，物換星移、春夏秋冬，等待雪融的那一天。就像河水靜靜流動，任它不停留，經過身旁，永遠，聽著碧綠溪水的低吟。」

水有氣態、固態、液態三相，而它也藉著變化的形式進行水循環，像海妖或精衛般遊走於天空、大地、海洋之間。當女人歷練三次重大身心「形變」，真正接受自己的轉化，承認生命如水般可變與易感，其實她就與自己的女性特質合一了。唯有往內在世界探索，居住在自己的本質中，才能像海裡的美人魚一般安然自在。為了與水能更進一步合而為一，芳療師也會建議有婦科困擾的個案不妨多做芳香沐浴。

水容易受到月亮的影響。月亮代表宇宙中陰性法則，她的引力帶來了潮汐，也主宰了女性身體。我們的內在海洋受月亮吸引，若仔細自我觀照，妳會發現月相變化與生理週期，一樣會影響心緒。滿月之夜，一種躁動、興奮的狂氣會突然冒出泡泡來，「月湧大江流」；暗月之夜則會感到淡淡抑鬱，一切都是深沉的黑。

如果月經不規律，請常常去「賞月」！居住在都市水泥叢林久了，遠離大自然，很容易失去內在節奏。現在使用手機下載「月相」的APP很方便，妳可以藉此留意月亮盈虧，想到時便抬頭望望天空，月圓之夜更是跑上屋頂或戶外「曬月亮」的絕佳時機。修習魔法的現代女巫們，甚至還會在月

婦科小祕方

芳香沐浴

泡澡對女性機能而言，是個簡單又方便天天保養的儀式。先放好熱水，入浴前再加 3 ～ 5 滴溫和精油，例如親膚性強的花梨木、或香氣舒緩的真正薰衣草，當妳全身浸入，就會與自我本質合一，彷彿回到生命根源——母親的子宮，有種孤獨、平靜、溫暖又安全的感受。

除了用溫和的芳香精油泡澡，將少許純露加進浴缸也很棒！任何一種純露都含有鎮定皮膚的有機酸，也富含植物中水溶性的活性成分，最能發揮「水元素」的療癒力量，每次只要以喜歡的純露在浴缸熱水中滴進 5 ～ 10ml，效果就很不錯。

↓月神是陰性法則的代表

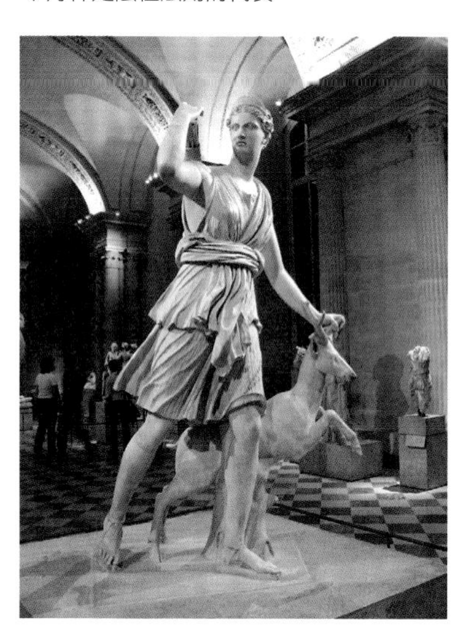

盈時施術增強法力，月虧時進行淨化負面能量的儀式，使自己與月亮同步化。

「觀看月亮」能讓妳體內潮汐跟隨陰性本能之召喚。當妳內在小宇宙，與外在大宇宙相呼應、結合，生理週期就可回到一種美妙的韻律，這是一個非常簡單、有效的生理調節方式，也可以同時搭配使用「月亮藥草」精油。

初經是女人的第一次「形變」，人魚公主浮上海面的年紀是 15 歲，她轉化為有孕育能力的身體，不但性器官發育

婦科小祕方

月亮藥草

古代醫師通常兼具藥草學家、煉金術士、占星學家等角色，對植物和天體的對應很感興趣，認為對應行星的藥草能發揮特定療效。例如：茉莉、洋甘菊、檸檬薄荷、快樂鼠尾草等，都對應月亮力量。它們的精油多半溫柔鎮靜、清越寒涼，具有強大的水能量，能使女人更順應自己的特質，並處理各種月經問題。

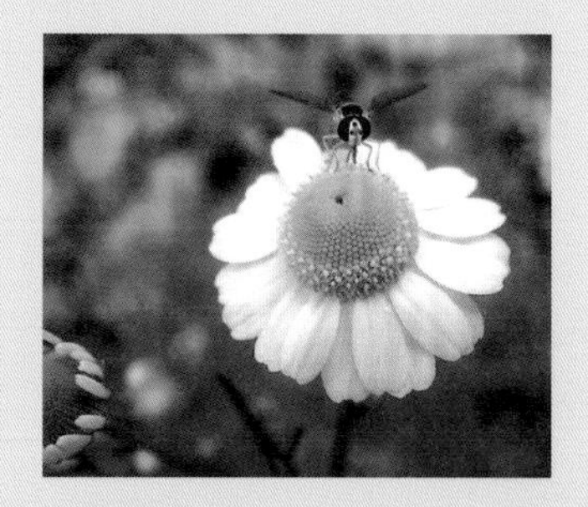

↑德國洋甘菊

成熟，膚質、聲音、身體曲線都不一樣了，內在世界也激起漣漪，心理上面臨重大轉折。

美人魚原本的尾巴合攏，代表少女身體的封閉性，器官尚未成熟；但如魔藥的女性荷爾蒙，分開了她的雙腿，從此女人除了能行走、跳舞，還能開啟門戶，與異性結合，接受生命種籽灌注！然而「登大人」是需要付出代價的，人魚公主吃下魔藥後煎熬的變身過程，隱喻女孩日後為月經所受的苦楚與成長之痛，是一條必經而無法回頭之路。

有些女人拒絕改變，不想離開熟悉的環境，嫌惡大人世界，拒絕長大。她越抗拒，反而會越痛苦。身心不願意成熟的女子，無法成功轉化內在的「水元素」，生理期前後累積阻塞，水或血無法正常循環流瀉，所以產生頭痛、胸部脹痛、肢體水腫等症狀，月經也容易延遲、不規律。想處理這類問題，並促進「形變」能力，最好使用香料類精油，除了通經之外，也可令身心成功轉化！

婦科小祕方

香料類精油

火能使水發生轉化，香料蘊含強大的「火元素」，充滿活力，甚至可以扭轉世界歷史，開啟大航海冒險時代。香料類精油如：黑胡椒、丁香、百里香、豆蔻，均能推動女人的生命，促成形變，減少生理期前後的不適。

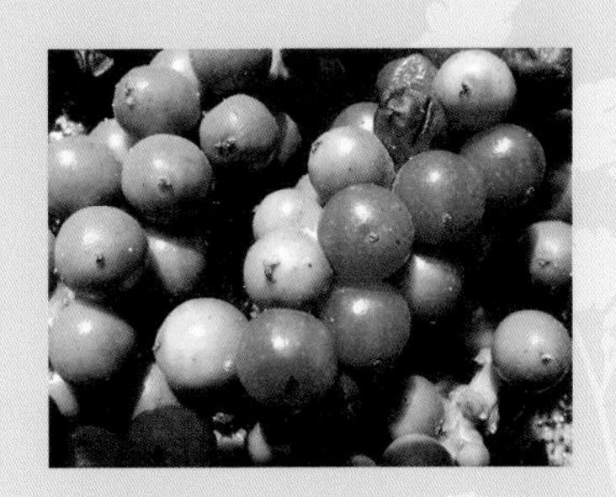

↑黑胡椒

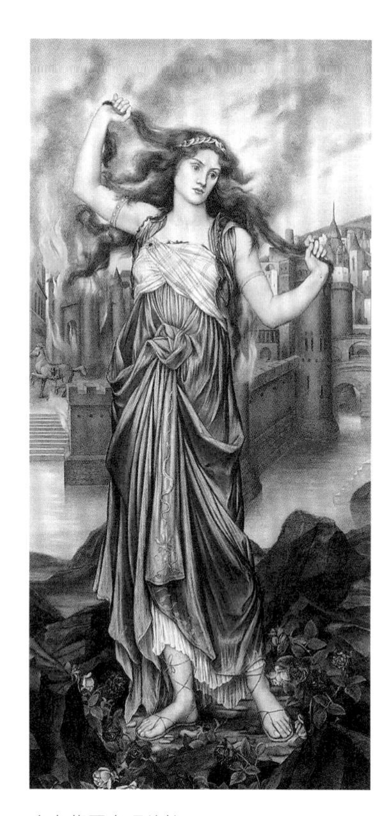

↑女祭司卡珊德拉

2. 少女的陰性直覺力

女人的本質是水，所以女人其實與生俱來有與潛意識溝通的能力。女人的感受性、直覺力敏銳而纖細，「第六感」準確到驚人！就連希臘神話中最聰明的奧德修斯，都想聽賽蓮歌唱，想從中得到智慧。用直觀方式洞見奧祕的女人，被視為聖女或女祭司，能夠傳達宇宙天地的意志，希臘神話中預言特洛伊滅亡、卻被當作瘋女的卡珊德拉（Cassandra），便是個悲劇性的例子。但是後來這些女祭司卻被父系社會妖魔化，成為邪惡、誘惑，具年輕女子美貌的海妖。

初經來潮不久的十幾歲女孩，陰性直覺力最強大，但感受性過強有時會帶來許多困擾，甚至產生類似靈媒體質。少女纖細的心靈渴望探索外界，脆弱又敏銳，一受干擾刺激就反應激烈。

青春期女孩對陽性能量好奇但又排拒，她們像人魚公主一樣，寧願一旁看著暗戀的男孩，或是崇拜追逐偶像明星，但真有男性靠近時，卻又感覺不自在，

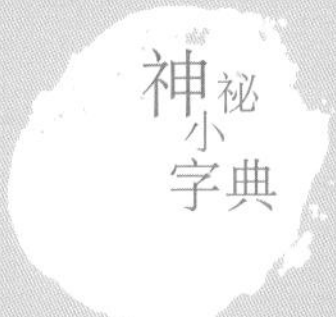

女祭司

塔羅牌 2 號牌「女祭司」，是靈性直覺力的代表。牌面中主角是年輕女孩，頭上戴著伊西絲女神（Isis）的三重月亮之冠，手中拿了代表智慧奧祕的書卷，全身用道袍包裹，封閉又神聖不可侵犯，給人獨身印象，是一張不利於愛情的牌。

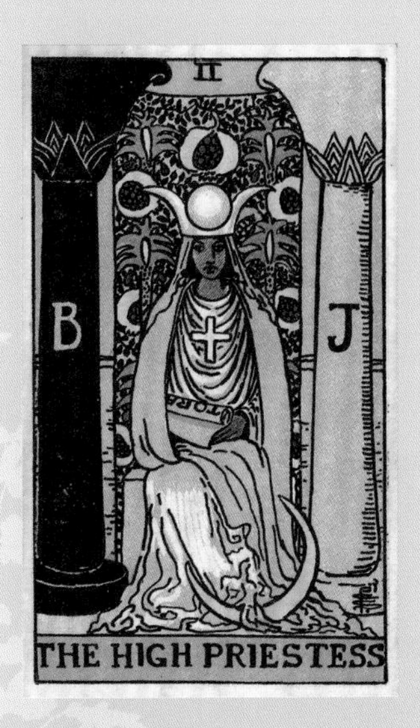

↑塔羅女祭司牌

甚至會有精神領域被人侵犯的感受。少女的世界有某種「不可侵犯性」，自古相傳聖女或女祭司應維持處子之身，以免喪失靈性能力；一旦與男性產生連結，她們的世界會天翻地覆。

青春期女孩，除了心緒狀況容易混亂之外，月事問題也多，此時月經不規律、量多量少，都算正常的過渡階段，不需太過擔心。初經是個戲劇性變化，就像大爆炸之後，需要等塵埃落定一樣。第一次月經之後，通常經過六、七年的荷爾蒙整合，約 21 歲左右，身心才會趨向穩定平衡，直覺力與第六感不再過度敏感，月經問題也會減輕。有時，女孩不到 21 歲就與男子產生性連結，處女敏感尖銳的感知力也會漸漸消失。

有些人雖然超過 21 歲，或已經談戀愛甚至結婚，仍然保留了少女獨有的神經質與精神潔癖，甚至有靈媒體質。如果妳因「天線」太發達而困擾，寧願當個麻瓜，可使用鎮靜性強的精油。

療癒小知識

鎮靜靈媒體質的精油

高地杜松、高地牛膝草、高地薰衣草這幾種精油，特別甜美溫和，適合成年後仍敏銳易感的人。杜松原就有驅邪作用，高地杜松淨化效果更細緻，可處理各種被「煞」到的狀態；高地牛膝草能修護纖細易碎的靈魂，安撫內在小孩，並處理過度驚恐造成的心因性呼吸道問題；高地薰衣草最安神，讓人全然接受與包容自己。

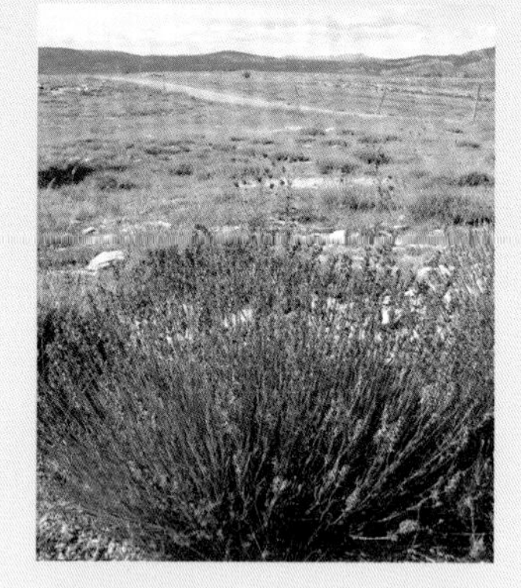

↑高地薰衣草

3. 缺乏陰性結盟，可能會變身為魔女

少女的世界太狹小，就如深海王國一樣封閉，只好把青澀的愛情當成一切。失戀對人魚公主來說格外絕望痛苦，童話裡的五位姊姊們此時出面提供了幫助。情感受挫是年輕女孩生理不順的變因，在這段過渡期，從母親、姊妹、女性長輩、老師、同學朋友等「陰性結盟」，取得智慧與資源，是非常重要的。

月經打破女孩生命的青澀孤立，我們必須向他人求助，因為那些恐懼無助、慌亂尷尬、痠痛沉重，是曾變身過的女人都共同分享的神祕體驗。

「陰性結盟」能力失調時，將無法得到來自同性群體的奧援，若加上愛情受到挫折，有些脆弱敏感的少女，直覺力與感受性會大暴走，可能情緒崩潰，造成毀滅性的結果。人魚小公主拿著匕首進入王子臥房，雖然經過一番掙扎後，依然維持了善良本性，但暗室中閃爍的凶刀與愛恨，仍令人不寒而慄。

要體會「負面人魚公主」，可以看美國作家史蒂芬・金（Stephen King）的《魔女嘉莉》（*Carrie*），這部小說是其成名作，並在 1976 年拍成電影，引發輿論嘩然，現在仍被視為恐怖片經典之作；2013 年也舊片重拍了新版本。

芳療師想用精油處理生理期問題，首要之務是了解個案目前面臨的生命情境：她對「月經」這件事的想法如何？與姊妹、女性朋友的互動如何？過往和異性相處的經驗，是否影響了她看待身體的方式？

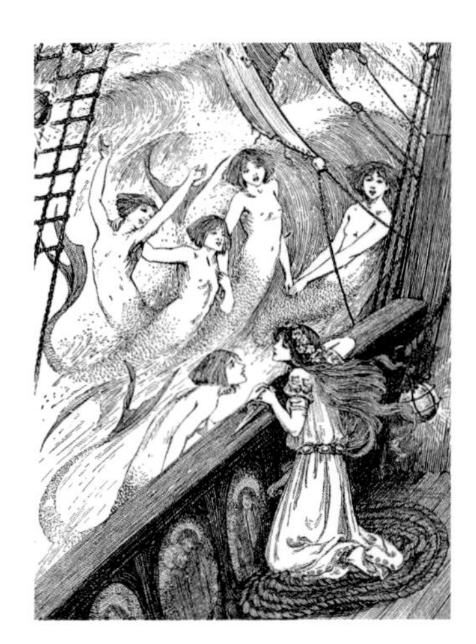

↑人魚公主與姊姊們

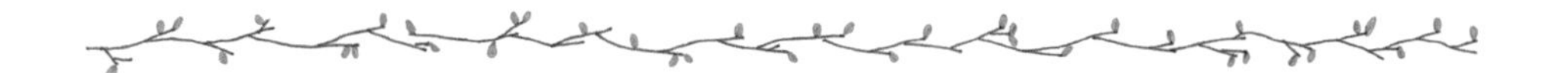

負面人魚公主——魔女嘉莉

主角嘉莉從小飽受家暴與學校霸凌，母親是宗教狂熱分子，高壓控制、動輒打罵。嘉莉瘦小內向，16歲才第一次來月經。當她發現腿間流出血時，驚恐到以為自己就要死了，同學們卻公開起鬨嘲笑，在她心中留下了創傷。母親不但從未教導女兒生理知識，在女兒困惑害怕時，反而叫她為自己的汙穢和邪惡懺悔。

有一天，嘉莉所暗戀的帥男孩約她參加畢業舞會，她非常開心，像灰姑娘一樣穿著亮麗禮服前去，還被選為舞會皇后，不料這一切都是設計好的，就在頒獎舞台上，一桶豬血突然從頭潑下，淋了她全身！眾人哄堂大笑，血讓嘉莉回憶起初經的羞憤屈辱，那一瞬間，世界崩解了！原來嘉莉是個隱藏的超能力者，她使用特異功能大開殺戒，劇情急轉直下，舞會成了屠宰場，結局無人倖存。

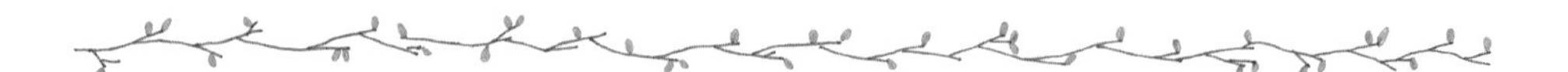

4. 自由飛翔的小女孩們

人魚公主善良的靈魂往上飛升，在天堂永恆不朽；溺死東海的女娃也化成精衛鳥。兩者曾悠游於大海，最後都進入天空。表面上雖然人魚公主和女娃的肉體均死亡，其實靈魂都已經重生，「飛翔」就是故事中的重生形式，它象徵著「全然自由」。

血液就是生命，流血代表喪失，於是死亡的隱喻在每次生理期都會出現。但死亡是重生的開始，卵巢再次製造卵子，子宮重新營建內膜，循環將一再發生。不過，我們必須先肯定死亡，不害怕月經到來，才能得到自由，只有當自己不感覺身體是束縛時，才能不受社會束縛。

我推薦想改善月經問題的女人，多看宮崎駿的動畫電影。宮崎駿很愛套用「追尋真我」的公式，來描述女性成長的過程。這些電影裡，主人翁通常是青春期少女，靠著自己摸索人生之道，一旦她找到自己的價值，不再畫地自限，就能自由自在飛翔。例如《魔女宅急便》讓女孩騎著掃帚在空中橫衝直撞；《天空之城》全片場景幾乎都在雲端；《風之谷》的公主

↓「飛翔」象徵著重生與全然自由（Miily 繪製）

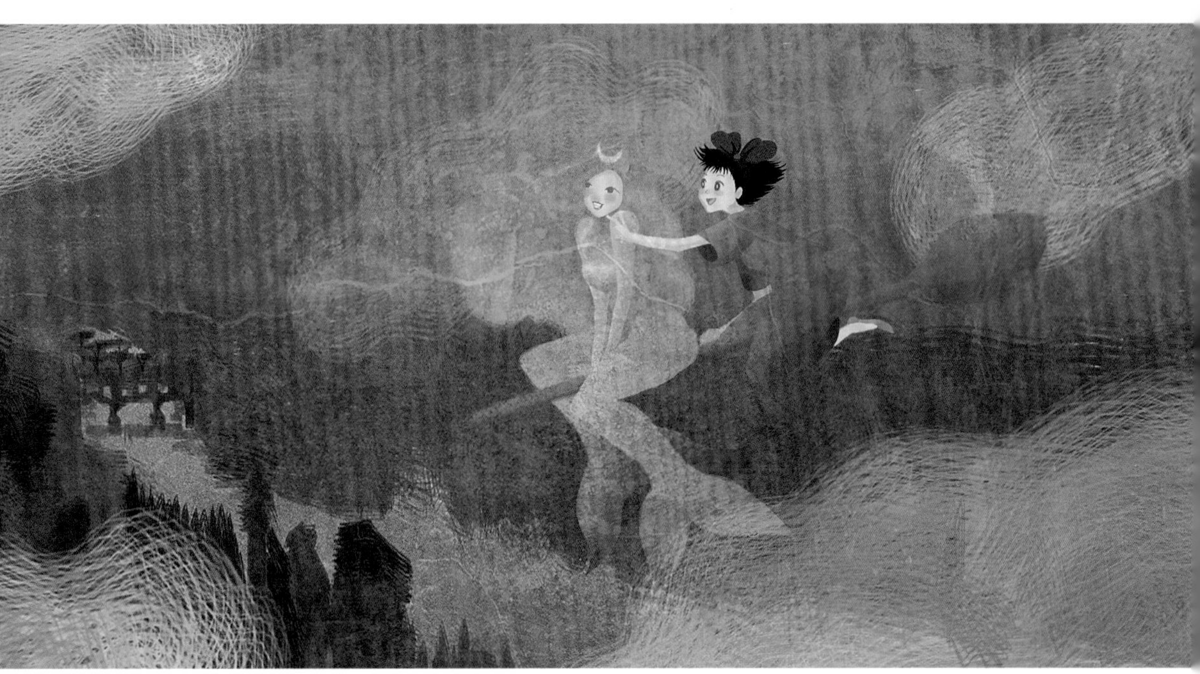

是滑翔翼高手，享受翱翔卻不害怕。

《神隱少女》女主角千尋，剛開始既膽小又自私，依賴性強，哭鬧不休，像個討厭的煩人精！但她逐漸成長，成為獨立自主、能夠拯救自己與別人的女孩；於是她自由了，不再感到恐懼或生命受限；她變身了，騎在河神身上，一下飛上天，一下潛入水，就像自在流轉的海妖。

有些女人覺得身體是枷鎖，每個月有幾天不能旅行、跑步、泡湯，要買衛生棉、棉條、月亮杯……所有衛生棉廣告，無論畫面是潔白羽毛飄在半空，窈窕淑女跳躍飛舞，或「有翅膀」、「好自在」，都是我們願望的投射，不少有生理期問題的個案，都曾有「飛行的夢境」……女人嚮往自由！

但越排斥生理期，越容易受到月經控制；越討厭自己的本質，它就更以混亂或疼痛來主宰妳。唯有接受與認同女性身體，解開對自己的種種限制，才能擁有順暢和舒服。醚類精油常能引發解放舒暢之感，也有調經通經的作用，特別適合自我壓抑、封閉、綁手綁腳的女性使用。

婦科小祕方

醚類精油

以醚為主要成分的精油，包括：肉豆蔻、熱帶羅勒、龍艾、甜茴香、洋茴香、歐芹等，特別利腦，但使用過量有神經毒性，是典型的「藥與毒，一體兩面」。醚類精油能提升多巴胺、腦內啡、交感神經、血壓，激發創意，帶來興奮精采與自由開敞的感受，也能強化子宮收縮，有通經效果，適合處理生理痛、經血排出不順暢等問題。

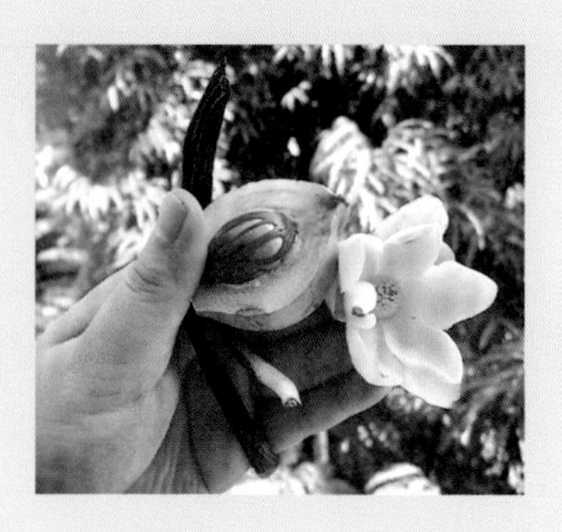

↑肉豆蔻

2.4 個案：誰是人魚公主？

想療癒疾病必須從根源處理，如果一個女人有月經或子宮卵巢問題，而且是抗拒成長、同儕關係不良、失戀等因素造成的，她就是本章節所要探討的人魚公主。可參考以下人物側寫，以分辨適用對象，並快速找到理想的用油方向和處方。

1. 神經質與完美主義傾向的人

這類個案外貌上常保持少女特徵，看起來比實際年齡年輕，身材不豐滿、細瘦。她們對孕育胎兒感到害怕，覺得性是禁忌，不會認真談論性，只會用開玩笑來顯示自己的不在意，接觸他人身體可能會覺得噁心或不好意思。青春少女對身體意象的反應，在這些已經成熟的女人心中，並沒有消失。她們凡事要求完美，對細節很在意。少女時代的歇斯底里、精神潔癖也都保留下來，所以即使成年了也不能融入社會，比較敏感，有時會把別人的言行尖銳化、誇張化。

她們可能產生神經系統與內分泌方面問題，例如厭食症，有些人拒吃或催吐，也有人以挑食、腸胃過敏等方式來表現厭食傾向，勉強進食也很容易腹瀉或反胃。這類個案的營養差，腦下腺功能失調，女性荷爾蒙不足，可能會產生次發性無月經症、突然停經，或月經週期間隔比較久，經血量也少，同時排卵功能差，不易受孕。

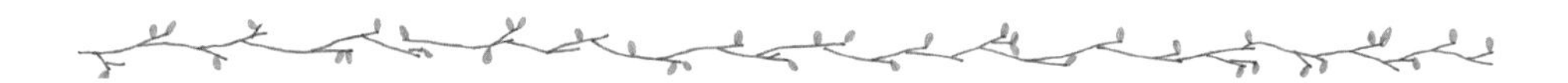

處理厭食症、開胃補身的精油

↓佛手柑

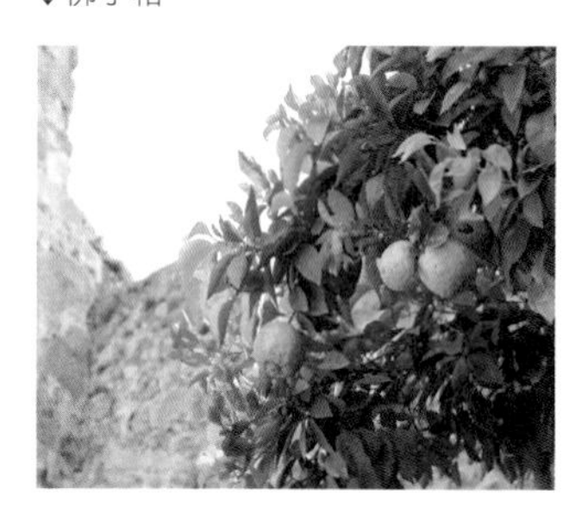

佛手柑、甜橙、洋茴香、大馬士革玫瑰、薑、豆蔻、月桂這些精油，有的特別甜美，有的辛辣溫暖，它們都能激勵情緒，同時提振腸胃機能，強化主宰「消化」和「人際關係」的第三脈輪——太陽輪，即使是重度失戀後茶不思飯不想的人，使用後也能恢復胃口。

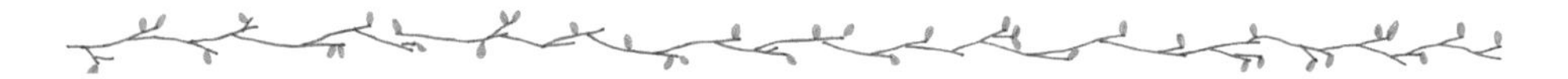

2. 有同儕壓力或社交恐懼症的人

當女孩像《魔女嘉莉》一樣社交功能失調，缺乏「陰性結盟」，同性朋友少，世界縮得很小，可能只剩下親人、愛人，只要被迫進行其他社會互動，便害怕不已。她溝通能力差，很難傳達自己的想法，別人也往往無法了解她，宛如失去聲音的人魚公主，無法表達自我。她的喉輪受阻，甲狀腺機能低落，生命節奏無法正常運作，導致月經週期混亂。

有些人甚至過度在意他人看法，因恐懼而逃避壓力，拒絕與外界接觸。她們可能會說：「反正我就是不擅長跟人相處！」除了網路以外，鮮少建立新的人際關係，時常宅在家。最後身體可能會出現各種排斥外界之反應，最典型的封閉與抗拒反應就是「痙攣」。透過血管、肌肉、腸胃道、生殖系統的痙攣，她向世界說 NO，生理痛和經前症候群有時會比較嚴重，讓她能夠以不舒服為理由，不用出門去面對社會。

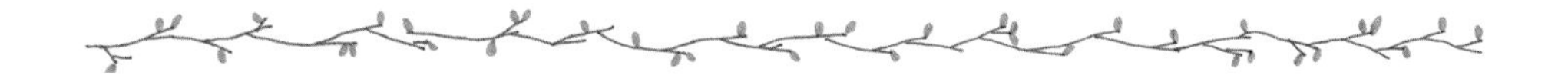

開啟喉輪、促進溝通、提升信心的精油

香桃木、豆蔻、摩洛哥藍艾菊、德國洋甘菊、西洋蓍草、樹艾、白玉蘭、茉莉、甜茴香等這些精油中，有俗稱「四大藍天王」的四種菊科精油，它們海水般湛藍的顏色正對應第五脈輪（喉輪），增加發聲能力，其他花朵類精油則讓人勇於表達自我。而香桃木及甜茴香，更是釋放一切壓抑情緒的好幫手，處理百般隱忍、有苦說不出的狀態。

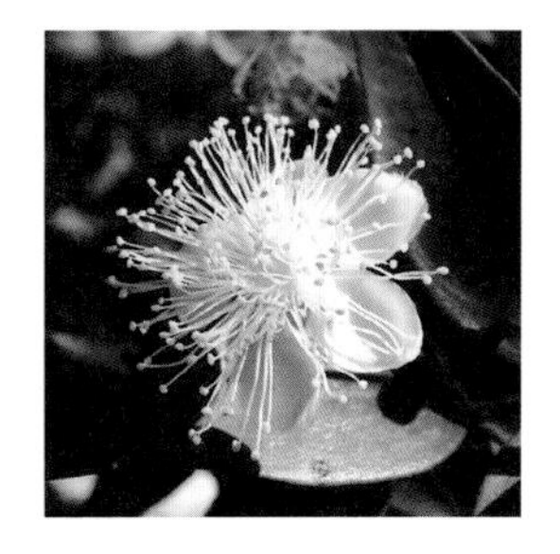

↑香桃木

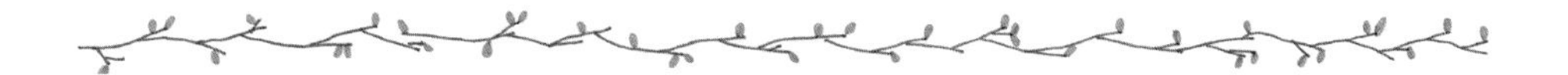

3. 情感處於劣勢的人

美人魚成為王子的紅粉知己、乾妹妹，偏偏無法如願當王子的情人，她沒得到自己真正想要的，反而莫名其妙成了別人戀愛故事的女配角。一個女人如果在愛情戰場裡處於弱勢，不代表外在條件差，只是因某些理由在天平上失去了重量。

電影《他其實沒那麼喜歡妳》（*He's Just Not That Into You*）提到：「被愛與否」對女人而言是永恆的議題。當女人面對單戀、失戀、移情別戀、一廂情願的狀況時，容易用各種方式貶抑自己，有強烈的不安全感，害怕情人離去或選擇另一個對象。

子宮是與安全感有關的臟器。在情感上累積了太多不安全感，容易使子宮產生各種不適症狀，包括子宮內膜異位、子宮肌腺症、發炎型經痛。有些個案在家中被親人或伴侶忽視、剝削，她們在職場上像女強人一樣呼風喚雨，回到家卻備受委屈，越來越沒自信；她們害怕親密關係破裂，害怕失去所愛，於是容易出現子宮問題，例如血量過大等。

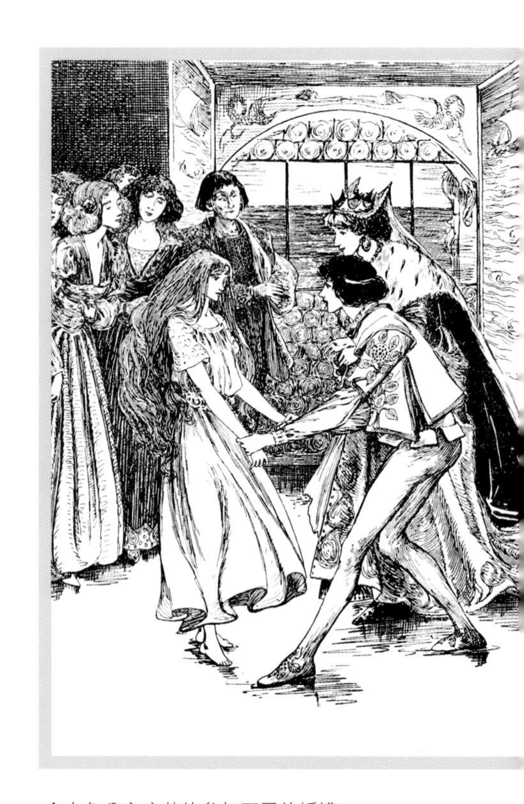

↑人魚公主痛苦的參加王子的婚禮

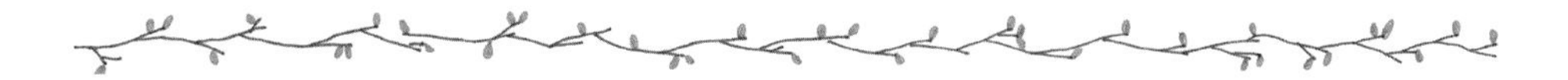

給予安全感、安撫癒合創傷的精油

↓真正薰衣草

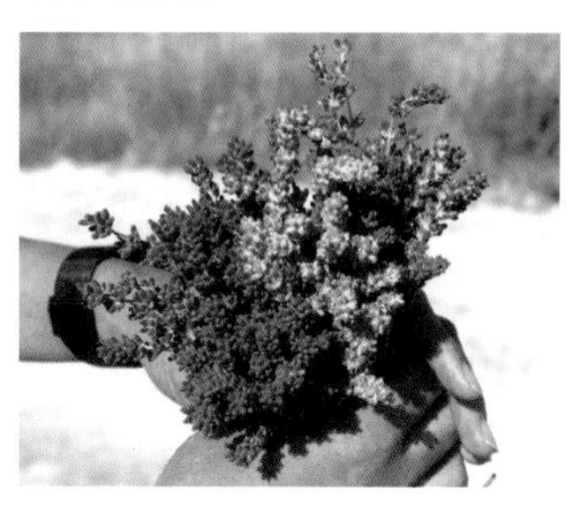

羅馬洋甘菊、永久花、岩玫瑰、真正薰衣草、香蜂草——以上是「受傷小鹿」或「誤闖森林的小白兔」必備！無論遇見任何挫折或驚嚇，甚至是晴天霹靂的情感災難，在第一時間妳需要能立即「惜惜」的精油，它們也能安神、鎮定，令失序的人生重新回復平衡。

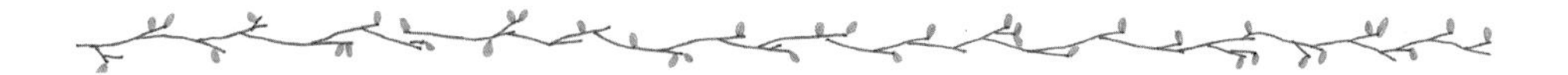

4. 受限於女性身分的人

妳想當男生還是女生？是否覺得「女孩子就要像女孩子」這條規矩讓妳綁手綁腳？爸媽有重男輕女的傾向嗎？若長期因身為女性而受限，不能去嚮往的地方旅行、無法做喜歡的工作、不允許表現「沒淑女款」的語言行為，第一個受壓抑的器官就是卵巢。卵巢是女性創造力的來源，當妳覺得活在牢籠裡施展不開時，卵巢也會缺乏活力，出現各種問題。

目前社會中，姓氏香火傳承的觀念，還沒能被打破。女人常在不知不覺中，被家庭社會植入性別刻板印象和偏見。生理期是女性最重要的標幟，不接受自己的性別，自然會為女人帶來能量的負面反饋，有些女人遇上卵巢退化、月經遲來或不來、血量減少等狀況，甚至會為此隱隱鬆一口氣。

曾有一個學生找我諮詢，她還非常年輕，月經卻已數年不來，我問：「問題拖這麼久了，妳有去看過中西醫處理這個問題嗎？」她回答：「沒認真接受過治療，我覺得這樣挺好的，減少很多生理期帶來的不方便啊！」芳療師若遇到這種「不想好起來」的個案，應該要引導她產生「療癒動機」。就算是個案早已習慣麻木、或灰心喪志了，也要活化她的心靈，讓她重新思考打破現況的可能性，否則無論使用任何精油，成效都很有限。

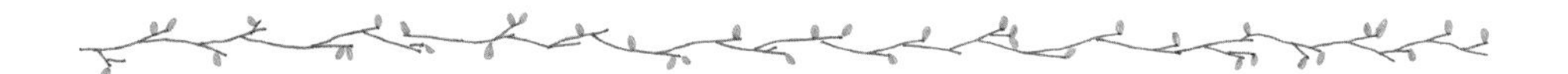

破舊立新、改變疾病人格的精油

綠花白千層、白千層、馬鞭草酮迷迭香、樟腦迷迭香、樟樹、白珠樹、錫蘭肉桂。這幾種植物對想要「扭轉乾坤」的人而言，是不可多得的一盞明燈，樟腦成分讓迷迭香、樟樹專治冥頑不靈；白珠樹、錫蘭肉桂有助擺脫所有對事物的沉溺，昨日種種猶如昨日死！更重要的是各種白千層，樹皮剝落正象徵不斷「蛻變」。以上精油讓妳不再受到家庭環境、成長經驗、社會印象所限制，脫離過往的舊我。

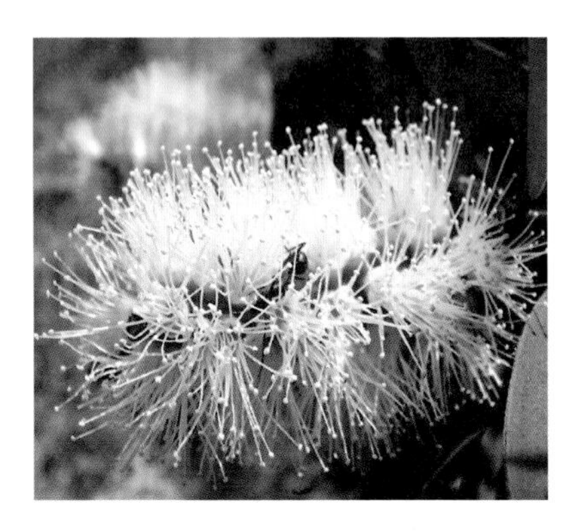

↑白千層

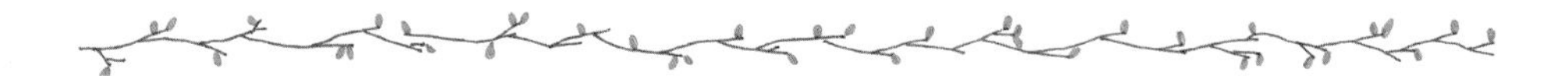

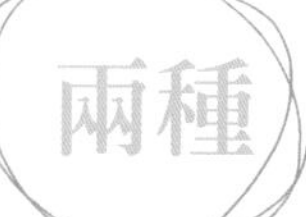

兩種女性荷爾蒙，帶來不斷死亡、不斷重生的循環

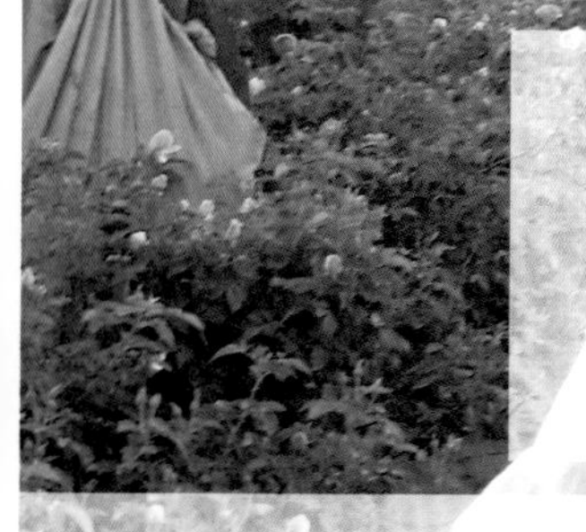

雌激素跟黃體素，這兩種決定生理週期的女性荷爾蒙，均由卵巢製造。當卵巢功能不良，生理週期自然就混亂。但卵巢並非勤勞自發的模範員工，它要先收到命令，才會開始行動。腦下腺是所有內分泌的中樞，也是卵巢的主管，在更上一層還有下視丘這個老闆。

腦下腺以 FSH（濾泡刺激激素）及 LH（促黃體化激素）發號施令，以控制卵巢機能。FSH 能讓卵巢分泌雌激素，LH 則使卵巢分泌黃體素。當女性荷爾蒙太高或太低時，FSH 及 LH 就會做動態調整，每天都在起伏變化。

新生小女嬰誕生時，卵巢就有約四十萬個含有液體的初級小濾泡，但這時卵巢還在沉睡。直到青春期開始，腦下腺釋放的 FSH 會刺激卵巢，每個月會讓其中一個濾泡長大，濾泡裡的卵子也逐漸成熟；雌激素讓子宮內膜開始增厚，為可能到來的新生命準備一張柔軟床墊。

當雌激素濃度達到高峰，訊息回饋到腦部，腦下腺會改成釋放 LH，LH 傳送至卵巢後，神奇時刻到來！已長大的濾泡就像飽滿的花苞般綻放，讓埋藏於中的成熟卵子被排出，女性生命的分身就這樣進入輸卵管，展開一段冒險歷程。排卵之後，殘餘的破裂濾泡組織稱為黃體（Corpus luteum），黃體接收 LH 的刺激，開始分泌大量黃體素及少量雌激素，以協助受孕。

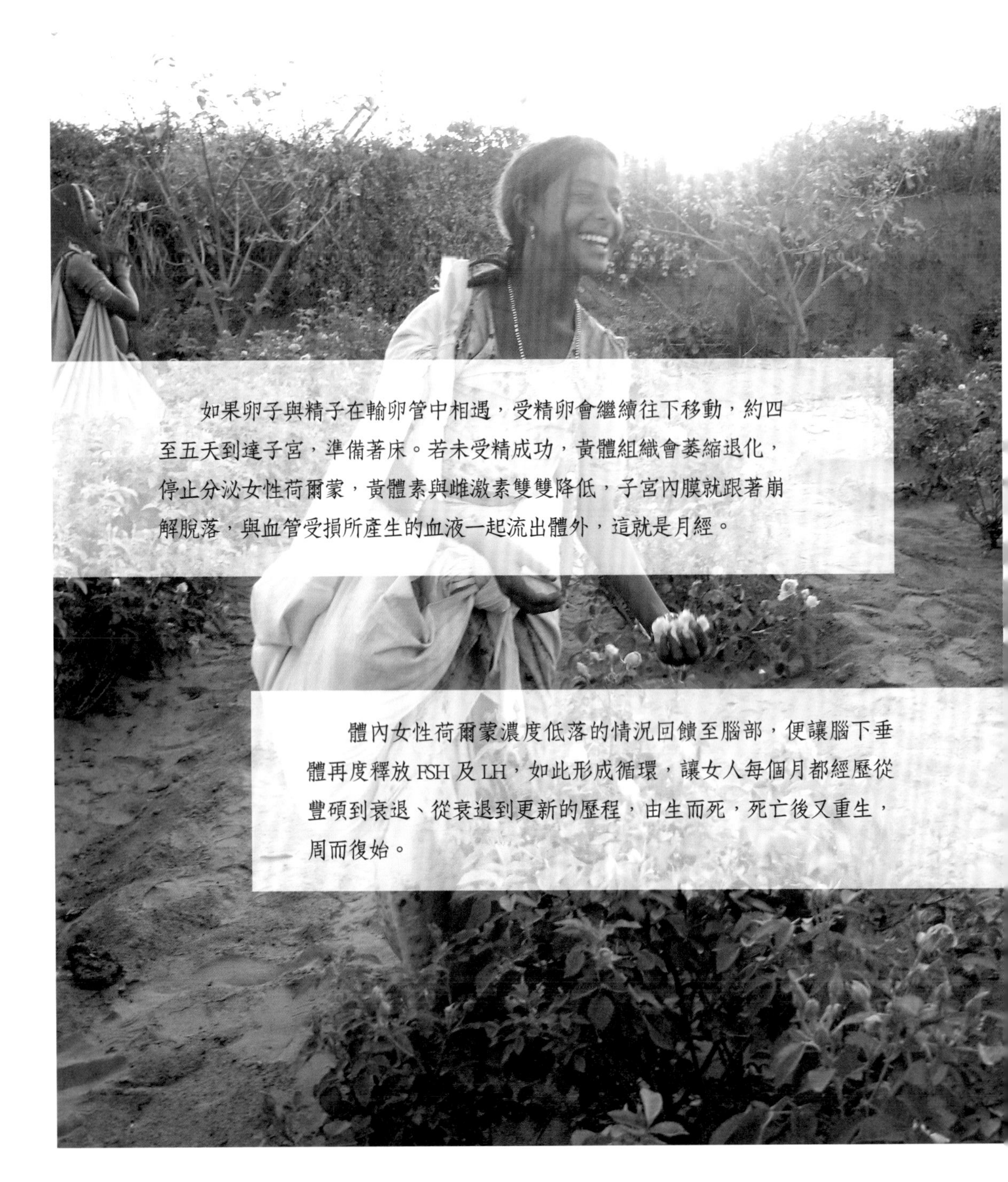

如果卵子與精子在輸卵管中相遇，受精卵會繼續往下移動，約四至五天到達子宮，準備著床。若未受精成功，黃體組織會萎縮退化，停止分泌女性荷爾蒙，黃體素與雌激素雙雙降低，子宮內膜就跟著崩解脫落，與血管受損所產生的血液一起流出體外，這就是月經。

體內女性荷爾蒙濃度低落的情況回饋至腦部，便讓腦下垂體再度釋放 FSH 及 LH，如此形成循環，讓女人每個月都經歷從豐碩到衰退、從衰退到更新的歷程，由生而死，死亡後又重生，周而復始。

2.5 個案：月經相關問題的芳療祕笈

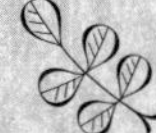

經前症候群（PMS）

是許多症狀的綜合呈現，大約從月經前一週開始，會疲憊嗜睡、情緒低落、易怒焦慮、便祕腹瀉、頭痛、胸部脹痛。一般來說，雌激素過高的女性較容易出現經前症候群，這可能是月經前雌激素水平下降太劇烈，引發其他內分泌的變動，造成不舒服。

配方	玫瑰純露
用法	3ml 稀釋於水中，日常飲用。
解析	隨雌激素降低，血清素受體也跟著降低，使習力變差。飲用玫瑰純露可滋補與平衡女性能量，安定神經系統。

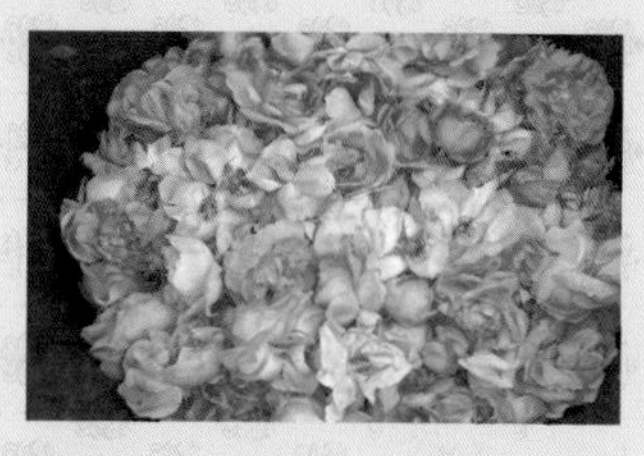

↑玫瑰

配方	月見草油
用法	口服 3 ～ 5ml，作為營養補充品。
解析	月見草在夜晚開花、白天凋謝，清淡的黃色花瓣像極月光，是能對應月亮能量的藥草，也是處理婦科問題的好幫手。口服月見草油，能抑制月經前升高的前列腺素，有效減緩經前症候群。

配方	摩洛哥玫瑰（10 滴）+ 荷荷芭油（30ml）
用法	調和為面油，用在臉部護膚。
解析	摩洛哥玫瑰是多分子精油，透過整合神經系統，平衡大腦，間接處理內分泌失調及經前症候群帶來的情緒問題，肌膚保養效果也很強大。

配方	黑胡椒（10 滴）+ 玫瑰天竺葵（6 滴）+ 羅馬洋甘菊（3 滴）+ 甜橙（10 滴）+ 任一基礎油（50ml）
用法	調和為按摩油，使用於腹部。
解析	如果經前症候群的消化系統症狀嚴重，就可以用這個處方來舒緩。黑胡椒與玫瑰天竺葵促進腸道正常蠕動、消除脹氣，羅馬洋甘菊則止瀉止腹痛，甜橙開心又開胃。

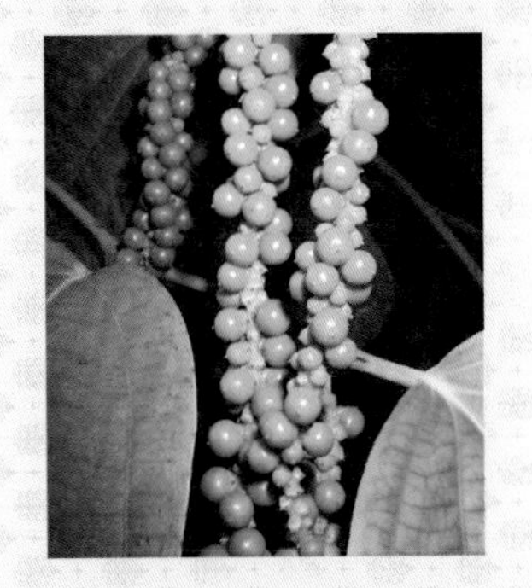

↑黑胡椒

配方	穗甘松（3 滴）+ 胡椒薄荷（3 滴）+ 桔葉（6 滴）+ 真正薰衣草（9 滴）+ 香桃木（9 滴）+ 任一基礎油（50ml）
用法	調和為按摩油，使用於頭部、胸部、也可隨身吸聞。
解析	是適用於頭部及乳房脹痛的配方：穗甘松整合頭部能量，放鬆顱內壓力感，搭配胡椒薄荷，能快速處理大部分頭痛，桔葉則可強力鎮靜神經，而香桃木與真正薰衣草可疏通體液，處理頭部和胸部在水、血兩方面的阻塞。

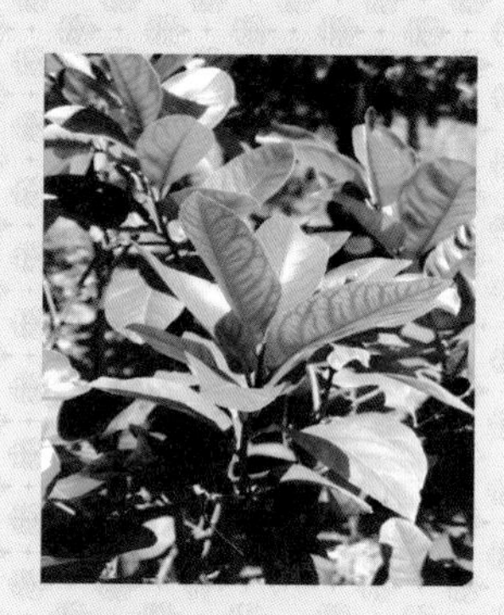
↑桔葉

月經週期不規律

影響女性月經週期的原因很多，無論是內分泌失衡、日夜顛倒、情感受挫、壓力太大，都可能讓生理期不規則。21 歲以下少女，原本就還在整合自我，月經尚不安定，通常我們會尊重身體的節奏；21 歲以上女性若月經週期仍不規律，才會積極以精油處理。

配方	甜茴香（4 滴）+ 馬鬱蘭（16 滴）+ 葡萄柚（20 滴）+ 任一基礎油（100ml）
用法	調和為按摩油，塗擦全身。
解析	適合作息混亂的「魚干女」，或是護士、空服員因夜班而造成的陰陽失調。甜茴香有良好調經作用，馬鬱蘭藉平衡自律神經來調整身體節奏，葡萄柚補氣又能處理時差與熬夜問題。

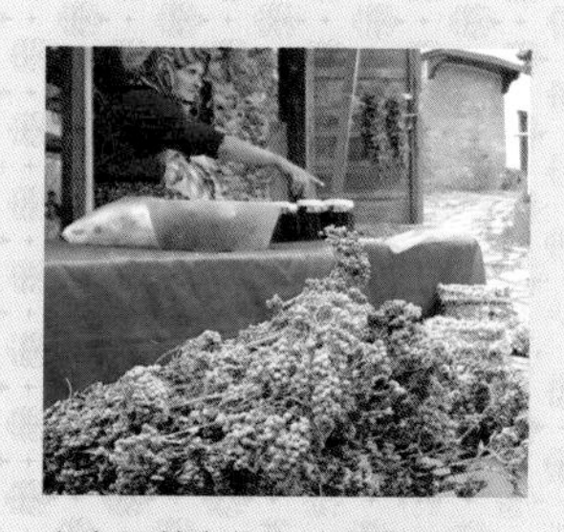
↑土耳其市集上的馬鬱蘭

配方	**快樂鼠尾草（10滴）+綠花白千層（20滴）+芳樟（30滴）+任一基礎油（100ml）**
用法	調和為按摩油，塗擦全身。
解析	處理心理因素或壓力造成的月經失調。快樂鼠尾草不僅催經，也讓女孩開敞身心；綠花白千層協助妳層層蛻變，芳樟則能給予支持陪伴感。

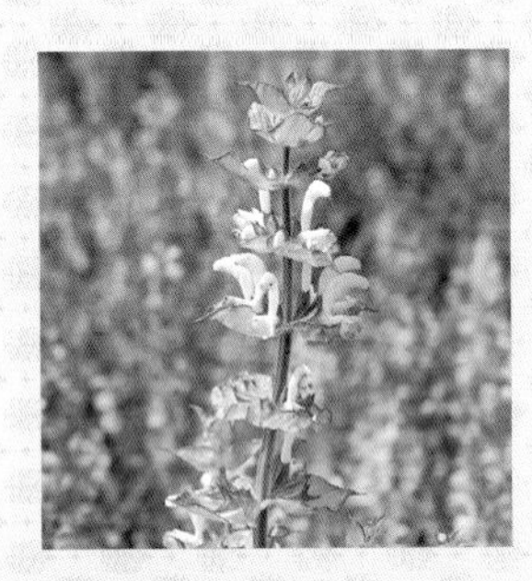

↑快樂鼠尾草

配方	**芹菜籽（3滴）+胡蘿蔔籽（3滴）+玫瑰天竺葵（15滴）+佛手柑（24滴）+任一基礎油（50ml）**
用法	調和為按摩油，塗擦全身。
解析	這個配方適用於吃避孕藥後造成的亂經。芹菜籽與胡蘿蔔籽均養肝利腎，幫助排毒；玫瑰天竺葵促進對身體的覺知與認同，佛手柑平衡香調。

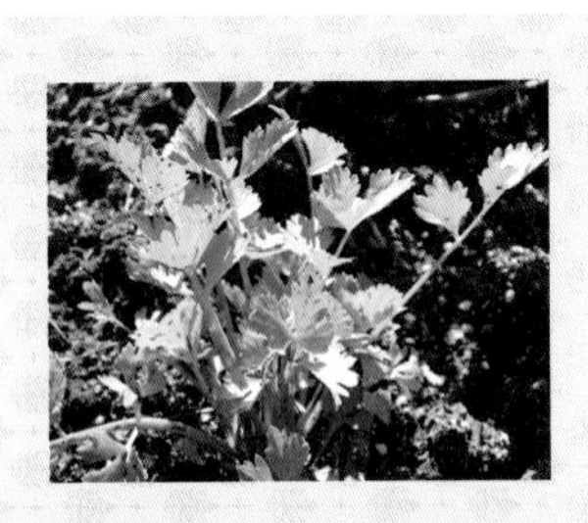

↑芹菜

月經次數過多

指月經週期短於24天，也就是月經來得很頻繁。其實只要月經週期規律，醫學上認為仍在正常範圍內，只是當事人可能因此而感到疲累，得卵巢癌風險也比一般人大。

配方	貞潔樹（5滴）+西洋蓍草（5滴） +黑雲杉（10滴）+任一基礎油（100ml）
用法	調和為按摩油，塗擦全身。
解析	貞潔樹和西洋蓍草可抑制過高的雌激素，能減少子宮內膜增厚、出血；黑雲杉溫和滋補，可改善月經頻繁帶來的疲勞感。

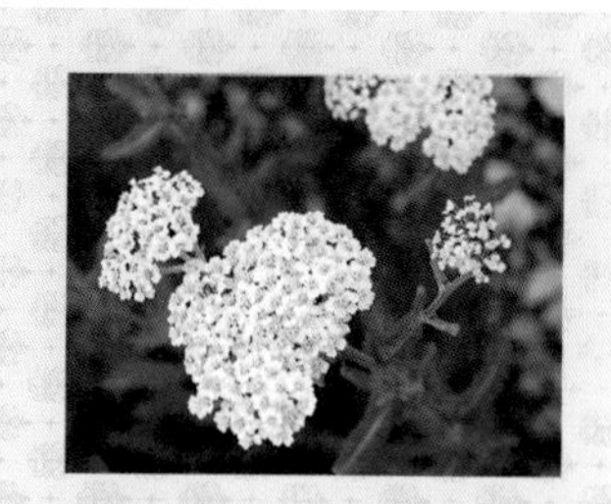
↑西洋蓍草

月經過少

代表月經週期長於46天，尚稱規律，但很久才來一次月經，生殖系統的自淨能力較低下。月經過少的個案，通常甲狀腺或腎上腺功能低下，或是有體虛傾向。

配方	黑雲杉（5滴）+絲柏（10滴）+香桃木（40滴） +多香果（5滴）+任一基礎油（100ml）
用法	調和為按摩油，塗擦全身。
解析	黑雲杉與絲柏強化腎上腺功能，並處理氣虛；香桃木和多香果提振甲狀腺功能，促進身體維持正常新陳代謝週期。

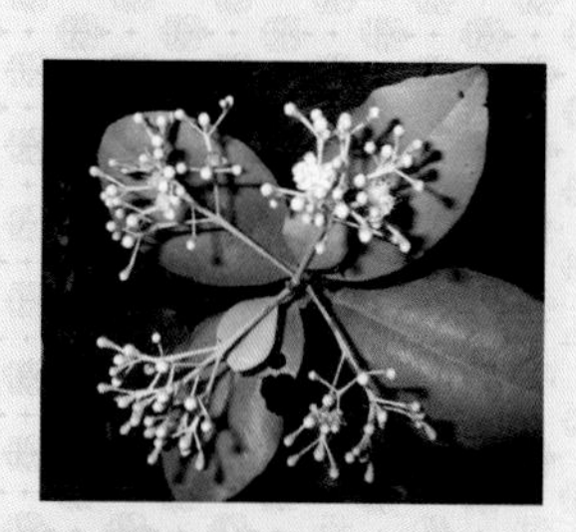
↑多香果

次發性無月經症

如果原本生理期規律，卻突然三個月以上沒有來月經；或是原本生理期就比較亂，又連續六個月以上沒來，就可能是次發性無月經。有些人是下視丘及腦下腺功能有問題，也可能是卵巢功能太差、營養失調，甚至是情緒等原因造成。

配方	**鼠尾草純露（1ml）+ 馬鞭草酮迷迭香純露（1ml）**
用法	稀釋於水中，日常飲用。
解析	下視丘（或腦下腺）功能失調，可使用此處方做長期調理。尤其是若曾有外傷、吃過荷爾蒙藥物、居住或工作環境突然改變、壓力大而緊張焦慮，造成月經很久不來的個案，更加適合。

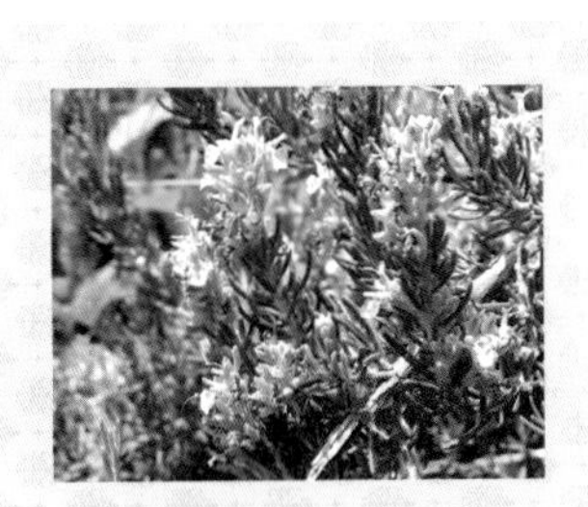

↑馬鞭草酮迷迭香

配方	**歐白芷根（1滴）+ 岩蘭草（15滴）+ 薑（20滴）+ 大馬士革玫瑰（3滴）+ 任一基礎油（50ml）**
用法	調和為按摩油，塗擦全身。
解析	有些神經質與完美主義傾向的女性，對飲食挑剔又易過敏，容易營養失調及血虛，造成月經久久不來。此配方中的歐白芷根是最補氣的精油，岩蘭草則有補血之效，薑能暖胃開胃，並幫助身體接受外來補養，大馬士革玫瑰解鬱，讓月經正常化。

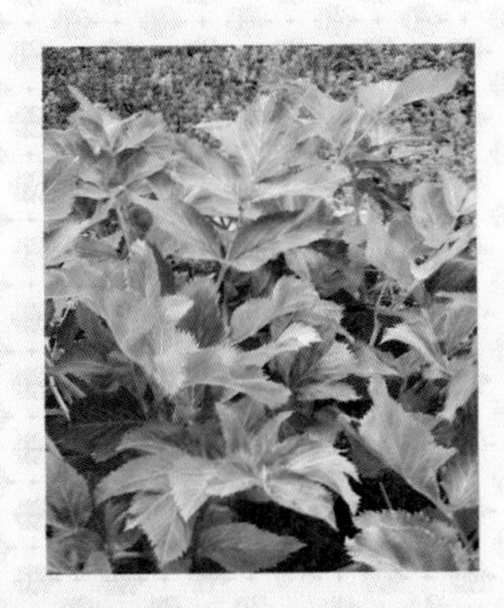

↑歐白芷

配方	**永久花（6滴）+乳香（12滴）+安息香（15滴）+玫瑰草（4滴）+任一基礎油（50ml）**
用法	調和為按摩油，塗擦全身。
解析	適合血液運行不暢，月經不來卻腰痠、腹重、胸脹，分泌物多的個案。永久花抗凝血、通血路，乳香和安息香能行氣血，玫瑰草則可以溫暖子宮。

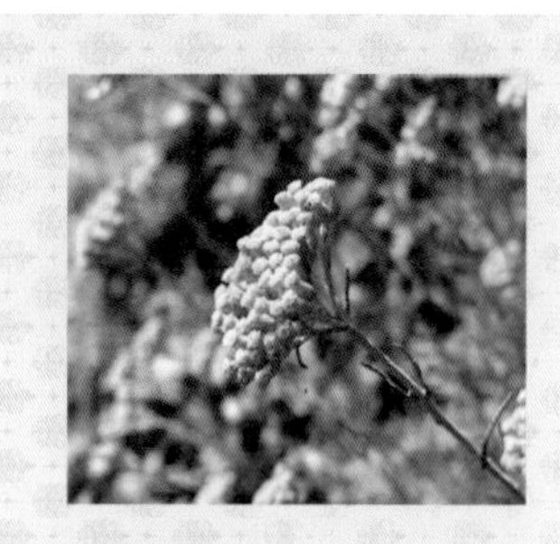
↑永久花

配方	**鼠尾草（1滴）+貞潔樹（4滴）+月桂（7滴）+任一基礎油（30ml）**
用法	調和為按摩油，使用於腹部。
解析	處理卵巢功能低下、卵巢提早老化、卵巢曾經開刀所引發的閉經。鼠尾草是通經效果很強的精油，但使用過量會有神經毒性，癲癇症患者不適合使用，此配方也已將鼠尾草的比例降低。貞潔樹輔助卵巢回復正常排卵，月桂能抗老回春。

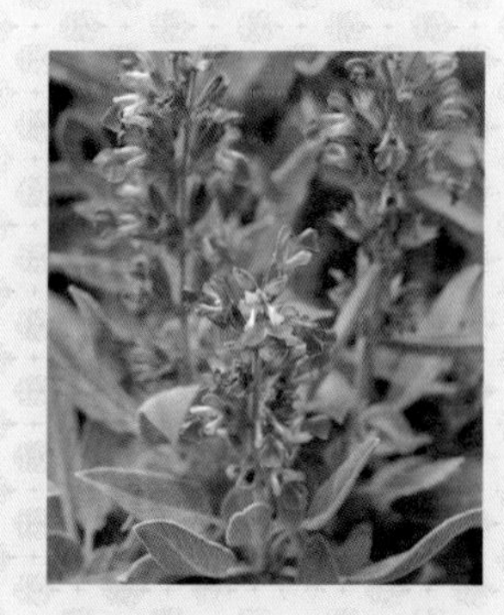
↑鼠尾草

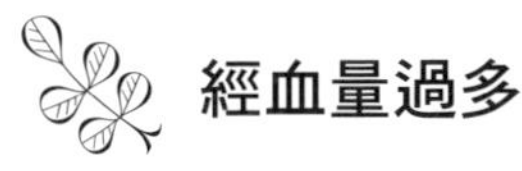

經血量過多

長期經血量過大，有可能是子宮肌腺症或子宮肌瘤造成，請先至醫院做婦科檢查，若沒有發現這些問題，也有可能是單純的雌激素過高。若還有前列腺素過高，則會經血量大又疼痛。

配方	貞潔樹（10 滴）+ 任一基礎油（50ml）
用法	調和為按摩油，塗擦全身。
解析	若是單純的經血量大的問題，可使用此配方來平抑過高的雌激素。

配方	馬鬱蘭（30 滴）+ 橙花（5 滴）+ 沒藥（10 滴）+ 岩玫瑰（5 滴）+ 任一基礎油（50ml）
用法	調和為按摩油，使用於下腹。
解析	經血量大，長期的不安全感，覺得自己在情感上付出過多的女人適用。馬鬱蘭能平衡自律神經與情緒，橙花可消除焦慮與憤怒，沒藥有消炎止痛作用，岩玫瑰則幫助血管收斂，避免血液流失過多。

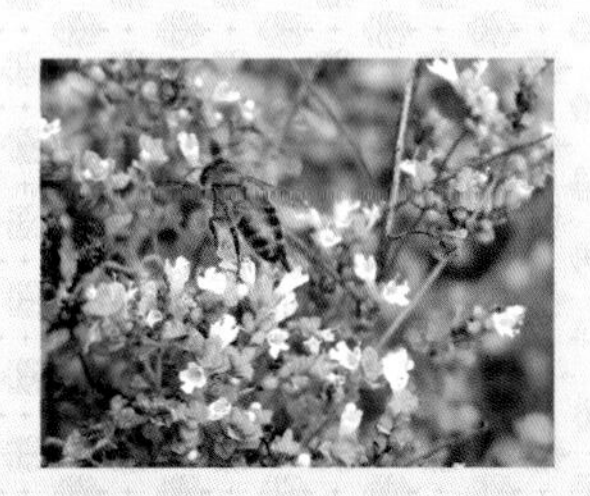
↑馬鬱蘭

經血量少、或有血塊

若經血量減少，經期拖長，有時甚至還出現血塊，有可能是經血逆流或子宮收縮不佳，也可能是子宮內膜較薄。

配方	摩洛哥茉莉（3 滴）+ 快樂鼠尾草（3 滴）+ 永久花（6 滴）+ 零陵香豆（3 滴）+ 萊姆（30 滴）+ 任一基礎油（50ml）
用法	調和為按摩油，使用於腰、腹、下背。

解析	摩洛哥茉莉強化子宮力道，可讓經血順利排出；快樂鼠尾草助子宮內膜增厚；永久花中的義大利酮有抗凝血作用；零陵香豆和萊姆的香豆素也能活血。

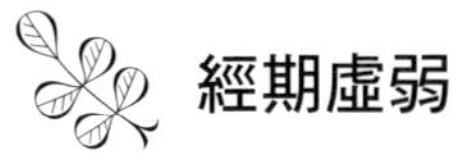

經期虛弱

生理期又感冒了嗎？很多女孩在月經來時，總覺得全身無力，虛弱疲勞，像洩了氣的皮球，這時抗病能力也會特別差。

配方	**野馬鬱蘭純露**
用法	3ml 稀釋於水中，日常飲用。
解析	在生理期經常感冒的女人，可以服用這個配方預防。從月經前一週，就開始每天喝一些野馬鬱蘭純露，暖身又提振體能，還能增強免疫力。

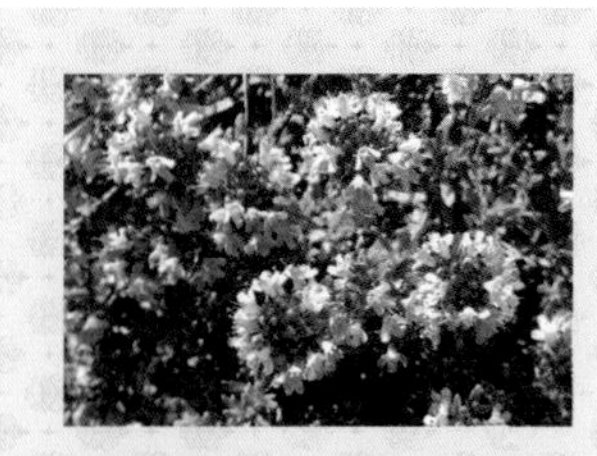

↑野馬鬱蘭

配方	**檀香（1 滴）+ 百里酚百里香（8 滴） + 祕魯香脂（3 滴）+ 沉香醇百里香（12 滴） + 任一基礎油（30ml）**
用法	調和為按摩油，使用於胸、背，亦可隨身吸聞。
解析	若在生理期感冒了，用這個按摩油可讓妳快快好起來。檀香幫助呼吸深長，祕魯香脂可對抗胸腔感染，百里酚百里香可抗病毒，而高比例的沉香醇百里香不但提升免疫，還能消除月經期間的焦慮壓力。

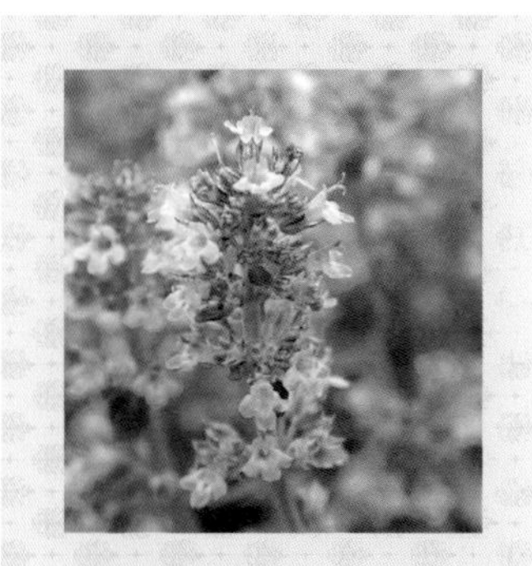

↑百里酚百里香

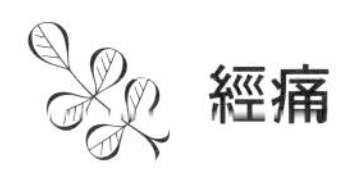

經痛

除了一些幸運兒以外，不少女人在生理期都要忍受腰腹的痠痛沉重，蜷曲身體躺著等待痙攣感過去。有的人只是輕微經痛，休息與熱敷即可解決，有些人則需要下列芳療處方的幫助。

配方	**貞潔樹（營養補充品、錠劑或膠囊）**
用法	服用方式和劑量，依廠商建議。
解析	除了生理痛以外，經血量也很大的女人，建議還是要補充貞潔樹這類營養補充品，它是婦科最多才多藝的明星藥草。

配方	**錫蘭肉桂（1 滴）+ 玫瑰天竺葵（12 滴） + 玫瑰草（12 滴）+ 西洋蓍草（4 滴） + 任一基礎油（50ml）**
用法	調和為按摩油，使用於腹部、臀部、薦骨、下背。
解析	這是預防性處方，生理期前一週就開始使用，效果比開始經痛了才按摩更好。錫蘭肉桂與西洋蓍草，能減少前列腺素合成，防止疼痛；玫瑰草與玫瑰天竺葵溫暖舒經，讓女人喜歡與認同自己身體，且不再害怕月經。

↑錫蘭肉桂

配方	**丁香花苞（5 滴）+ 羅馬洋甘菊（15 滴）+ 依蘭（10 滴）+ 真正薰衣草（15 滴）+ 任一基礎油（50ml）**
用法	調和為按摩油，使用於腹部、臀部、薦骨、下背。
解析	調理中度經痛，給雖然經痛但還能正常生活工作的女人，在月經期間使用。丁香花苞能提供熱力並促進循環，還可提高耐痛力；羅馬洋甘菊有長效抗子宮痙攣效果；依蘭提升腦內啡，以減少大腦對痛的感受；真正薰衣草則能消炎。

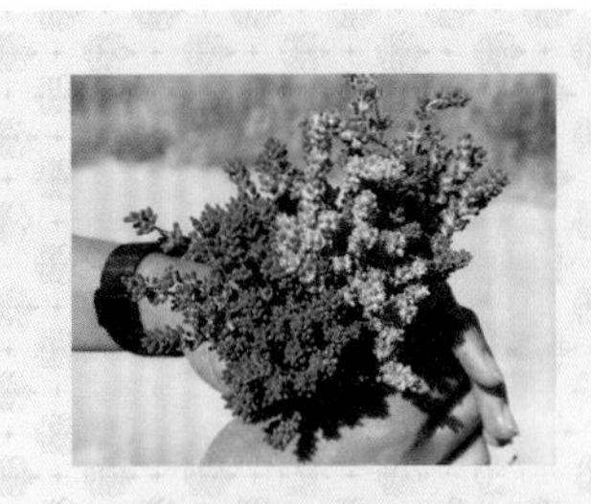

↑真正薰衣草

配方	**龍艾（5 滴）+ 摩洛哥茉莉（10 滴）+ 岩蘭草（20 滴）+ 零陵香豆（10 滴）+ 桔葉（15 滴）+ 任一基礎油（50ml）**
用法	調和為按摩油，使用於腹部、臀部、薦骨、下背。
解析	調理重度經痛，給經痛到無法起身而要請假的女人，在月經期間使用。龍艾、零陵香豆、桔葉，是三大抗痙攣屬性強的精油，可立即安撫止痛，加上摩洛哥茉莉和岩蘭草，鎮靜效果更佳。

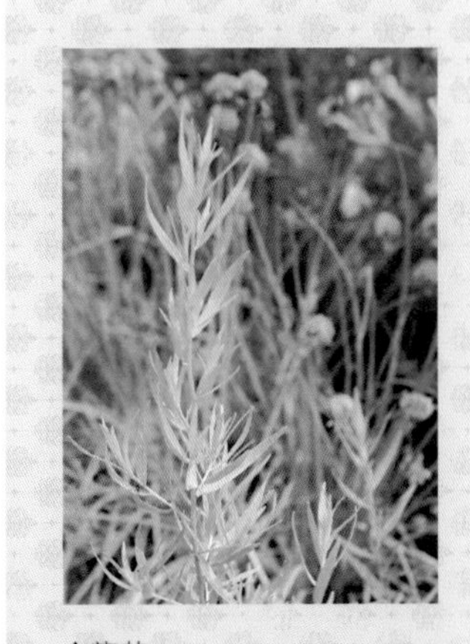

↑龍艾

 子宮內膜異位、卵巢巧克力囊腫

亂跑的子宮內膜細胞，跑到其他組織蓋起違章建築，每個月隨荷爾蒙而充血，造成骨盆腔內多處發炎、疼痛，這就是子宮內膜異位。當子宮內膜跑進卵巢，卵巢內積血難以排出，會形成褐色腫塊，稱為巧克力囊腫。

配方	**永久花純露**
用法	3ml 稀釋於水中，日常飲用。
解析	經血逆流，有可能是造成子宮內膜異位的元凶。可使用淨化生殖系統的永久花純露，以預防子宮內膜異位及避免惡化。

配方	**貞潔樹（營養補充品、錠劑或膠囊）**
用法	服用方式和劑量，依廠商建議。
解析	亂跑的子宮內膜組織，接收到雌激素刺激會更增生，因此要以貞潔樹抑制雌激素。

配方	**薑黃（1滴）+側柏醇百里香（1滴）+茶樹（1滴）+荷荷芭油（50ml）**
用法	調和稀釋後，使用於陰部。
解析	這個配方適合曾以手術處理子宮內膜異位的女人，避免開刀後再次復發。側柏醇百里香能提升免疫力，使人體免疫機能掃蕩亂跑的子宮內膜細胞；茶樹促進免疫，薑黃則能降低發炎充血。

↑薑黃

配方	暹邏木（30 滴）+ 熱帶羅勒（6 滴）+ 穗甘松（14 滴）+ 檀香（10 滴）+ 紅桔（40 滴）+ 任一基礎油（100ml）
用法	調和為按摩油，塗擦全身。
解析	這是不開刀且打算以自然療法調理的精油處方。暹邏木精油藉提升雄激素來抑制雌激素，熱帶羅勒調理內膜異位造成的嚴重經痛，穗甘松與檀香有益骨盆腔內消炎，紅桔使香氣平衡。

子宮肌腺症

子宮肌腺症與子宮內膜異位類似，都有內膜細胞亂竄的問題，但麻煩的是內膜細胞居然跑到了子宮肌肉層裡，使整個子宮腫脹充血，是相當棘手的問題，造成的生理痛也最痛苦。

配方	岩玫瑰純露
用法	5ml 稀釋於水中飲用，從經前兩天開始喝到生理期結束。
解析	子宮肌腺症個案通常經血量極大，甚至因此造成恐慌或乏力。口服岩玫瑰純露可減少出血，並且安撫情緒。

↑岩玫瑰

配方	貞潔樹（營養補充品、錠劑或膠囊）
用法	服用方式和劑量依廠商建議。
解析	以貞潔樹減少雌激素刺激，能防止病灶在子宮肌肉層內更加增生與堆積。

配方	**永久花（5 滴）+ 西洋蓍草（10 滴）+ 廣藿香（25 滴）+ 穗甘松（25 滴）+ 銀合歡（15 滴）+ 任一基礎油（100ml）**
用法	調和為按摩油，使用於腹部、臀部、薦骨、下背。
解析	子宮肌腺症患者經期以外時間保養使用，但生理期間請使用經痛處方。永久花淨化子宮；西洋蓍草可平抑雌激素並阻止前列腺素生成，防止經痛；廣藿香與穗甘松能減少骨盆腔內充血症狀；銀合歡甜美香氣讓我們勇敢接受疾病，並在當中體察自己。

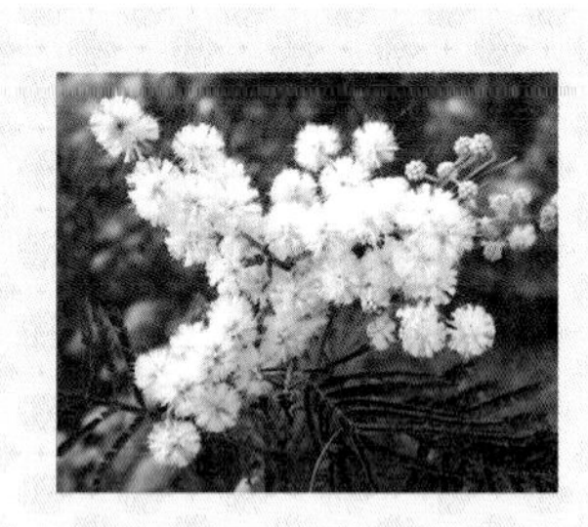

↑銀合歡

多囊性卵巢症候群

原本每個月應該只有一個卵巢濾泡長大，可是這類個案的卵巢卻同時有多個小濾泡生長，不但有月經週期失調問題、不易懷孕，還會長痘痘、多毛、莫名其妙長胖。

配方	**檸檬馬鞭草純露**
用法	3ml 稀釋於水中飲用，經期以外時間皆可使用。
解析	這類個案對胰島素有利用較差的問題，於是身體製造出更多胰島素，使多囊性卵巢發生，男性荷爾蒙也升高，導致綜合性內分泌混亂狀況，因此使用能平衡各腺體的檸檬馬鞭草來做長期調理。

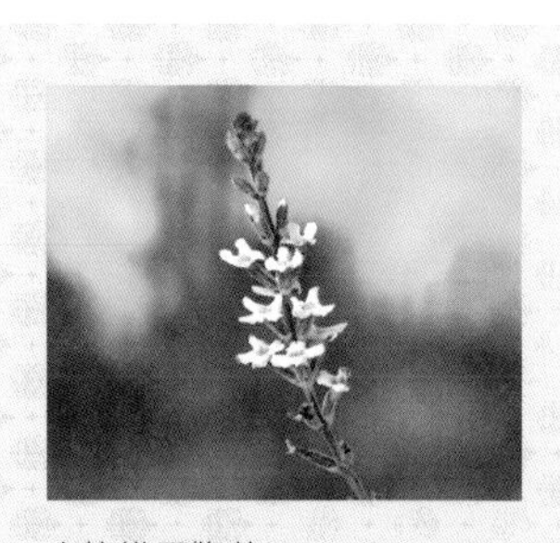

↑檸檬馬鞭草

配方	貞潔樹（營養補充品、錠劑或膠囊）
用法	服用方式和劑量依廠商建議。
解析	多囊性卵巢導致雌激素與男性荷爾蒙偏高，體脂堆積又容易嚴重出油，想同時抑制這兩種荷爾蒙，仍以貞潔樹最適宜。

配方	錫蘭肉桂（2 滴）+ 馬鞭草酮迷迭香（12 滴）+ 依蘭（12 滴）+ 黑雲杉（20 滴）+ 真正薰衣草（12 滴）+ 任一基礎油（100ml）
用法	調和為按摩油，塗擦全身。
解析	多囊性卵巢患者同時也是糖尿病高危險群，機會是一般人的三倍，此配方可一石二鳥的處理問題。錫蘭肉桂精油可增強細胞受體對胰島素的反應，馬鞭草酮迷迭香藉養肝來維持正常的糖代謝，依蘭與黑雲杉都調整主宰內分泌的腦下腺。

功能性卵巢囊腫（水瘤）

當卵巢功能比較差，就會有水分堆積，形成充滿液體的囊腫，通常這種良性水瘤會自己消失，除非太大或不消才需要處理。

配方	絲柏（10 滴）+ 芫荽籽（10 滴）+ 永久花（10 滴）+ 任一基礎油（50ml）
用法	調和為按摩油，使用於下腹。
解析	絲柏一直以來都被認為有排水作用，而芫荽籽不只排水，還能激勵卵巢功能，永久花則疏通血路，促進卵巢內循環。

↑芫荽

3

第三章　尋偶期

找到王子就能上天堂？

3.1

基礎：嫁給神怪丈夫的女人

女性的尋偶期非常長，從有女性意識開始，我們就朝向一個遠大目標前進：「尋找一個能夠靈肉融合，帶領我們脫離孤獨蒙昧，啟動生命成長的伴侶。」如果這個目標失落了，在苦戀、單戀、失戀、不倫之戀時，婦科問題都會悄悄發生。女人一輩子的愛情故事，像唱盤刻紋般，被記錄在身體上。接受精油按摩，就彷彿用唱機重新播送那些曲子，讓我們溫習、釋放。

哲學家柏拉圖也談道：「人類原本有兩個頭、四臂四腿，能飛天遁地，對自己的無所不能感到心高氣傲。天神們為了挫挫人類的銳氣，將他們從中分成兩半。人類變成了兩手兩腳，覺得生命中好像少了什麼，從此總是不斷在追尋自己的另一半。」

但古代傳說裡，有些人找到的伴侶並不是其他人類，而是「異種」。例如台灣民間文學的《蛇郎君》，或是希臘神話裡的《麗妲與天鵝》（*Leda and Swan*），這些女主角不是因緣際會嫁給非人的神仙，就是在懵懂無知下跟了修道千年的動物。「異種」是大自然的化身，這些傳說顯示人類對宇宙力量總是又敬又怕，想擁抱天地並接受祝福，卻又害怕受到傷害。仔細想想：談戀愛不也是如此嗎？

故事中嫁給「神怪丈夫」的女人，通常也對另一半又愛又恨，矛盾來自最初的不情願。她們多因美貌或其他美德被人頌讚，而變成「異種」垂涎渴望的對象，於是強大陽性能量介入了她的生活，女主角一開始可能感覺「所遇非人」，被蠻橫掠奪或花言巧語欺騙，屈就在一段關係當中。但結局卻不如想像中那麼可怕不幸，有時甚至在豪賭一把後，變成逆轉勝的歡喜結局。

「神怪丈夫」最經典的例子，應該是冥府之王黑帝斯。黑帝斯垂涎天真、可愛的少女蔻蕊已久，但她的母親，也就是大地女神狄蜜特，總不願讓女兒離開身邊。有一天，趁蔻蕊正在河邊摘花，黑帝斯突然駕著馬車衝了出來，以有力的手臂一把環抱她，當場把這個驚慌、茫然、無助的少女擄走，其他女伴們眼睜睜看著事情發生，卻無力阻止。

大地女神得知此事，怒氣大發！她可不

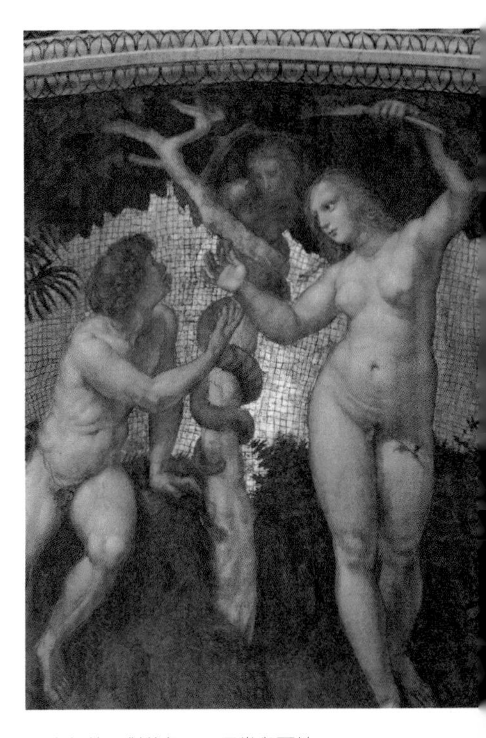

↑人類第一對伴侶——亞當與夏娃

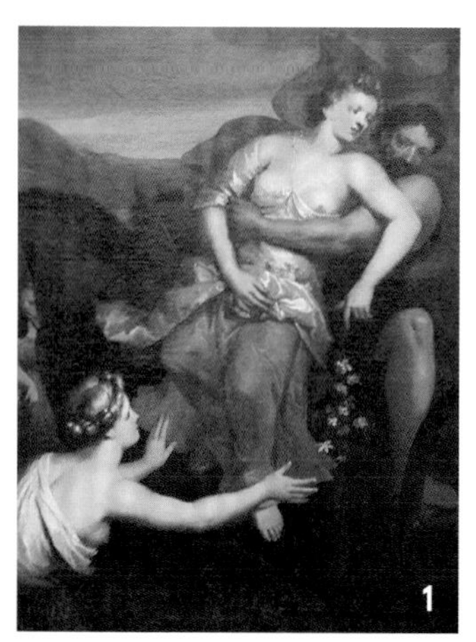

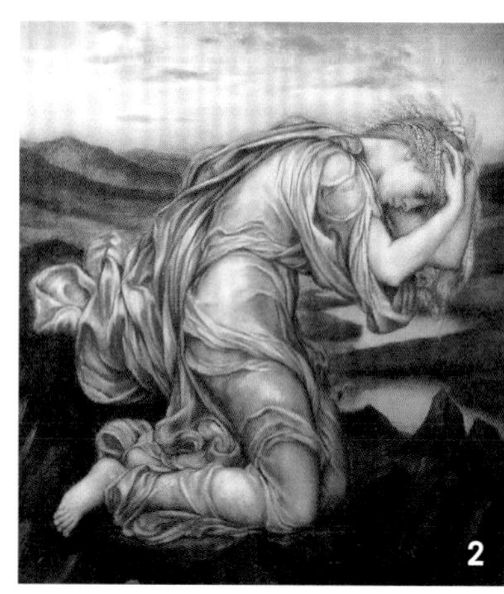

1. 黑帝斯擄走蔻蕊
2. 悲憤的狄蜜特

是好惹的，身為不容男人挑釁的大母神，怎麼能夠接受女兒被侵害？狄蜜特收回了原本賜予土地的恩惠，動植物突然失去生機，不再豐饒，五穀枯黃，六畜凋零，連男女間的互動都意興闌珊，不再生育。

天界眾神眼看再這樣下去，世界就要毀滅了！天神宙斯只好介入，派能言善道的赫密斯（Hermes）當使者交涉。赫密斯不停向黑帝斯勸說，口水都快乾了，黑帝斯才稍有點動搖，他說：「蔻蕊吃過冥府的食物，已經是這裡的人了。我允許她一年中可回娘家半年，但另外半年必須與我生活。」

蔻蕊嫁給神怪丈夫後，得到了另外一個名字──波瑟芬（Persephone），她終於能與母親狄蜜特重聚，每年春夏兩季母女團圓，草木欣欣向榮；秋冬時，母女再次分離，萬物凋萎。於是，厄琉西斯祕儀以小麥當主角，小麥種籽埋進地底，就像少女蔻蕊被擄；當它萌芽，代表人妻波瑟芬重返人間，植物生命循環就是神聖的儀式。

蔻蕊因為吃了冥府食物而「回不去了」，根據傳說，她吃了六顆石榴籽。石榴是傳說中的伊甸園禁果，獻給愛與美的女神維納斯當禮物，它飽滿豐富的種籽，象徵多子多孫。吃過石榴意味與丈夫發生關係，有了性連結，甚至懷孕，不是少女而已成人婦，擁有自己的新家庭，不再單屬於原生家庭。於是，石榴籽油被視為陰性能量和生殖力的最佳代言，口服外用都具美容回春的功效，讓女性變得可愛又可欲，是能招桃花、促進兩性關係的植物油。

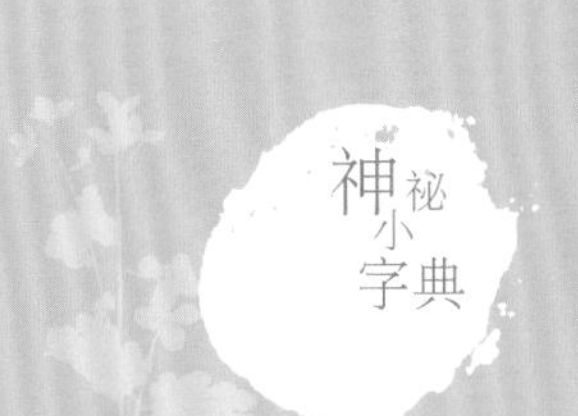

赫密斯

赫密斯是溝通與智慧之神，也是商人、小偷、魔法師、治療師的守護者。羅馬神話中，他被改名為墨丘利（Mercury），這個詞也可指水星，或介於固態液態間的汞（水銀）。於是，赫密斯被當作剛柔並劑、陰陽調合、男女交接的象徵，是兩性間的媒介。他中上拿著一把「蛇杖」，一公一母雙蛇交會融合，代表著體內陰陽兩種性能量，由身體底部往上竄升。

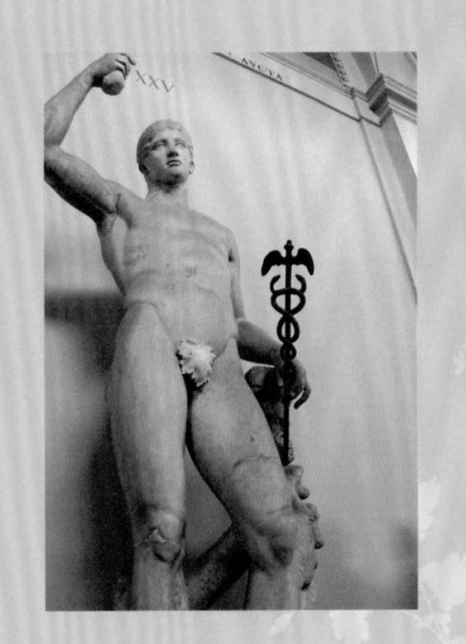

→赫密斯

婦科小祕方

石榴籽油

石榴有「愛之果」的美稱，是新興的婦科保養祕方，不過產量少又易氧化，目前價格仍高。它含有獨特的 Ω5 石榴酸植物性雌激素，可以豐胸又調經助孕，還有柔軟滋潤皮膚、防止痘痘粉刺的作用，讓女性在身心各方面都更具魅力。另外，石榴籽油還改善「環境荷爾蒙」造成的雌激素負面反應，例如經痛、經前症候群、子宮內膜異位等。

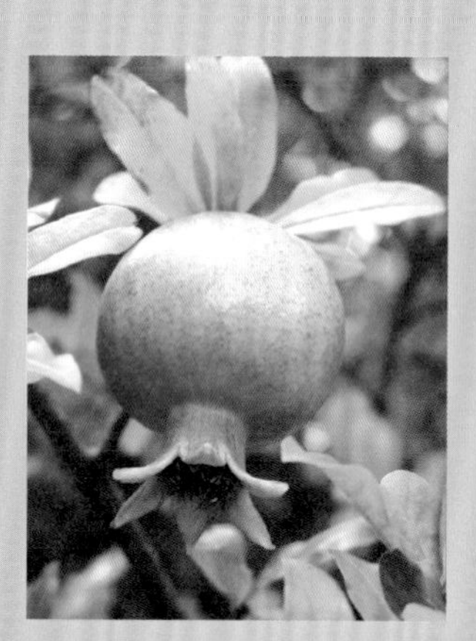

↑石榴

3.2

延伸：處女遇劫，女性版本的英雄故事

以男性為主角的故事，通常是一段英雄的旅程，他可能啟程尋找父親、面對仇敵、完成考驗，還會解救公主，英雄為了公主而努力的成長，與公主相遇的愛情故事，讓他的生命得到啟蒙、獲得意義。

但以女性為主角的故事，雖然也是一趟旅程，發展方式卻是「處女遇劫」。少女遇到的第一個劫難就是要出嫁，劫難卻是她人生探險的開始。原本她可能會一直養在深閨，但由於「神怪丈夫」的介入，女孩展開一種「被動的冒險」，她勇敢離巢開始獨立，擺脫父母親為她構築的溫室，進入真實世界，眼界大開，她會與某個男人（野獸或王子）建立新連結，來啟動某個生命關鍵。

愛情，這件女人一生的大冒險，不見得是為了「從此過著幸福快樂的日子」，而是讓女主角也成為女英雄，從愛情得到啟蒙、獲取意義、人格整合、身心成長，發展出自己獨一無二的旅程。

↓絕世美女賽姬

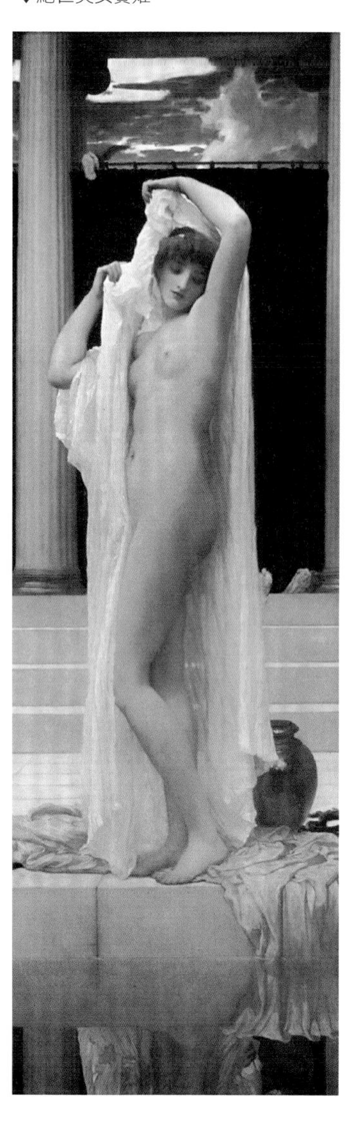

女性在「處女遇劫」後，勇敢追尋伴侶的傳說，屬賽姬（Psychc）和愛神丘比德（Cupid）的故事最有名。

賽姬公主是國王最小的女兒，兩位姊姊長相普通，賽姬卻有絕倫美貌，凡見過她的人都忍不住膜拜頂禮，嚷著「是維納斯本尊顯聖啦」，一傳十十傳百，群眾紛紛爭睹奇跡，這件謬事終於傳進維納斯的耳裡，她怒不可抑：「不過是肉身凡胎的冒牌貨，居然膽敢與偉大母神比美？好兒子丘比德啊！順你親娘的意，懲罰這個竊取我榮耀的小偷，用箭射向目中無神的賽姬，讓她瘋狂愛上最醜陋、最卑劣、最悽慘的男子，為情所苦，以消我心頭之恨！」

丘比德望向母親手指的方向，一見賽姬立刻意亂情迷。他透過神諭傳話給國王：「賽姬命中註定要嫁給一隻惡龍，把她送嫁到懸崖邊，夫婿自然會來迎娶。」

全城愁雲慘霧，賽姬的父母捨不得小女兒變成妖怪的盤中飧，以送葬曲代替祝婚曲，一路啼號著護送她出城，淚水數度澆熄了火炬，最後把她一個人留在懸崖邊。賽姬以為可怕的命運就要降臨在自己

↓賽姬窺探丈夫丘比德的長相

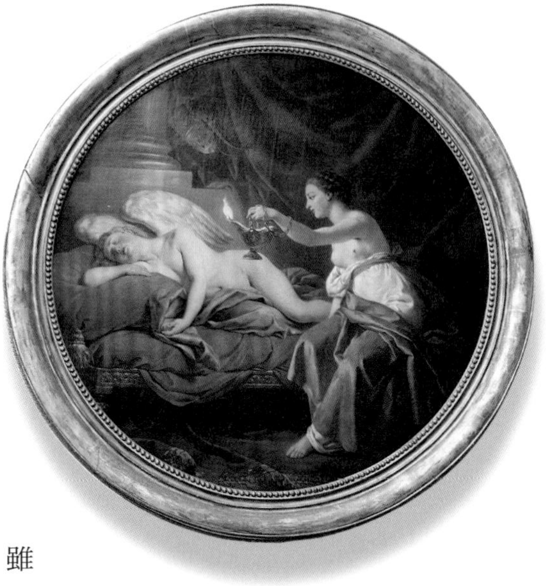

身上，此時一陣怪風吹起，把她吹向萬丈深淵，但這陣風也穩當托舉著賽姬的嬌軀，讓她飄落在一塊草地上，眼前出現一座人間絕無的華麗宮殿。

令她驚訝的是，這裡有許多看不見的傭人伺候，還有享用不盡的金銀財寶、美食珍饈！夜裡，丈夫來了，與她在伸手不見五指的陰暗裡做了夫妻，兩人甜甜蜜蜜，每當夜盡天明之前，丈夫就會先離去。因此，雖然夜夜相伴，賽姬卻不曉得丈夫的模樣。沒多久她懷念起父母，用盡撒潑愛嬌的溫柔功，要求與家人見面，丈夫受不了枕邊細語的迷魂威力，只得同意接姊姊們前來小聚，唯一條件是：「如果有人要妳探察丈夫長相，千萬不可以照她們說的話做！」

西風將兩位姊姊捲來，見到早應死去的妹妹過著奢華生活，姊姊們嫉妒到眼睛都快噴出火來，嚼起舌根：「妳丈夫肯定是妖魔鬼怪！看在我們姊妹情深的份上，有一個辦法幫妳。趁他熟睡時，妳拿油燈照清這隻惡龍，再用快刀把牠的頭割了！」賽姬聽信姊姊的話，當天夜裡丈夫沉沉睡去後，拿著油燈與利刃來到床邊。點火一照，不得了！這舉世無雙的俊俏不可能是別人，一定是丘比德，她陶醉出神，過去只是懵懵懂懂，如今才真正愛上了丈夫。

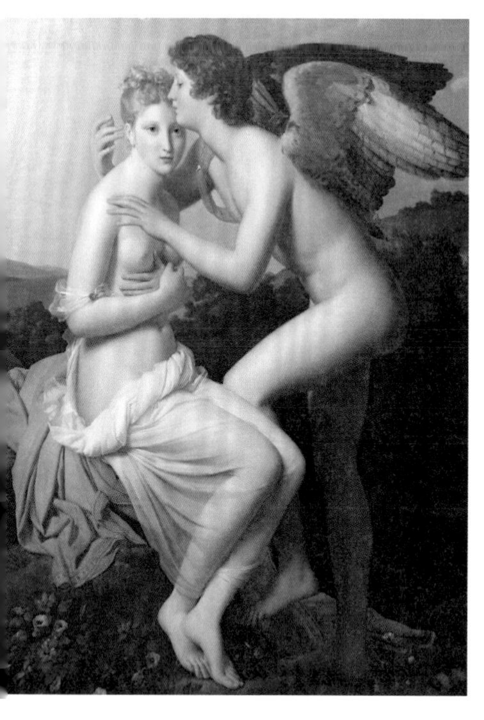

↑賽姬與丘比德

油燈不長眼，居然在此時灑出一滴熱油，落在無瑕的神體上，燙醒了這長著翅膀的愛神。丘比德大驚失色：「妳果然禁不起那些女人挑撥！現在我要離開妳了！」說完以後便飛走消失。賽姬追不上丈夫，滿腔愛意化作悔恨，只好四處打探愛人的下落。婆婆維納斯知曉後氣憤不已，把賽姬抓來狠狠折磨了一番，命令她從事各種苦役。

賽姬雖然在其他精靈幫助下通過苦役，卻面臨最後一項考驗：女神要她帶一個盒子去地府見黑帝斯的妻子波瑟芬，討一點美容霜回來。這趟黃泉之旅雖然無比辛苦，她卻堅毅的完成任務，不料，回程時賽姬想著：「如果擦了神界美容聖品而變得更漂亮，丈夫不就更愛我嗎？」

在好奇心與誘惑驅使之下，盒子開啟了，裡面不是什麼美容祕寶，而是帶來永恆沉睡的死神，盒子一開，賽姬立刻昏倒在地，再也醒不過來了。此時丘比德出現了：「可憐的小東西，看在妳是為了愛我的份上，就把妳救醒吧！」賽姬復生後，眾神開了家族會議，大家同情這對苦命小鴛鴦，但人類與神明實不相配，最後決定將賽姬升仙，有情人終成眷屬。

賽姬的故事已很接近「英雄的旅程」，她追尋啟蒙自己的伴侶，四處旅行、面對仇敵（惡婆婆維納斯）、完成考驗。賽姬的名字 Psyche，原意是「蝴蝶」，後來引伸為「靈魂」的意思。

每個女人都是賽姬，我們的靈魂有無限潛力，感到對愛情的渴望而展開追求，付出種種努力，經歷一連串探索並克服困難，最終陰性面與陽性面交融，靈肉合一。升仙，就是完美的人格整合。

尋找「靈肉合一」的伴侶，看起來像是不可能的任務，但在芳香療法當中，兼顧精神面和身體面的精油卻不少，例如：茉莉精油不僅能提升靈性層次，也會用在催情、增進性吸引力的身體處方中，幫助我們完成尋偶期旅程，也調節兩性關係。

婦科小祕方

茉莉

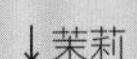

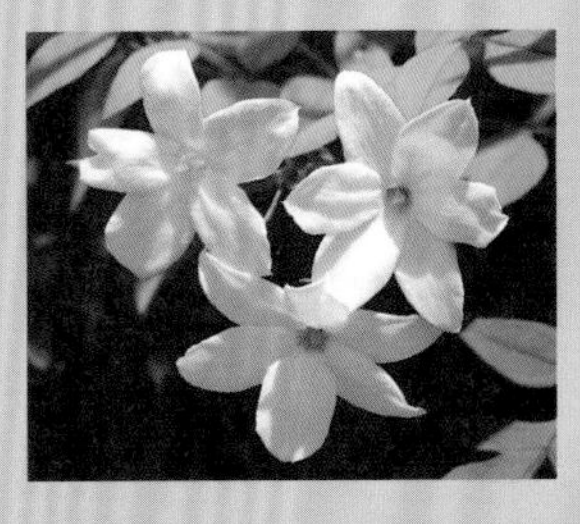

茉莉是最世俗、也是最神聖的花朵，它連結了第二脈輪（性輪）與第七脈輪（頂輪），既充滿神性祝福，又非常催情。茉莉能讓那些只得到肉體滿足、或只得到靈魂充實的身心分離者，願意相信世上存在著靈肉合一的伴侶，願意相信並追求愛情。各種茉莉都有補強性能量的作用，也可用來幫助處理各種婦科毛病，尤其是子宮相關問題。

3.3

故事：美女與野獸，瞭解妳與伴侶的關係

某個商人有三個女兒，有一日他將去遠方做生意，出門前詢問女兒們想要什麼禮物。大女兒回答：「漂亮衣服！」二女兒吵著：「寶石項鍊！」小女兒美女最懂事：「我只要爸爸回家路上，看見最美的那一朵玫瑰。」

商人運貨的商船不幸沉沒，空手而回，他心想：至少該為最疼愛的小女兒完成願望吧？但此時已是冬天，商人在森林裡迷了路。正為飢寒交迫所苦時，他突然看到前頭有座城堡，推開大門進去後，只見無人的餐桌上擺著酒和餐點，雖然覺得不安，他仍忍不住吃掉了食物。

商人見到城堡的花園裡，許多美麗的玫瑰正在綻放，他走進園子摘下最嬌豔的一朵。一陣低沉可怕的吼聲傳進來：「接受了

款待，竟然還敢偷我的玫瑰！」一隻毛茸茸，面貌醜陋猙獰的野獸出現，商人跪下求情，把原委告訴了野獸。

「一週後把你口中的小女兒送到這裡，否則我會親自去吃了你！」為了保命，商人只好答應野獸。回到家以後他說出這個噩耗，眾人聽得臉色蒼白，覺得去了一定凶多吉少，美女卻勇敢決定要前往森林城堡。

野獸對美女非常謙和有禮又溫柔，安排了綾羅綢緞、珠玉財寶、珍饈美饌。美女漸漸發覺，在野獸恐怖外表下，其實有顆善良的心。

野獸有一面魔法鏡，從中可以顯現遠方情景；美女從鏡中看見父親正重病在床，擔憂得掉下淚來。野獸終於同意讓她回家一趟，但必須在一星期內回來。

當美女現身家門，姊姊們非常驚訝，原以為妹妹早就被吃掉，沒想到她過得非常幸福，甚至還帶回好多金銀珠寶。姊姊嫉妒生惡膽，用酸溜溜語調打探，知道美女承諾只能回家一星期。

歹毒的姊姊們每天纏著妹妹，不讓她離開，美女沒注意到時間正點點滴滴流逝，不知不覺已超過約定的一星期。等她發現已誤了出發時機，即刻啟程趕路。好不容易回到城堡，卻看見野獸已倒臥在玫瑰花叢下死去。

她突然發現，自己已經喜歡上這一隻心地善良的野獸。美女撥開覆蓋在野獸身上的玫瑰花瓣，悲傷的哭泣著。就在這一刻，神奇的事發生了！野獸的身體裂成兩半，從中間跳出一位英挺帥氣的王子！

原來，這位王子是被下了詛咒，才變成可怕的樣子，唯有找到不在意他外表的真愛，才能恢復人形。最後美女和王子結了婚，從此過著幸福快樂的日子。

《美女與野獸》這個童話故事原本是民間傳說，最早形諸文字是在1740 年，由維倫紐夫人（Madam Gabriellede Villeneuve）所撰寫。她的讀者不是兒童，而是出入沙龍的貴族，為了展現自己的才華，並希望受到眾人喜愛，她的故事版本曲折離奇又複雜無比，後來，才由其他作者將故事改成簡易版。

《美女與野獸》的故事結構與賽姬傳說很像，而野獸當然是典型「神怪丈夫」，分析這個童話能幫助我們更瞭解自己與伴侶間的關係。

1. 戀愛、性高潮、婚姻，都是死亡與重生的體驗

就像賽姬出嫁是個令人不喜反悲的「死亡婚姻」一樣，眾人以為美女離家去野獸住的森林宮殿後，會從此消失於世上。在古代社會中，女兒出嫁，代表進入另一氏族的族譜，會從原生家族註銷，對女方來說，自然會感到失落。有些情緒被保留在婚嫁習俗裡，譬如：西式婚禮中，父親引領新娘入場，含淚不捨將她交給未來的人生伴侶；中式迎娶時，新娘則要拜別雙親、丟扇子、潑水，眾人常因傷心別離而哭成一團。

某些傳統地區還保留搶親的儀式，就如黑帝斯掠奪蔻蕊一樣，由男方強行帶走女孩。在台灣也時常見到迎娶時設下重重關卡，伴娘故意刁難，不讓新郎輕易接走新娘的橋段。除了顯示家人不捨之情，也代表女兒很重要，不輕易給出去，要有力量或智慧的人才能把她帶走。

蔻蕊改名為波瑟芬，稱呼的轉變，代表她的本質也轉變了，她已成為人妻，開始了一個新身分。西方女子習慣在婚後改成夫姓，台灣現在已經不常冠夫姓了，但當妳與伴侶產生連結，進入新家庭時，身分就會從某小

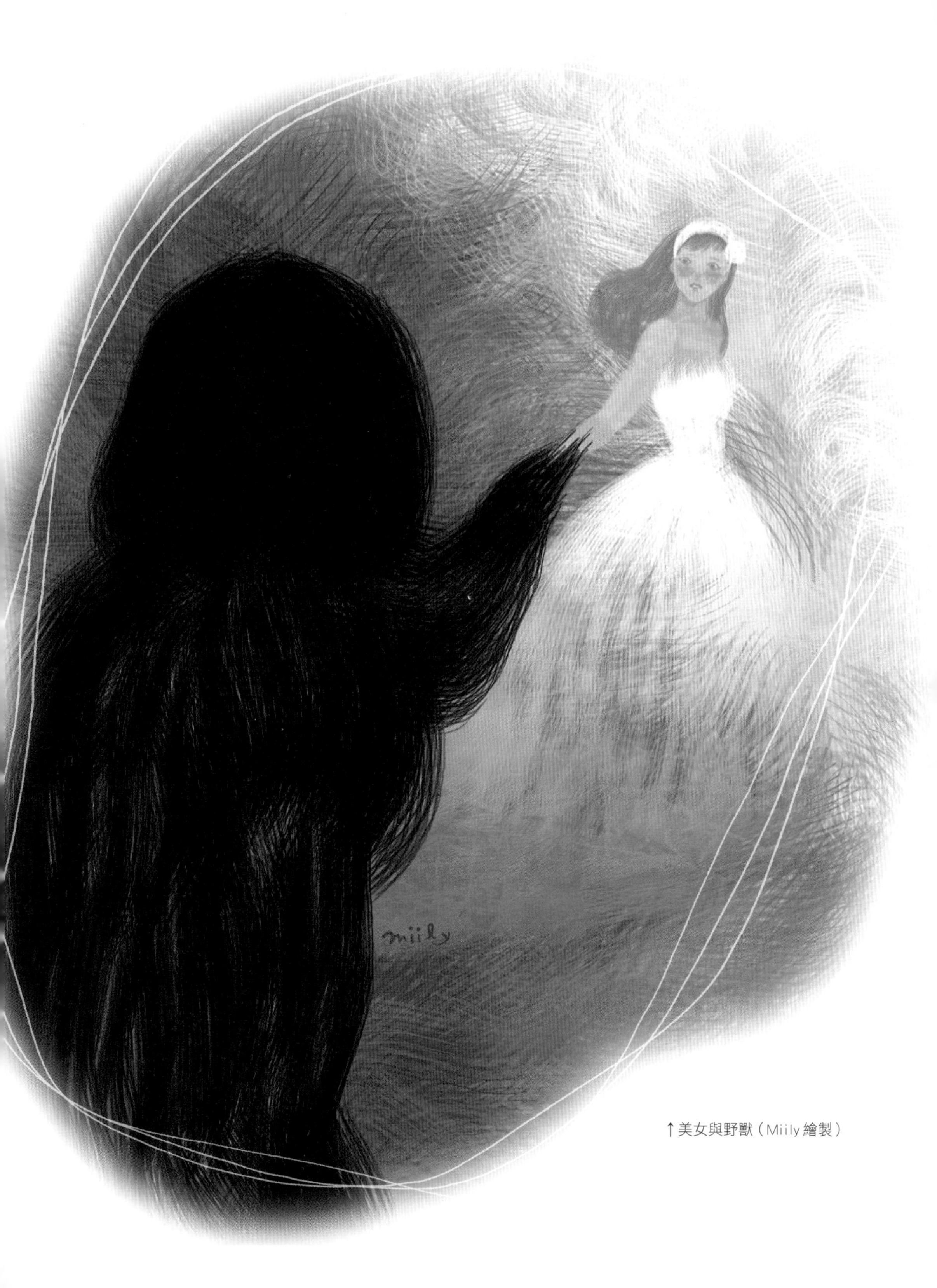

↑美女與野獸（Miily 繪製）

姐變成某太太，當初家中那個小女兒確實已經不再一樣了，一旦與異性產生了穩定連結後，妳就不再只是父母的孩子。

但是，結婚意味著女方家族「失去一個成員」，而男方家族「得到一個成員」嗎？其實不然！十八世紀流行的「馬賽塔羅」（Tarot de Marseille），6 號牌「戀人」描繪一位男子被夾在兩個女人之間：一位戴著月桂的尊貴女子，和戴著花的美麗女子，看起來就是緊張的婆媳關係一樣，這張牌代表愛情能令我們真正成長，而做出「抉擇」。就像《聖經》所說：「人要離開父母，與妻子連合，二人成為一體。」

也就是說，無論男女，都必須離開原生家庭，讓「舊我」死亡才能建立「新我」。只是女人通常很快就意識到這一點，男人卻較晚才會覺醒。「婆媳關係」看似兩個女人的戰場，其實問題的原點在於那位身為丈夫、又身為兒子的男人，

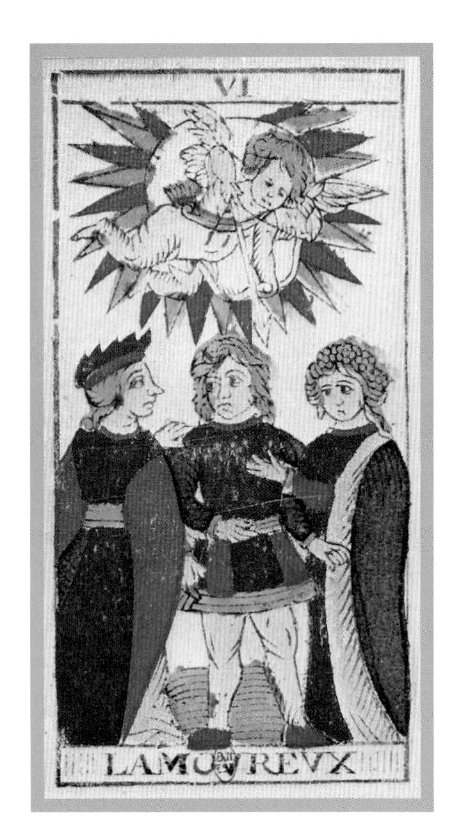

↑馬賽塔羅戀人牌

還沒能妥善的離開父母，建立自己的新家庭。如果男女一直無法成長獨立，將導致兩性關係惡化！

除了婚姻之外，就算只是談場戀愛，只要開始心靈與身體交流，男女就不再是原本的自己了。熱戀情侶會給對方取很多暱稱，普通一點會叫 Honey、Baby，也有很多人會創造伴侶之間的祕密名字，代表身分、自我認同的蛻變轉換。兩個人要結合，必須先放下所有對舊生活、舊自我的「執著」，新的自我認同才能誕生，某些退讓與改變，是戀愛中必要的。就像元朝大才子趙孟頫的妻子管道昇，留下了著名的〈我儂詞〉：「將咱兩個一齊打破，用水調合；再捻一個你，再塑一個我。我泥中有你，你泥中有我……」

離開熟悉的舒適圈並不容易，為何人類卻追求愛情帶來的改變呢？因為談戀愛讓人開闊了眼界，我們就像進入宮殿的美女或賽姬，讚歎並體會世界的豐富、美好！戀

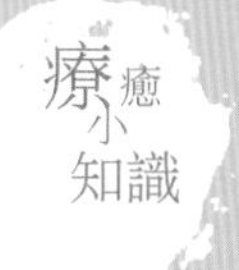

處方該調幾種精油？

童話裡常出現三姊妹，數祕學始祖畢達哥拉斯（Pythagoras）曾說：「三是所有生命根源的象徵。」三這個數字代表陰性生殖力，古代楔形文字用倒三角形代表「女人」，希臘文字母 Δ（Delta）不但代表三角，也是「子宮」的字根。

呼應女性能量之芳療配方，到底該調幾種精油？建議可以使用三種精油（或三的倍數），把調油視為儀式，試著找一個讓人心情平靜的地方，慎重的將三種精油依序加進瓶中，並思考這些花草植物對妳的個人意義。其實，在調香的時候，療癒過程就已開始了。

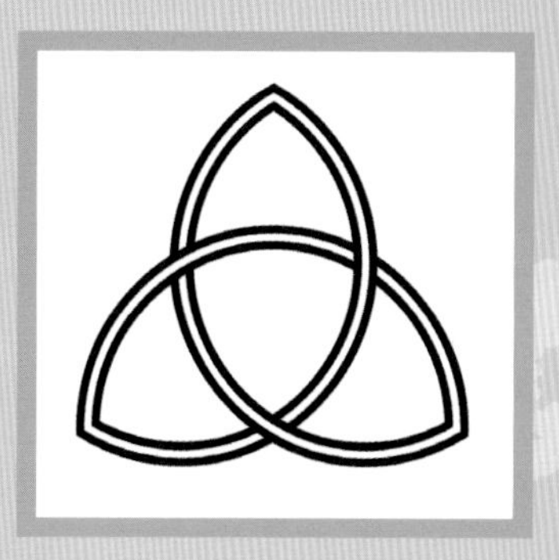

↑女神力量的象徵——塞爾特三角（triquetra）

婦科小祕方

檀香

↓檀香

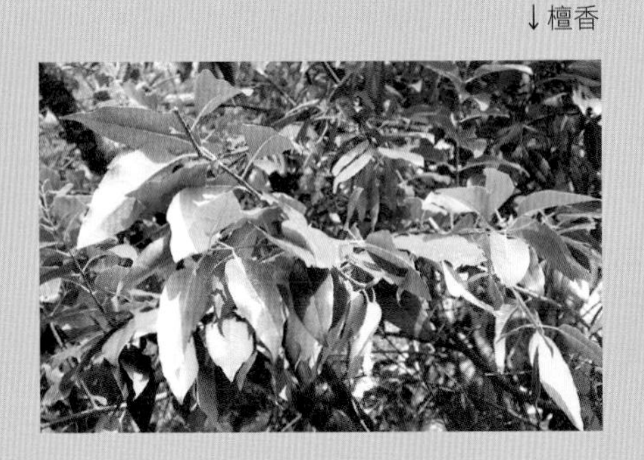

兩性關係失調時，腎也跟著機能衰退，造成性欲減低、內分泌混亂、身心老化。檀香精油補腎能力強，能平衡陰陽，安撫因愛情而焦灼的情緒，有良好的護膚美容作用，還能處理急、慢性的生殖泌尿道感染，甚至腎炎。

愛使得「舊我」死亡、「新我」重生，這種感受也會在性高潮時體驗到。每一次的戀情與性愛，都讓我們變成更新、更好的人。

如果在一段關係中，身分轉換、自我認同、成長獨立、結合能力出現問題，會產生各種生殖系統失調的毛病，這時檀香精油會是極佳的選擇。印度人在火葬時會焚燒檀香，英系芳療則認為檀香有回春之效。檀香可作為在愛情中「死亡」與「重生」的代表。

正如印度文學家奈都夫人（Sarojini Naidu）的情詩：

「焚化我，喔，愛，像在熾熱香爐中的
檀香之美質為虔敬而毀滅，
讓我的靈魂銷毀為烏有，

只留一股深表我崇拜的濃烈香氣。
於是每朝晨星會保持這氣息，
因我的死而讚美你！」

2. 陰影姊妹，其實是內在的負面聲音

童話故事裡的姊姊都特別「邪門」，她們其實代表我們內在的另一種聲音，當有些負面想法從心底冒出，就會投射出「陰影姊妹」。我們談戀愛時，內在充滿各種拉鋸：一方面願意相信愛人的誠懇真心；同時卻又升起疑懼，覺得男人只要有錢有辦法，某天膩了倦了，就會欺騙、傷害、壓迫伴侶。所以是什麼塑造了「神怪丈夫」？他的存在既像神明又像妖魔，既似人又似獸，這種混合特質，正反映女性與伴侶間錯綜複雜的關係。

女人對另一半有「既愛又恨」的情結，有時認同賽姬，怎麼看都覺得老公是英挺的王子，也是與妳有情感連結的人類；有時卻認同姊姊，男人在妳眼裡都是禽獸，情人成了無趣又粗暴的異種野物。無論伴侶和妳有沒有格格不入、或他是否曾出軌不忠，戀愛中的女人都容易充滿矛盾：既想留下、又想逃離；既願永遠在一起，又嫌棄這個人，有把他一腳踢開的衝動。

當女人越壓抑自己真正的想法，就更投射出可怕的「陰影姊妹」，以切割掉負面情緒。親人朋友的一句無心之言，都變成警鐘，像在敲醒女性心中的疑懼。我們可能引用「媽媽說」、「姊妹淘說」、「算命師說」、「名嘴說」的內容，變得非常挑剔，找一些小事來把另一半罵得狗血淋頭，並認為自己很客觀講道理；我們可能索求金錢房屋等保障，並認為物質才

↓童話裡常出現壞姊姊

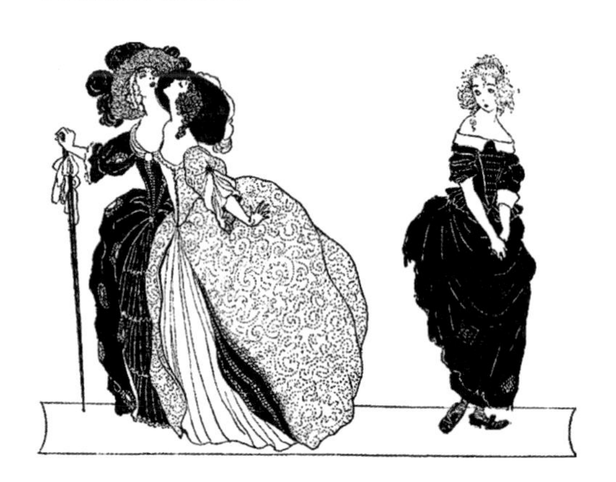

是安全感的來源。

光明與陰影互相依存、彼此制約。只有「認識自己」，才能與陰暗面和解，並克服所有恐懼、懷疑，以重新建立關係。

3. 面對真相，妳就能把野獸變王子

讓我們來看看另一則「神怪丈夫」的童話——《青蛙王子》：青蛙以幫忙找回金球當條件，要求與公主當朋友：「我要與妳肩併肩坐在餐桌前，用妳的盤子喝湯、用妳的杯子喝酒，還要跟妳

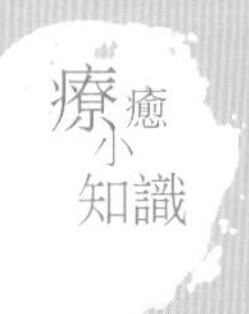

認識自己

「認識你自己」，相傳此言出自蘇格拉底，且被銘刻在聖地——德爾斐（Delphi）的阿波羅神廟。當一個人不認識自己，就無法獲得智慧與療癒，而最能幫助人與內在對話的芳香分子，是「倍半萜烯」與「單萜醇」。倍半萜烯含量高的精油，例如：依蘭、穗甘松、薑，能讓我們回歸生命中心，體會存在的意義；單萜醇含量高的精油，像是：玫瑰天竺葵、玫瑰草、芳樟，可使我們發覺身體真正的感受，傾聽內在聲音。

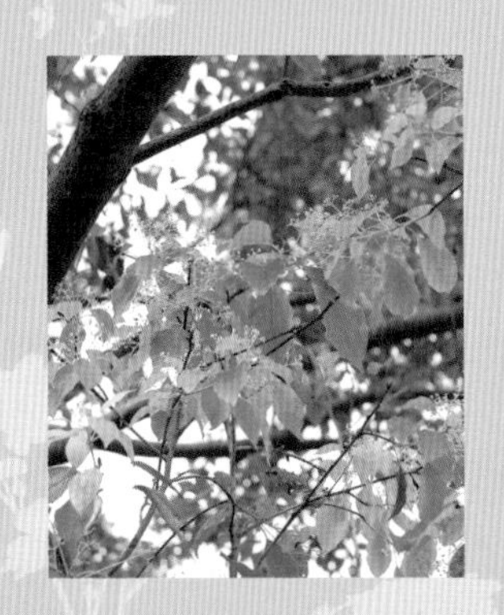

↑芳樟

睡在一起。」國王知道此事以後，強力要求公主一定要守信，她才逼不得已履行諾言，當半夜青蛙爬上床，公主終於不願再隱忍，她抓起青蛙往牆壁奮力一丟！啪一聲，青蛙被摔得四分五裂、支離破碎，然後變成一位英俊王子……

什麼！不是有魔法之吻嗎？其實，在早期的版本裡並沒有接吻情節。公主原本壓抑真正的感受，只是順應家人命令，沒有考慮好是否願意與青蛙作伴；直到最後，女性力量終於覺醒，她意識到原來自己一點都不喜歡青蛙，反抗拒絕了對方。公主看起來粗暴又失信，其實卻很勇敢，她覺醒了！有勇氣說「NO」，反而得以重新認識眼前的男人——他並不可怕，也不是野獸。

在《美女與野獸》裡，美女也很勇敢，不再只被表面「不得不在一起」的虛相所蒙蔽，她不再含含糊糊、懵懵懂懂，被他人的建議或價值觀牽著鼻子走。當美女終於願意面對情感與關係的真相，就有了說「YES」的勇氣。

賽姬夜夜迎接未曾謀面的丈夫，處於黑暗的「無明」之中，看不見光。本來她對丈夫既無真愛亦無恨意，只是一種習慣或混沌狀態，大可在這種無知之中，渾渾噩噩過一輩子。但賽姬覺醒了！用「光」照見到丈夫，代表著她的智慧被啟蒙，因而看見了愛情的實相。

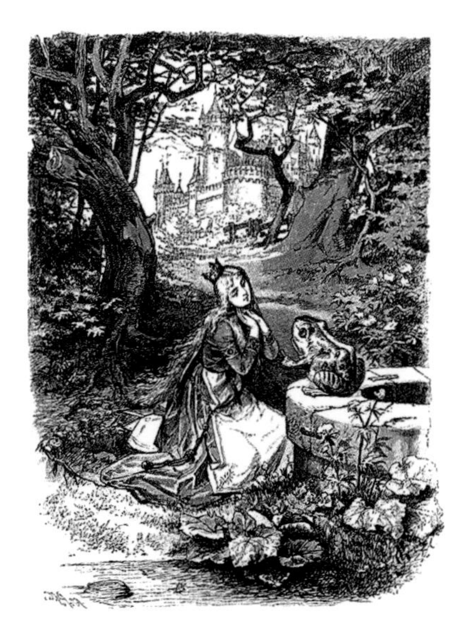

↑青蛙王子

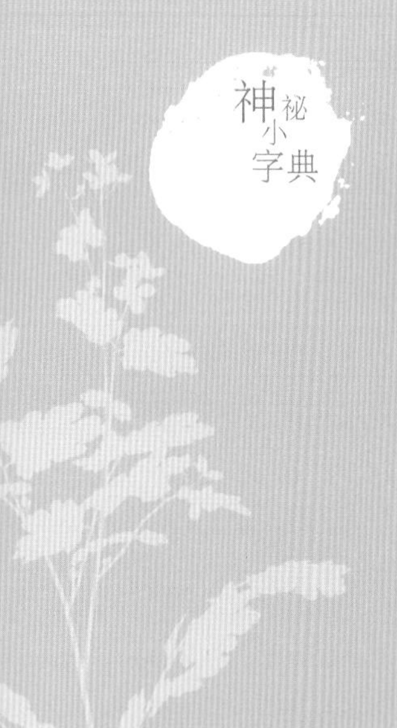

玫瑰魔法

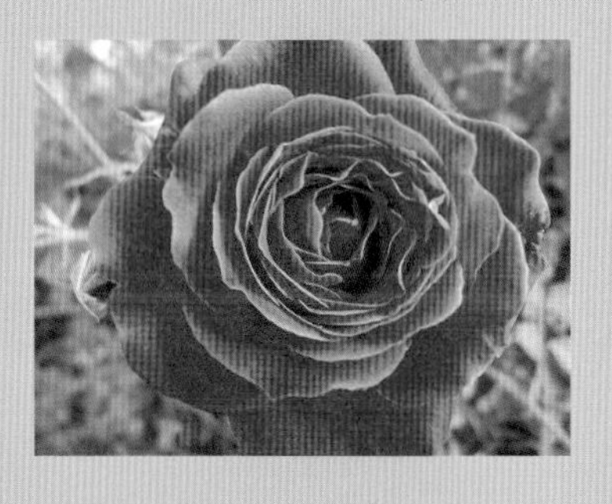
↓愛德華玫瑰

所有玫瑰都被使用在愛情魔法中，是最能讓野獸變王子的藥草。《賽姬與丘比德》的故事，出自西元二世紀的長篇小說《金驢記》（*Metamorphoses*），是其中一個段落。《金驢記》描述一位貴族美青年，想體驗女巫的變身魔法，結果卻變成驢子——野性與欲望的化身，而且無法回復，他流浪各地，飽經苦難，總算得到女神憐憫，賜下玫瑰花，玫瑰讓他脫去動物外衣，恢復人形。《美女與野獸》中，心碎而死的野獸，也被埋在飄落的玫瑰花瓣下，才變回王子。

要用什麼精油，才能打破「虛相」魔咒呢？能開啟女性覺醒意識的精油，首推玫瑰！玫瑰具有淨化澄澈心靈的功效，對愛情特別具有救贖能力。只有在懷疑和恐懼消失之後，不再編派妖魔野物的形象強加在伴侶身上，也就是當妳願意正眼看著眼前這個男人，會發現他與妳都只不過是人——能夠彼此相愛的普通人。

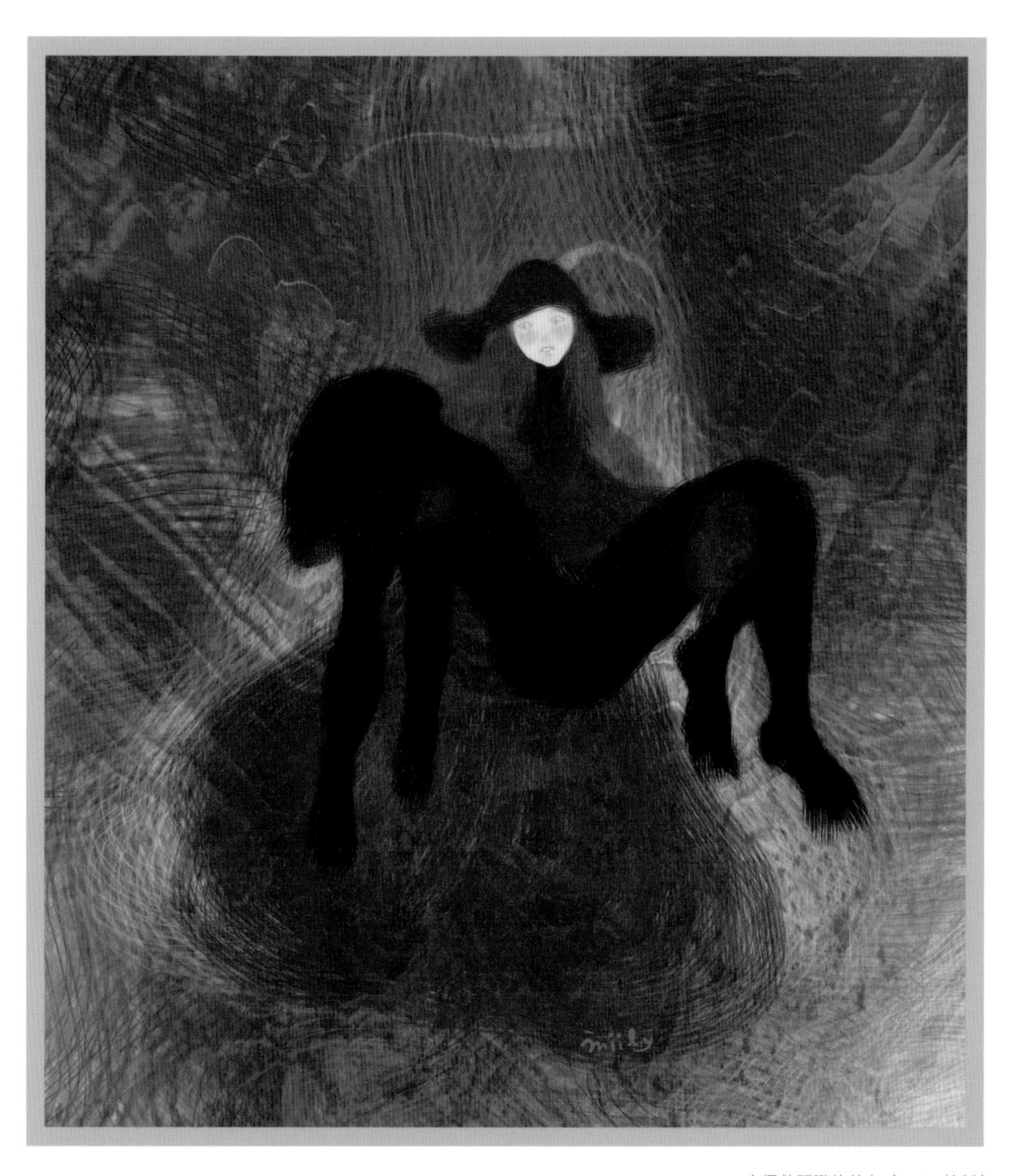

↑拯救野獸的美女（Miily 繪製）

3.4

個案：誰是野獸身邊的美女？

如果一個女性的婦科問題明顯與伴侶關係有關，她就是本章節探討的女主角。妳可參考以下人物側寫，以分辨適用對象，並快速找到理想的用油方向和處方。

1. 伴侶關係失調的人

愛情有三個面向，分別是「激情」、「親密」、「承諾」，當無法在這三個領域中尋得平衡點，就可以說是伴侶關係失調。可能貌合神離，可能爭吵不休，可能平淡貧乏，可能委屈求全……總之，無論如何把另一半昇華為家人，變了調的愛情仍會進一步抑制我們的身體感受，最終逐漸冷感，絲毫不覺得這個「愛」值得一「做」。

相對的，當女性對「被愛」有強烈的嚮往，欲望高漲，渴求某個人用身體來填滿自己內心的大洞，可是自己的伴侶卻無法成為這個對象，則會感到更深的挫折。伴侶關係失調與否，

↓愛的三個面向

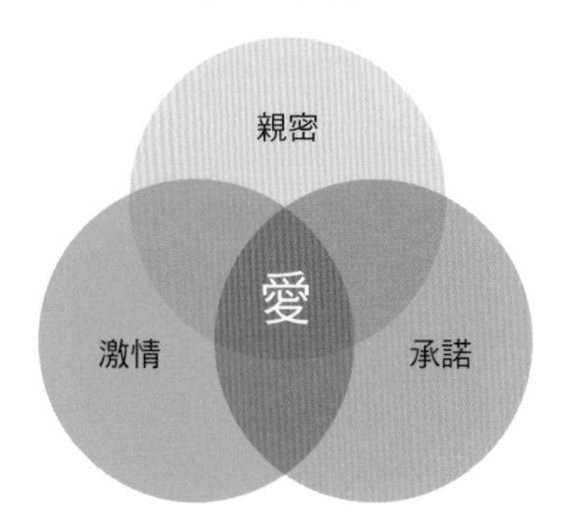

影響著我們的性愛生涯。

尋偶期往往與生命史一樣長，這漫長旅行的終點，不能是條死巷子。當此路不通時，妳需要一股完成夢想、改變現況的冒險能力，以重新讓兩人世界有新滋味。嘗試看看繽紛的香料類精油吧！辛辣的氣息，不但能讓愛侶間再次情感加溫，也是性生活的調味劑。即使最後決定「勇敢離巢」，香料仍能賦與抗爭的勇氣，令妳承受得住各種考驗。

2. 身陷焦慮、罪惡感、不樂意性關係的人

不願正眼面對伴侶與愛情的女人，或許也很少仔細觀察自己的身體。從尋

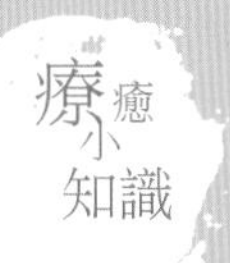

香料類精油

範圍廣泛，凡氣味辛香強烈又用於烹調的香料皆可列入。它們的勢力龐大，使用部位也多樣化，可以用果實、種籽入菜，也可以拿樹皮、花苞、葉片等部位去做萃取。香料類精油充滿熱能，激勵性能量，加強消化之火（Agni），清理體內多餘水分和毒素，有抗感染及防癌潛力，並讓人產生改變的契機。就像「不入虎穴焉得虎子」的俗諺一樣，冒險才能改變現況、實現夢想！

常見香料類精油，包括：錫蘭肉桂、丁香、豆蔻、肉豆蔻、黑胡椒、多香果等，另外還有不少繖形科與唇形科精油，也算香料家族。

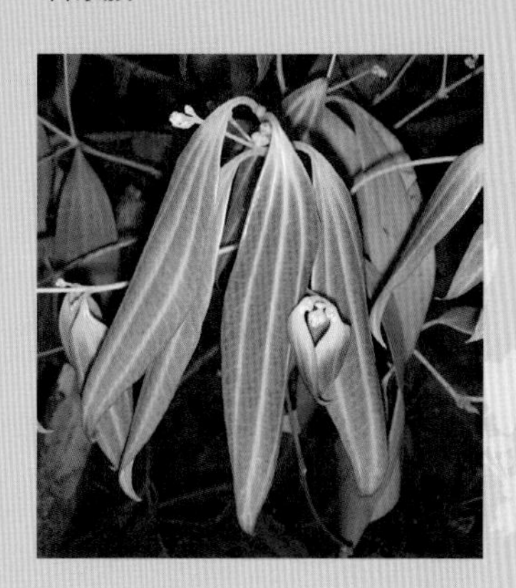

↑錫蘭肉桂

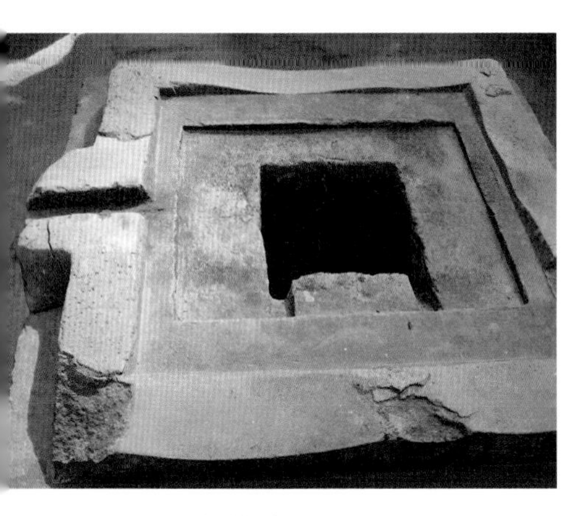
↑女陰祭壇

偶期開始，女陰不再只有排出月經的生理機能，也是陽性能量進入的門戶。瞭解自身的內部構造，對女人有重大意義。

妳去過印度或吳哥窟旅遊嗎？如果多加留意，會發現神廟裡時常可見到一種特殊的方形石臼，它們是「女陰」（Yoni）祭壇，正代表女性神聖的生殖力，那條清楚的溝槽是陰道，也是真正對外開放的門戶，接受來自伴侶的異質能量。女性是否願意接受「外來物」很重要。如果缺乏情感基礎，並非出於真心願意，而是被迫打開這道大門（包括性侵害），免疫力會因為受到情緒影響而降低，讓陰道受病原體侵害。

有的女人因家庭教育而覺得性很骯髒；某些夫妻則早已把房事變成義務，明明不想，卻得配合演出；或當妳覺得已經不再愛枕邊人了，卻不能說不，也會演變成不樂意的關係。而表面上的你情我願，卻伴隨焦慮與罪惡感的性愛，例如一夜情、出軌劈腿，也更容易感染中鏢。

3. 夾在原生家庭與小家庭之間的人

童話中的壞姊姊，是女方原生家庭的代表，為了避免女兒被男方掌控，因此百般阻撓、設立障礙。我們不也常遇到這種狀況嗎？父母表示：多看看多比較、妳條件不錯可以找到更好的、他家做什麼的？有房子嗎？這個男人配不上妳、我介紹一個醫生給妳……

若親友認為妳愛的對象並非王子，不足以被期待，愛情便可能遭到嚴重反對，有時到婚後都還不被贊同。當妳過度在意他人的眼光與評價，患得患失，或為了努力爭取認同，很容易長期焦慮，自己一直硬撐，最後由膀胱概括承受所有的焦慮，膀胱炎就這麼發生了，甚至演變成慢性骨盆腔疼痛。

在神話故事裡，蔻蕊的母親狄蜜特和丈夫黑帝斯起初對立，後來卻合作無間，一起為大自然神聖的生命循環效力。但我們只是普通人，將有限資源作分配時，娘家和夫家間難免面臨利益衝突，夾在中間的女兒希望兩全其美，卻容易變成兩邊不討好，不知道自己到底算哪邊的人，這時候要特別留意子宮保健。

子宮是生命最初的家，也代表安全感、歸屬感。如果女人身陷認同危機，在關係裡感到惶恐茫然，又為原生家庭擔憂，子宮也會因應情緒做出反應，例如痙攣、疼痛、出血。黃道十二宮裡，主掌家庭關係的「父母宮」，由最需要安全感的巨蟹座司掌，它們受月亮的陰性能量影響，在古典醫療占星裡，

↓父母宮和巨蟹座

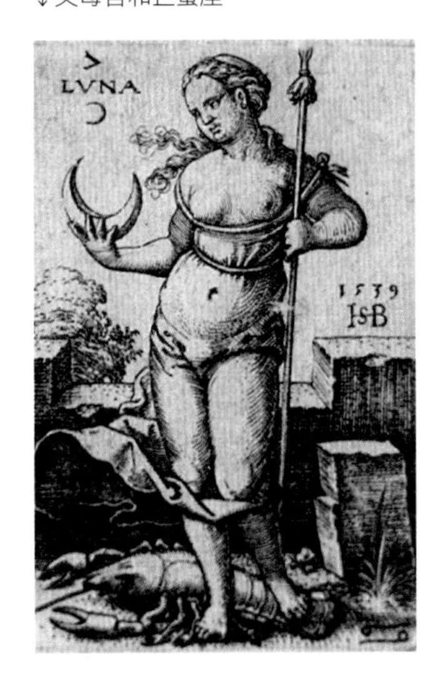

還對應體內的「容器」，例如子宮、乳房、胃等。常和家人起衝突的女生，要多注意這幾個部位的健康。

3.5 配方：兩性與婦科感染問題的芳療祕笈

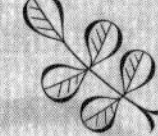

愛情靈藥

玫瑰是愛與美的象徵，是維納斯女神的代表植物，賦與滿滿的浪漫、熱情。無論想處理任何一種與愛有關的問題，或單純希望召喚桃花，玫瑰絕對是不二選擇。

配方	**大馬士革玫瑰（2 滴）+ 玫瑰原精（2 滴）+ 玫瑰純露（20ml）+ 玫瑰醋（20ml）+ 伏特加（30ml）+ 玫瑰凝香體（2g）+ 玫瑰果（少許）+ 喜馬拉雅玫瑰鹽（少許）**
用法	調合後，靜置 40 天以上；過濾後，取代香水使用。
解析	按古代煉金術及藥草魔法處方設計，含有玫瑰的固態、氣態、液態成分，從身心靈三個面向來療癒愛情。香味芬芳，可使用在手腕、頸部，或任何自己喜歡的位置。

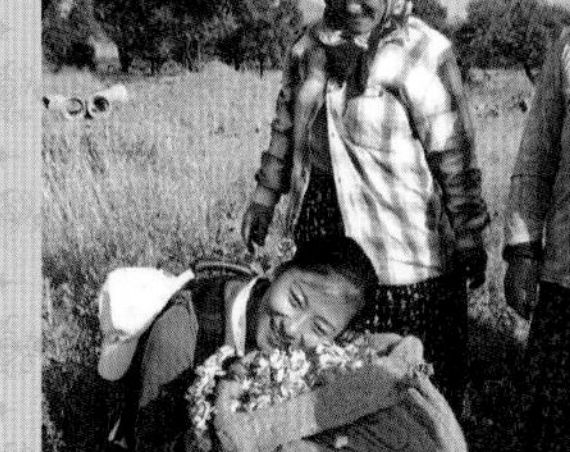

→開心抱著玫瑰的女孩

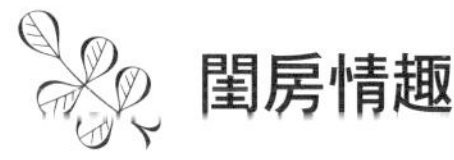

閨房情趣

情人在一起久了變家人，家人在一起久了變家具，當生活越是一成不變，就越需要異國風情的香氣。這配方就像是去渡個假，用香氣幫兩人世界做空間轉換，熱情就會再次熊熊點燃！

配方	廣藿香（2 滴）+ 豆蔻（2 滴）+ 黑胡椒（3 滴）+ 香草（3 滴）+ 安息香（5 滴）+ 佛手柑（15 滴）+ 任一基礎油（50ml）
用法	調和稀釋後，伴侶為彼此按摩。
解析	由熱帶香料和促進感官的藥草組成，氣味甜美又催情。亦可加少許大豆蠟，放進容器並置入棉芯，可做融點 40 度的低溫情趣蠟燭，溫暖的芳香蠟油可以直接在身上做延展與按摩。

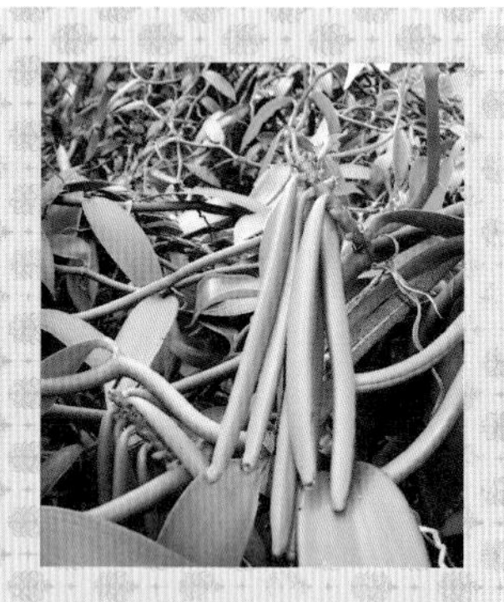

↑香草

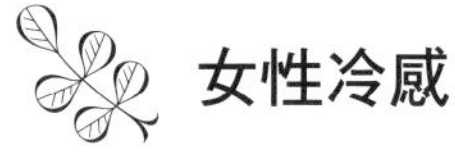

女性冷感

對親密關係提不起勁，理由可以有千百種，但主要因素仍是心理的，例如:爭吵不和、感情觸礁、老公偷吃、欠缺溝通等;而社會觀念、家庭教育、過往不愉快經驗、工作壓力，也可能讓女人對性厭倦、恐懼或排斥。

配方	大馬士革玫瑰（2 滴）+ 芳樟（12 滴）+ 玫瑰天竺葵（6 滴）+ 荷荷芭油（50ml）

用法	調和後，可用於臉部護膚或全身按摩。
解析	這是心因性冷感的專用處方，氣味甜蜜，適用伴侶關係有待努力、或比較慢熱的女性。大馬士革玫瑰療癒我們對愛情的期待與失落，玫瑰天竺葵開發身體覺知，芳樟像溫柔微風般撫慰情感。

↑荷荷芭

配方	**甜橙（15 滴）+ 快樂鼠尾草（4 滴）+ 檸檬薄荷（12 滴）+ 綠薄荷（5 滴）+ 丁香花苞（4 滴）+ 任一基礎油（50ml）**
用法	調和為按摩油塗擦全身，尤其是是腰臀腿等下半身。
解析	這是生理性冷感的專用處方，香氣振奮，適合內分泌失調或產後失去性趣的女性。甜橙和綠薄荷可激勵並平衡腦下腺，檸檬薄荷、快樂鼠尾草等直接強化卵巢機能，丁香花苞溫暖子宮。

↑綠薄荷

高潮障礙

雖然有欲望，對刺激的反應也夠敏感，偏偏總差「臨門一腳」？可以用精油模擬高潮前後神經傳導物質的分泌，給予大腦類似高潮的感受。

配方	摩洛哥千葉玫瑰（4 滴）+ 依蘭（12 滴） + 肉豆蔻（12 滴）+ 零陵香豆（4 滴） + 龍腦百里香（16 滴）+ 任一植物油（50ml）
用法	調和為按摩油塗擦全身，尤其是後頸、後腰與尾椎、下腹。
解析	摩洛哥千葉玫瑰模擬多巴胺，讓妳感到快樂、興奮；零陵香豆既甜美又迷醉；肉豆蔻與依蘭模擬腦內啡，帶來飄飄然的快感；龍腦百里香則促進子宮與陰道收縮顫動。

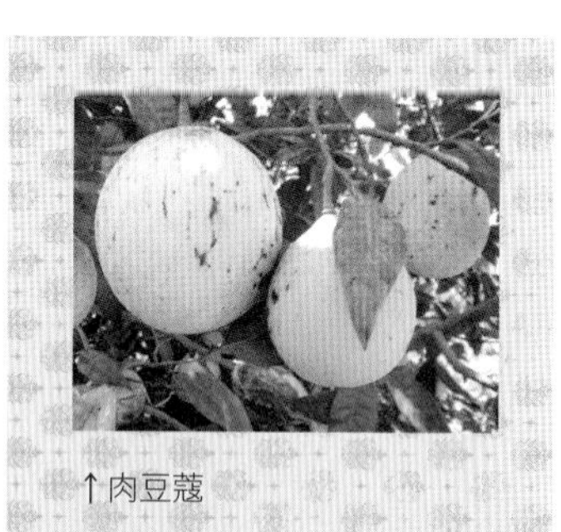
↑肉豆蔻

性欲過強

性欲強度沒有標準，只要自己覺得會困擾就可試著調理。女性性欲亢進可能與內分泌有關，例如腎上腺或甲狀腺分泌過度、更年期，也常因躁症發作、自律神經失調等原因而發生。

配方	岩蘭草（2 滴）+ 沒藥（6 滴）+ 馬鬱蘭（8 滴） + 真正薰衣草（14 滴）+ 任一基礎油（50ml）
用法	調和為按摩油，塗擦全身。
解析	是非常沉穩舒緩的香氣，甚至還有助眠功效。岩蘭草安撫腎上腺，沒藥平抑甲狀腺，馬鬱蘭調和自律神經，真正薰衣草溫和減少緊張焦躁感。

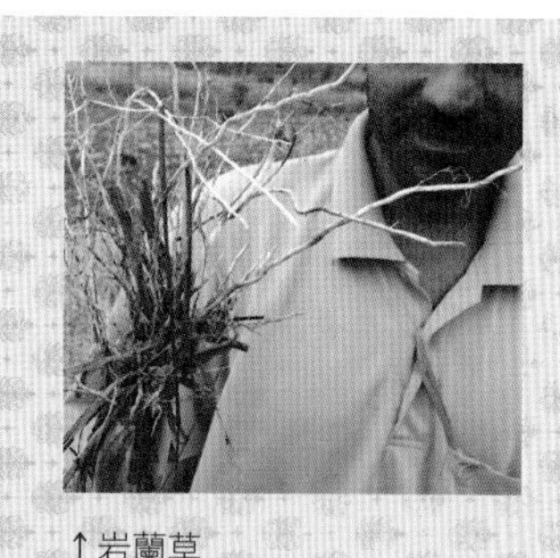
↑岩蘭草

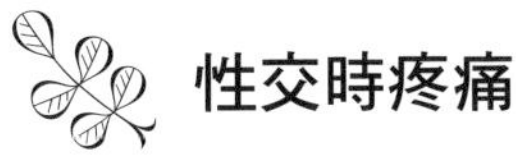

性交時疼痛

已有多次性經驗，過程中卻仍覺得很痛，代表情緒需要好好被照顧。如果來自保守環境，對性充滿罪惡感，或是與伴侶缺乏感情基礎，確實會覺得很難受；曾遭受心理創傷及性暴力的女人，也容易造成緊繃痙攣，帶來更大痛苦。

配方	甜茴香（2 滴）+ 黃葵籽（2 滴） + 摩洛哥茉莉（6 滴）+ 芳樟（20 滴） + 任一植物油（50ml）
用法	調和為按摩油，使用於腹部、骨盆、大腿。
解析	甜茴香抗肌肉痙攣，並幫助我們「敞開自己」，去除卡住的負面記憶，不再排拒外界事物；黃葵籽有麝香氣味，特殊的動物調會喚醒本能；摩洛哥茉莉除了止痛之外，也強化女人對身體的自信與喜愛；芳樟非常解壓，並給予陪伴支持感。

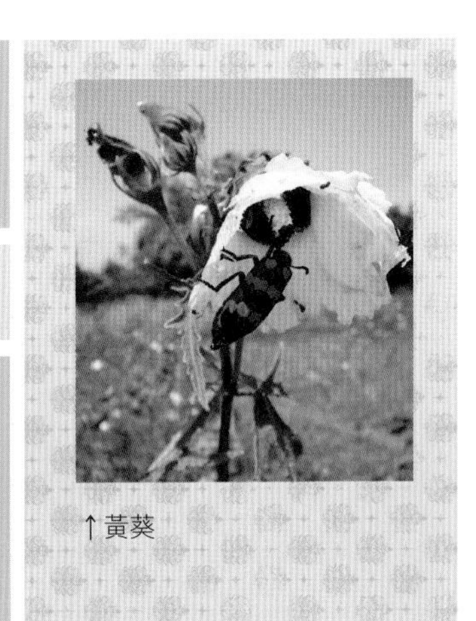

↑黃葵

性交後疼痛

當性交進行太激烈、太深入，或是前戲不夠，有可能造成陰部的撕裂傷。若原本就有子宮頸糜爛、息肉等問題，則疼痛更厲害。

配方	松紅梅（1滴）+永久花（1滴）+沙棘油（20ml）
用法	稀釋調和後，塗擦於患部。
解析	松紅梅與永久花，均有很好的止痛消炎作用，不刺激脆弱敏感部位，同時還可以加速傷口癒合時程，並預防感染。

性交後腹痛

做愛之後，肚子痛而沒有出血，通常是子宮或附近其他肌肉抽搐造成，休息一下，通常半天之內就會好些，以後多注意角度與時間即可。但若出血就要小心其他問題，觀察是否是卵巢水瘤、囊腫、黃體等破裂，需配合必要的醫療處置。

配方	羅馬洋甘菊（10滴）+祕魯香脂（10滴）+任一基礎油（30ml）
用法	稀釋調和後，溫和按摩腹部。
解析	羅馬洋甘菊最舒緩安撫，具長效止痛作用；祕魯香脂的香氣濃郁溫暖，也可消除抽搐。兩者都是平復受創及受驚嚇心靈的妙方。

性交後小出血

如果沒有撕裂傷及疼痛感，但房事後有小出血，可能是子宮內的環境不安定，受到刺激便發生輕微內膜剝落現象。

配方	貞潔樹（15 滴）+ 岩玫瑰（5 滴）+ 任一基礎油（100ml）
用法	調和為按摩油，使用於下腹及下背。
解析	從排卵期後開始使用，一直按摩至生理期，至少連續用三個月。貞潔樹精油可強化黃體素，讓子宮內的環境較安定，日後想受孕也比較容易，岩玫瑰則有收斂、止血之效果。

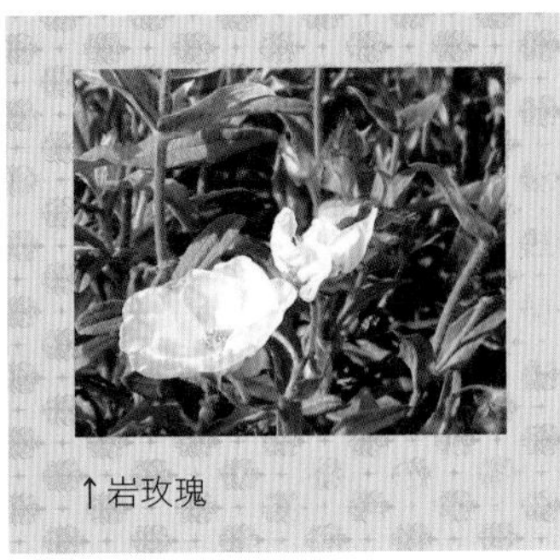
↑岩玫瑰

陰部腫脹

常與過度刺激有關，例如過度搔抓、細菌黴菌感染等。但有些女人的皮膚比較纖細脆弱，只要使用洗淨力太強的沐浴產品，或接觸衛生棉，甚至摩擦到底褲，都有充血、刺痛反應。

配方	德國洋甘菊（1 滴）+ 羅馬洋甘菊（1 滴）+ 乳香（2 滴）+ 喜馬拉雅雪松（1 滴）+ 金盞菊油（50ml）
用法	稀釋調和後，少量塗擦陰部。
解析	德國洋甘菊強力清涼消炎，羅馬洋甘菊消腫並改善過敏膚質，喜馬拉雅雪松和乳香既安撫又修護黏膜組織。

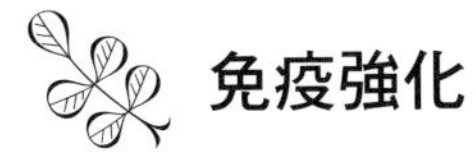

免疫強化

當我們在一段不樂意的性關係當中，免疫力受到情緒影響，導致身體特別容易被病原體入侵。陰部時常反覆感染，甚至已經對西藥有抗藥反應的人，應該進行免疫強化療程。

配方	沉香醇百里香（3滴）+茶樹（1滴） +任一基礎油（50ml）
用法	稀釋調和後，少量塗擦陰部。
解析	沉香醇百里香非常溫和，卻能提升免疫，強化身心防禦力，讓妳抵抗不公平對待或侵害。茶樹是增加勇氣的精油，當它接觸到黏膜組織，也可激勵免疫。 請注意：行房前使用可能令保險套破裂。

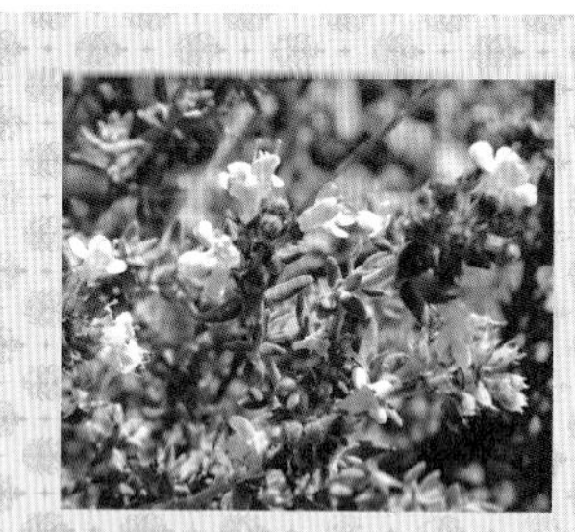

↑沉香醇百里香

黴菌性陰道炎

黴菌愛在陰濕處生長，台灣夏日天氣炎熱，若妳常穿著密不透風的牛仔褲，或是悶悶的內搭褲，念珠菌就上身。愛吃甜食的話，更擺脫不了它的糾纏。若發生念珠菌陰道炎，通常會搔癢難過，並產生厚而濃稠的白色分泌物。

配方	羅馬洋甘菊純露
用法	以消毒乾淨的噴瓶盛裝，將未稀釋的純露直接噴灑於陰部。
解析	方便隨身使用，未發作時也可以單純當淨化噴劑預防感染。羅馬洋甘菊純露止癢、抗黴菌等作用，都為人稱道。要注意噴灑完稍待一下，即需以衛生紙或面紙拍乾，以免過度潮濕反而讓感染更嚴重。

↑羅馬洋甘菊

配方	松紅梅（4滴）+ 玫瑰天竺葵（2滴）+ 沉香醇百里香（3滴）+ 安息香（1滴）+ 金盞菊油（50ml）
用法	稀釋調和後，少量塗擦患部。若感覺刺激，再對半稀釋。
解析	這個配方適合正在發作的個案，積極對抗黴菌性陰道炎。金盞菊油和松紅梅能舒緩止癢，也有抗黴菌作用。而玫瑰天竺葵、沉香醇百里香，都能強化免疫能力並殺死念珠菌；安息香可抗各類黏膜感染。

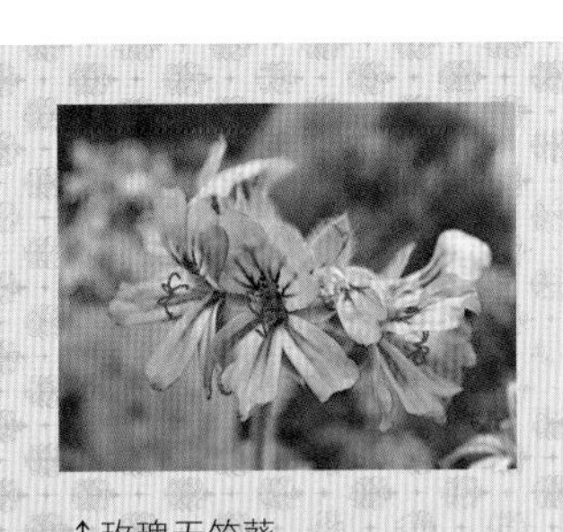

↑玫瑰天竺葵

細菌性陰道炎

從事沒感情或不樂意的性關係，或因為性潔癖、罪惡感等因素，會使細菌性陰道炎較容易發生，特徵是陰部紅腫、白帶或分泌物突然增多、且帶有魚腥味。細菌感染雖然不像黴菌感染那樣容易復發，但也令人相當不舒服。

配方	醒目薰衣草純露
用法	以消毒乾淨的噴瓶盛裝，將未稀釋的純露直接噴灑於陰部。
解析	方便隨身攜帶，常感染的女人可在月經前後或性交後使用。醒目薰衣草純露可維持陰道正常pH值，溫和抗菌，且改善分泌物的異味問題。要注意噴灑完稍待一下，即需以衛生紙或面紙拍乾。

↑醒目薰衣草

配方	純釀蘋果醋
用法	加5ml的純釀蘋果醋，到已放溫水的浴缸或臉盆中，以比體溫略高的水進行半身浴。
解析	黴菌性或細菌性的輕微陰道炎，還有單純想預防復發時都可以使用。完熟蘋果經天然發酵作用醋化的蘋果醋（非浸泡醋），療效比較豐富且刺激性低，可平衡陰道的pH值至微酸性，並能抑制細菌，對黴菌也有不錯的殺菌效果。盆浴完，請注意擦乾陰部與保持通風的舒適穿著。

配方	側柏醇百里香（3滴）+玫瑰草（1滴） +綠花白千層（3滴）+佛手柑（3滴） +杏桃仁油（50ml）
用法	稀釋調和後，少量塗擦患部。若感覺刺激，可再對半稀釋。
解析	這是抗感染效果強的精油，適合較嚴重的細菌性陰道炎個案使用。請於沐浴後（勿過度灌洗），等待二十分鐘再塗擦，以減少刺激性。若已有陰道上皮破皮或出血者，請按摩股溝兩側淋巴結即可。綠花白千層香氣爽利，佛手柑氣息清新，一掃令人煩惱的身體異味。

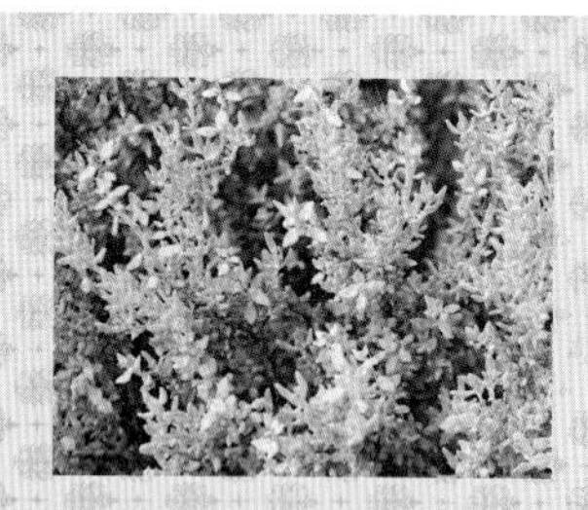

↑側柏醇百里香

滴蟲性陰道炎

女生對小蟲子常聞之色變，去溫泉、三溫暖、泳池，甚至使用洗手間後，都害怕若不小心會被滴蟲或陰蝨沾上身，萬分恐慌。滴蟲感染將破壞陰道的pH值，而更容易受黴菌或細菌感染，產生泡沫且帶顏色的異味分泌物，伴隨搔癢、灼熱感、疼痛。

配方	**神聖羅勒（1滴）+ 萬壽菊（1滴）+ 白松香（4滴）+ 茶樹（6滴）+ 任一基礎油（30ml）**
用法	稀釋調和後，少量塗擦患部。若感覺刺激，可再對半稀釋。
解析	神聖羅勒是殺滴蟲最好的單方，因含酚類成分僅能低劑量使用。萬壽菊也有不錯的打蟲能力；白松香止痛消炎，同時可以減少白帶；茶樹則能增進女性自體免疫能力。另加入少許印度楝樹油，效果更佳。

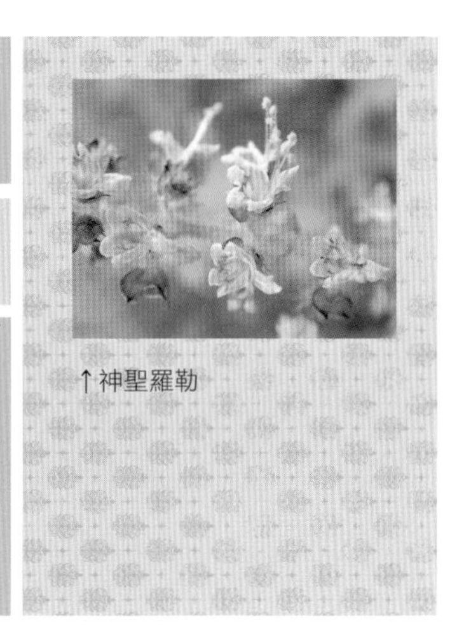

↑神聖羅勒

生殖器病毒感染

病毒通常由性接觸傳播，潛伏期長，並可能長期占據身體。當疲累、熬夜、感冒、抵抗力衰退時，纏人的病毒總是會出來作威作福，造成生殖器皮膚或黏膜出現水泡、突起。

配方	香蜂草純露
用法	每日 8 ～ 10ml 稀釋於水中，飲用。
解析	可於皮膚病灶發作或惡化時使用，但建議使用時間不超過一週。香蜂草純露中的醛類成分可抗病毒，還有退燒消炎效果。

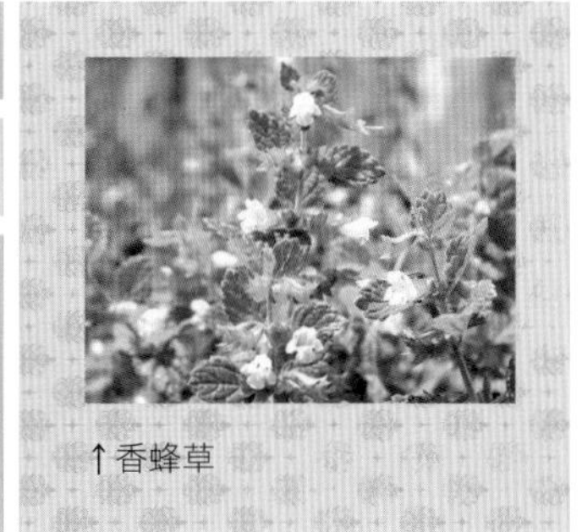

↑香蜂草

配方	松紅梅蜂蜜
用法	一般保養時，可選 UMF10 口服；急性發作時，則選擇 UMF15 以上口服。
解析	松紅梅蜂蜜又譯為麥蘆卡（Manuka）蜂蜜，是紐西蘭特產。它的抗感染活性比一般蜂蜜高，並能輔助免疫力的強化，並且可以舒緩各種皮膚潰瘍。UMF 數值標示越高，代表其活性成分越強。

↑松紅梅

配方	多苞葉尤加利（4 滴）+ 蜂香薄荷（2 滴）+ 澳洲尤加利（6 滴）+ 荷荷芭油（30ml）
用法	稀釋調和後，少量塗擦患部。若感覺刺激，可再對半稀釋。
解析	多苞葉尤加利可對付造成菜花的元凶—— HPV 人類乳突病毒。火辣辣的蜂香薄荷可以強力提升免疫，用我們自身具有的免疫力來抵禦感染；澳洲尤加利的親膚性良好，卻也有溫和的抗病毒特性。

↑蜂香薄荷

清潔噴霧

會接觸到身體的物品、衛浴設備、家具等，若擔心被病原體汙染，可使用芳香噴霧做淨化。

配方	野馬鬱蘭純露（25ml） + 藍膠尤加利純露（25ml）
用法	以消毒乾淨的噴瓶盛裝，將未稀釋的純露直接噴灑於物品上。
解析	這是無酒精的版本，不會讓物品染色或褪色。野馬鬱蘭純露和藍膠尤加利純露都有不差的抑菌能力，刺激性低，可以當出門旅行時的「乾洗手」，也可在前戲或愛撫性器之前用來清潔雙手。

↑藍膠尤加利

配方	檸檬（18 滴）+ 歐洲赤松（4 滴） + 杜松（4 滴）+75% 酒精（50ml）
用法	以噴瓶盛裝，直接噴灑於物品上。
解析	這是有酒精的版本，效力加大，可使用於陶瓷、金屬、布料、木質，但不可使用於塑膠。若不加進酒精，洗衣時也可滴三滴純精油配方，抗菌又殺塵蟎。

↑檸檬

婦科感染併發症

婦科感染起源於象徵「敞開與接納、開放與擴大自己」的陰道。當性的記憶使我們深感受挫，病灶便由陰道擴散到其他組織，造成更嚴重的併發症，需配合必要的醫療處置。

配方	**松紅梅（5滴）+乳香（5滴）+薑黃（1滴）+快樂鼠尾草（1滴）+金盞菊油（30ml）**
用法	稀釋調和後，塗擦下腹或陰部。
解析	適用於子宮頸炎。除了受到感染之外，若異物進入、熬夜，也容易引發，症狀通常是頻尿、有顏色的白帶。這個配方有消炎及釋放情緒作用。

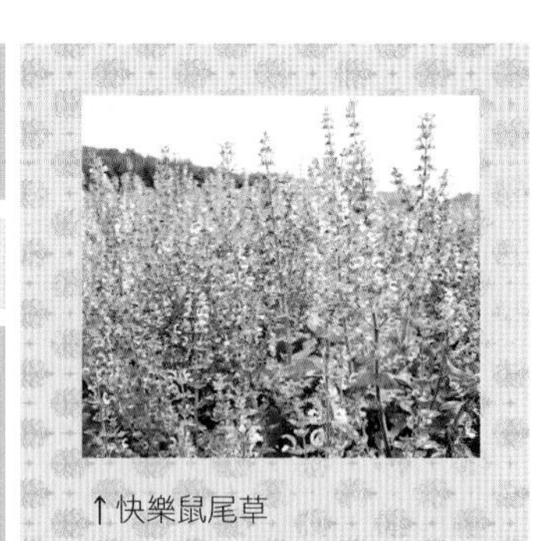
↑快樂鼠尾草

配方	**豆蔻（4滴）+大馬士革玫瑰（2滴）+丁香（8滴）+萊姆（16滴）+任一基礎油（50ml）**
用法	稀釋調和後，塗擦下腹、股溝淋巴結、下背尾椎。
解析	適用於卵巢炎、輸卵管炎。若有腹部發熱、發痛的情形，應盡快求醫。子宮頸炎大多是因為細菌感染所造成，於是採用提升免疫和消炎的精油，為了有較好的效果，可每隔3～4小時使用一次。

配方	**沒藥（5滴）+德國洋甘菊（5滴）+穗甘松（5滴）+佛手柑（15滴）+依蘭（10滴）+任一基礎油（50ml）**
用法	稀釋調和後，塗擦下腹、臀部、髖部、後腰。
解析	適用於慢性骨盆腔發炎。請注意急性骨盆腔發炎有可能會演變成敗血症，請配合必要的醫療處置。沒藥與德國洋甘菊都有強大消炎解熱作用，穗甘松可減少骨盆腔充血，依蘭、佛手柑能舒緩發炎帶來的疼痛。

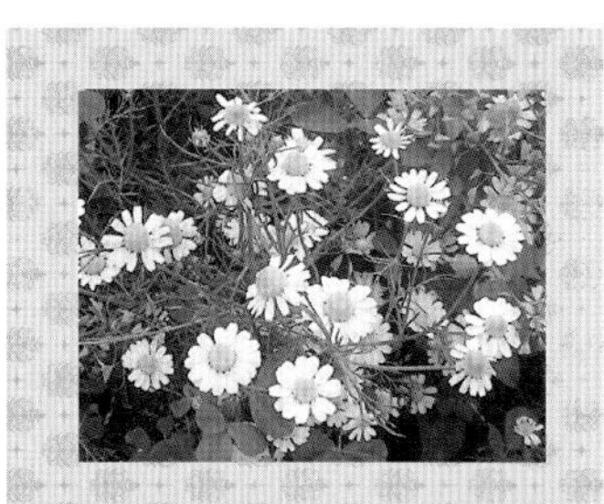
↑德國洋甘菊

尿道炎、急性膀胱炎

這是因尿液中細菌滋生所引發。大家都知道要多喝水、少憋尿，偏偏生活太緊張忙碌的人，總忘了該為身體想一想，等到感染才拚命吃蔓越莓。從身心相連的角度來說：「膀胱是一個承受所有焦慮的器官。」要解決泌尿道問題，必須先自我對話，瞭解妳的焦慮從何而來。

配方	**杜松純露**
用法	每日 8 ～ 10ml 稀釋於水中，飲用。
解析	罹患尿道炎或膀胱炎都可使用。這種利尿效果良好的純露，能使乾淨的尿液自然沖刷泌尿道，帶走造成感染的細菌。在症狀舒解後就可以停用，或連續飲用一週。

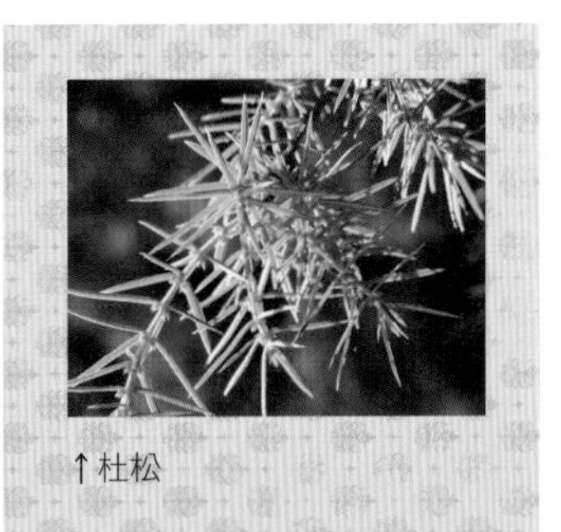

↑杜松

配方	**檀香（1 滴）+ 乳香（1 滴）+ 沒藥（1 滴）+ 玫瑰天竺葵（1 滴）**
用法	加進已放好溫水的浴缸或臉盆中，以比體溫略高的水進行半身浴。可搭配乳化劑或分散劑。
解析	這是尿道炎經典泡澡處方的加強版。檀香是最溫柔的抑菌精油，乳香與沒藥是修護性強的樹脂類精油，為尿道黏膜提供舒緩和保護。除了這幾個傳統尿道炎常用的精油之外，再加上玫瑰天竺葵，能更強化抗感染的效果。

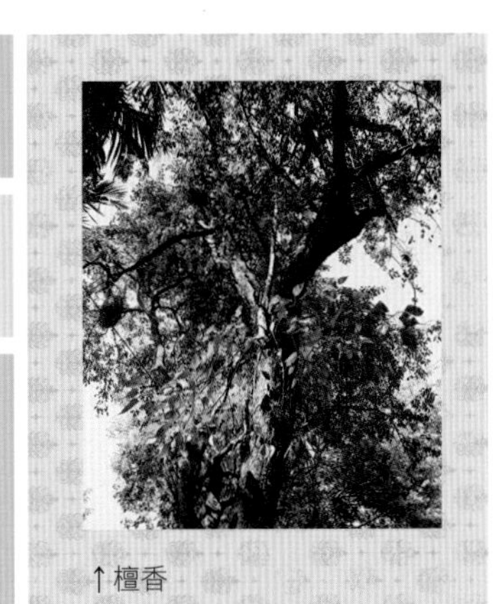

↑檀香

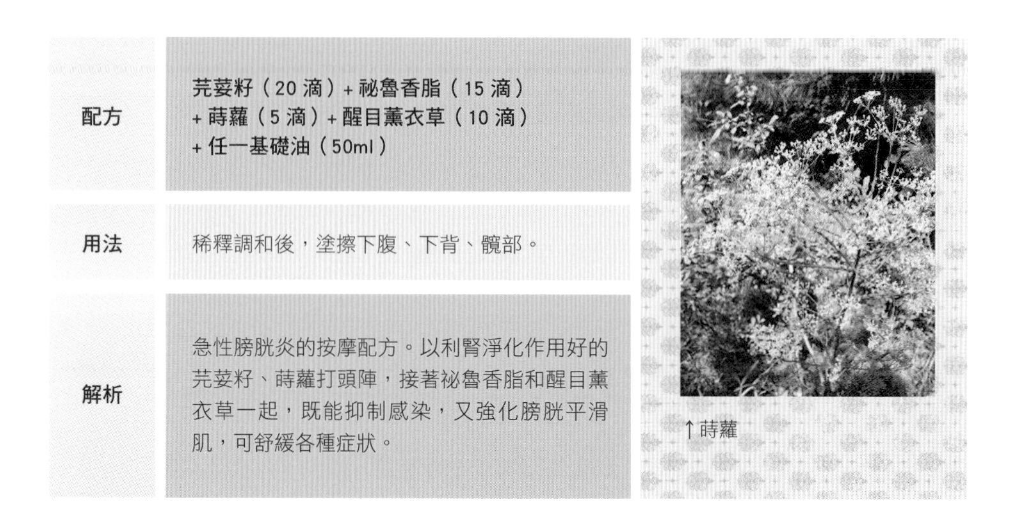

配方	芫荽籽(20 滴)+ 祕魯香脂(15 滴)+ 蒔蘿(5 滴)+ 醒目薰衣草(10 滴)+ 任一基礎油(50ml)
用法	稀釋調和後,塗擦下腹、下背、髖部。
解析	急性膀胱炎的按摩配方。以利腎淨化作用好的芫荽籽、蒔蘿打頭陣,接著祕魯香脂和醒目薰衣草一起,既能抑制感染,又強化膀胱平滑肌,可舒緩各種症狀。

↑蒔蘿

間質性膀胱炎

症狀包括頻尿、脹痛感,甚至血尿,性生活也會受到影響。這是情緒造成的慢性問題,與感染無關,常發生於容易焦慮的女性身上。她們比較神經質、心情起伏大、害怕與親密的人撕破臉、患得患失,所以調理情緒是重點。

配方	羅馬洋甘菊純露
用法	5ml 稀釋於水中,飲用。
解析	這是最安定神經系統、消除緊張的純露,連看牙醫前的焦慮不安都可安撫,甚至可幫小孩或寵物收驚。

配方	**檸檬細籽（3 滴）+ 德國洋甘菊（6 滴）+ 熱帶羅勒（3 滴）+ 佛手柑（18 滴）+ 任一基礎油（50ml）**
用法	稀釋調和後，塗擦下腹、下背、髖部。
解析	檸檬細籽消除茫茫不安感，與德國洋甘菊都有良好的消炎效果；熱帶羅勒能處理創傷後壓力症候群，鎮靜情緒但又強化膀胱肌；佛手柑是最陽光、最開心歡樂的香氛。

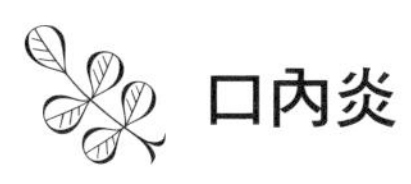

口內炎

口交一樣有感染風險。「病從口入」的結果，就是口腔黏膜或喉嚨發炎。

配方	**茶樹（5 滴）+ 羅馬洋甘菊（2 滴）+ 甜茴香（1 滴）+ 蒸餾水（500ml）**
用法	裝進玻璃瓶，使用前搖晃，早晚以少許漱口，請勿吞下。
解析	這是氣味清新的芳香漱口水。茶樹精油激勵免疫球蛋白，甜茴香消除牙齦膿腫，羅馬洋甘菊止痛消炎，也可消嘴內水泡。

↑甜茴香

4

第四章　生育期

發現妳內在的淨化能力

4.1

基礎：神聖受胎的聖母

當站在文藝復興大師波提切利（Botticelli）的《處女與聖嬰》畫作前，我被一片光暈震懾住，愣愣呆立無法移步。蛋彩色調既清透又朦朧，就像灑上了一層金色的薄霧，瑪利亞以沉思般靜謐的表情望向孩子，小耶穌也專注的看著媽媽，彷彿整個世界只剩下他們，在一種神祕的連結裡，擁有彼此便是擁有了宇宙。

這美好永恆的瞬間，人人都曾體驗過，溫暖的母子形象直接連到記憶庫，瑪利亞面容的瑰麗幸福光澤，在每位媽媽的臉上都能見到，而我們也總希望能重現那種感動。

聖母形象並不是只出現在天主教和基督教，這種「母親與嬰孩」的原型被所有文化崇敬著，許多文化都有與平凡婦女截然不同的聖母懷孕過程。在《聖經》裡記載，大天使向尚未出嫁的瑪利亞報喜訊，告知她已從聖靈受了胎。佛陀的母親摩耶夫人婚後遲遲未育，有次夢到一隻祥瑞白象從左肋進入身體，後來從右脅下生出

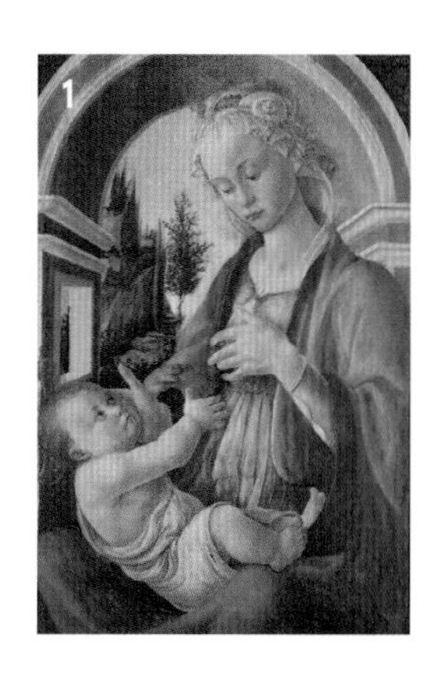

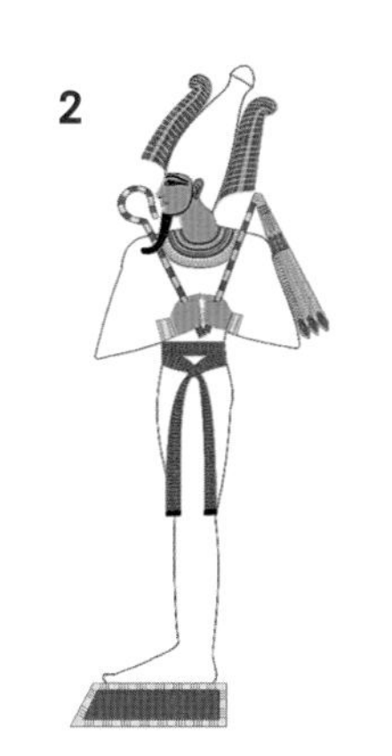

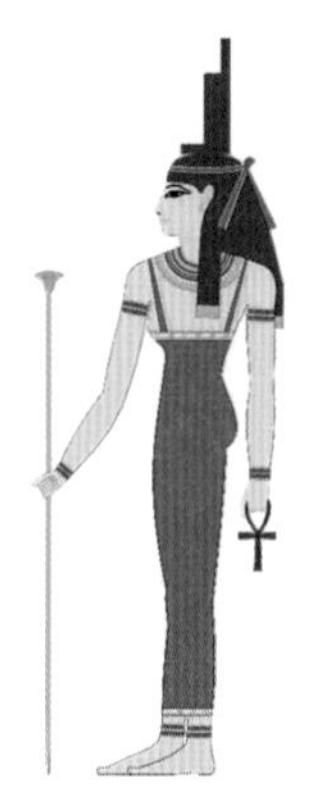

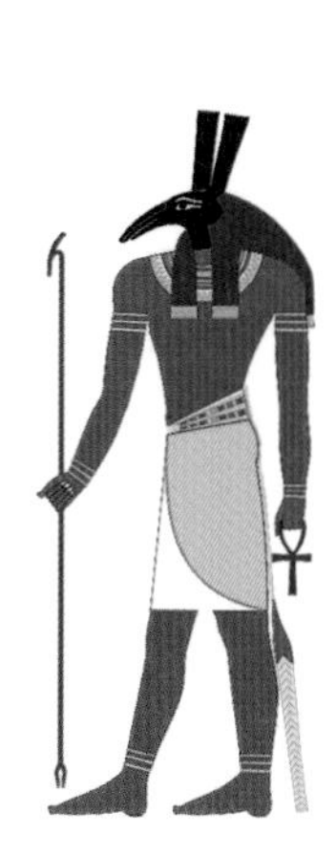

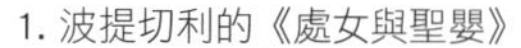

1. 波提切利的《處女與聖嬰》

2. 由左至右為歐西里斯、伊西絲、塞特

悉達多王子，分娩不通過產道，性意味淡薄，心靈意義濃厚。

古代帝王誕生也帶著不少傳說，內容五花八門，當娘親的無論是遇見龍、吃了燕子蛋、踩到巨人腳印、看到流星或光芒、夢到與神交歡、家中紫氣東來……都可能產下大人物。當然，我們不必把所有傳說故事都當真，但文學家的妙筆生花，正闡釋了一件事——聖母們原本也是普通女子！但她們瞭解自己，擁有極高的覺醒能力，因而足以接收與回應大宇宙的信息。

要談「神聖受胎」，最古老也最精采的應屬埃及神話了。歐西里斯（Osiris）是天地之神的兒子，與妹妹伊西絲結婚，成為勤政愛民的君王，並教導人民耕作、建築、音樂，廣受百姓擁護和愛戴。沒想到親弟弟塞特（Set）嫉妒不已，將歐西里斯活活害死，但伊西絲卻仍藉著靈性感應而受胎。

關於歐西里斯之死和復活有很多版本，其中一個版本是這樣的：塞特的個性暴戾凶狠，不但殺死了哥哥歐西里斯，還將其分屍後藏於各處。伊西絲費盡千辛萬苦才尋回屍塊，唯獨陽具卻找不回來，只好用自己的神力灌注，做成替代品，並交由埃及守護死者的神明阿努比斯（Anubis）拼接組合，並做成第一具木乃伊。當伊西絲展開雙翅俯抱丈夫身體，感受到一種巨大、神祕的影響，她因此懷孕，同時歐西里斯也奇妙的復活了！

在神話中，女性可以在更高力量的加持或感動下懷孕，靈性交流勝過身體的交媾。母親，往往比肉身的父親更重要。一個直覺發展良好，擅長觀察自己身體的女人，比較容易成為孕育純淨力量的容器。

另一個版本裡，塞特邀請歐西里斯參加鴻門宴，他準備了一個華麗的

神祕小字典

伊西絲

母性與生育的守護者，具有女神、女王、女祭司等多重身分，與歐西里斯既是兄妹又是夫妻，兼顧身為女性的每種角色。她掌握了永生奧義與醫學知識，又創立了宗教儀式、魔法和煉金術，有起死回生的神祕力量，是陰性智慧的代表神明。

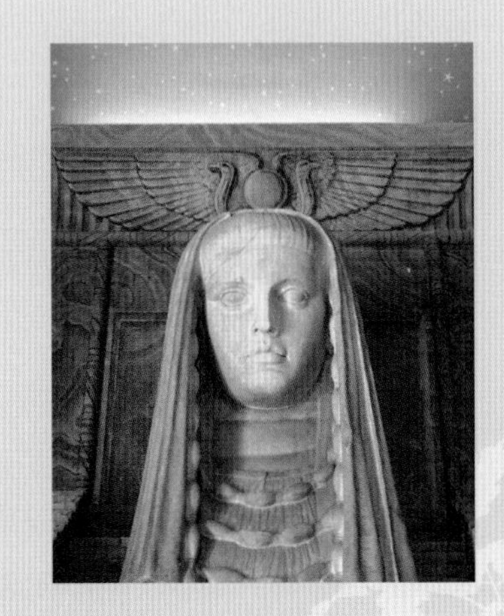

→伊西絲

金箱子當禮物，酒酣耳熱之際，哄騙哥哥進去試躺，卻猛然將這量身打造的棺材蓋好釘死，推入尼羅河裡！箱子隨波逐流，最後停在河岸邊的一棵樹下，莖幹居然把箱子包納進樹身中。一位國王碰巧經過，砍下它，帶回皇宮當棟樑。這棵樹到底是什麼植物？部分文獻說是檉柳，但檉柳是纖細的灌木叢，不太可能製成柱子，於是有些人相信，這偉岸美好的生命之樹，應該是常拿來建造聖殿的雪松。

伊西絲得知噩耗後，著急的打探歐西里斯的下落，她喬裝打扮成普通女子，進入那座皇宮當奶媽，把襁褓中的小王子照料得服服貼貼，後來身分曝光，國王幫忙剖開那根雪松柱子，果然找到埋在其中的金箱子。伊西絲為了使丈夫復活，於是展開羽翼，搧動生命氣息讓丈夫回魂，她也同時「遠距感應」而懷孕。

雪松就像歐西里斯的軀殼，唯有打開皮囊，才能讓神性被拯救出來。而在女人身體之內，也有一些東西等

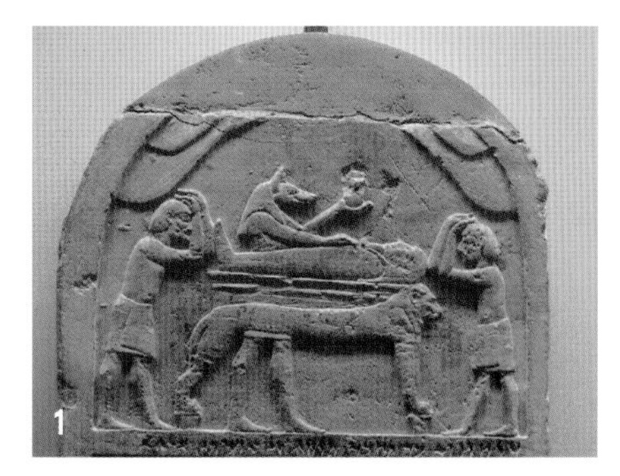

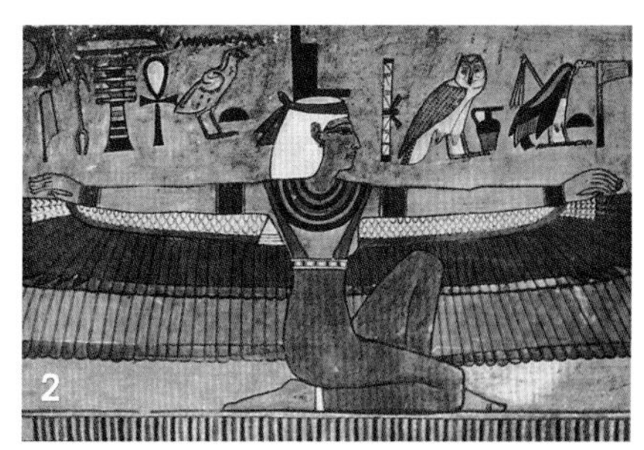

1. 阿努比斯製作歐西里斯的木乃伊
2. 伊西絲展開羽翼

婦科小祕方

雪松

市面上主要有兩種雪松精油：大西洋雪松和喜馬拉雅雪松，無論哪一種都是神聖植物。大西洋雪松是歐西里斯的身體容器，喜馬拉雅雪松的枝葉姿態則像極了「舞王」濕婆神。根據印度神話，當濕婆神舞蹈時，宇宙便毀滅，但同時也會有一個新世界誕生。

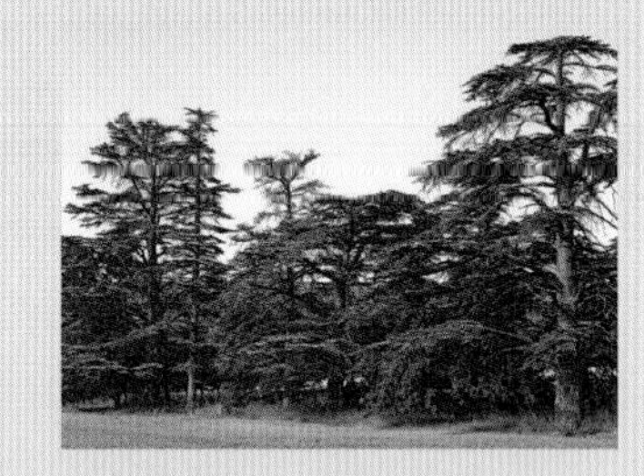

↑大西洋雪松

雪松能打破桎梏，用於各種「離開」或「告別」的情境，它能幫助妳慷慨放下，為事物畫下完美句點，掙脫束縛，得到重生。做母親的若一直離不開孩子，無法剪斷「心靈臍帶」，便可建議使用雪松精油。

著被釋放。女人有生育的能力，胎兒就是內在神性或佛性，是靈魂與正面意念的結晶體。宇宙在每個人心裡都撒下「神性種子」，懷胎十月意味著神性逐漸發展成長，最後，善的力量將從我們體內萌生迸發！這是所有女性都該經歷的體驗，它對女人的一生帶來極大震憾，甚至扭轉未來。

但並非每一個女人都有相同的生涯規畫，不生育也是一種應被尊重的個人選擇。嬰孩不見得要是血肉之軀，即使妳不由身體生產，神聖的「內在小孩」也能從心靈誕生、顯現。

4.2

延伸：給予生命希望的聖嬰

伊西絲懷孕生下了太陽神荷魯斯（Horus），悉心哺育教導下，兒子果然成長得智勇雙全，就像初生朝日般的光明而真誠。他後來戰勝了心狠手辣的塞特，救人民脫離苦海，也為父親報了仇。埃及人將乳香獻給這位年輕偉大的太陽神，在日出時以乳香樹脂焚香頌讚。他們也崇拜母子連心的強大力量，雕鑄出許多懷抱聖嬰荷魯斯的伊西絲神像。

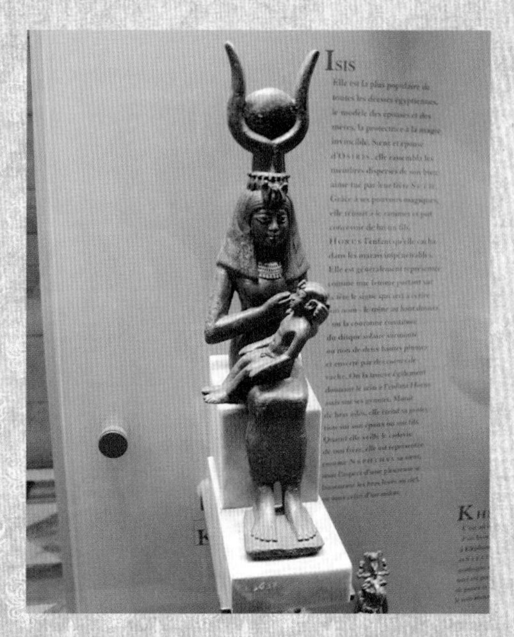

→伊西絲懷抱著小荷魯斯

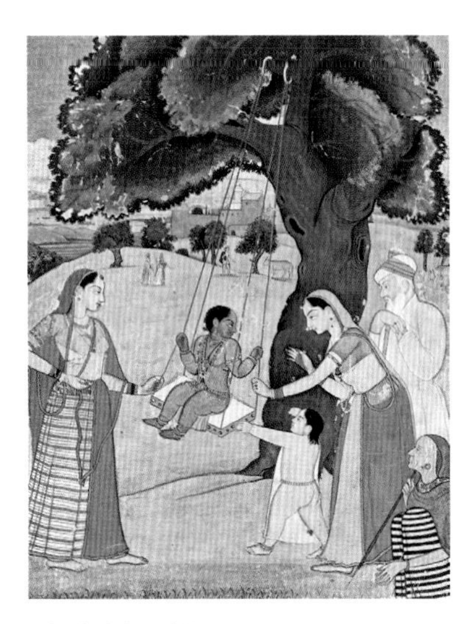
↑調皮的克里希納

聖嬰降世多半帶有任務，當世界渾沌混亂、充斥罪惡，就需要一股最光明純真的力量誕生！

在印度教故事裡，克里希納正是能淨化一切的神聖孩童。很久很久以前，正義衰落、惡魔橫行，大地女神無法再承受這麼多鮮血和戰爭，化身為母牛，前往宇宙秩序的維持者——毘濕奴那裡，含淚請求大神解救人間。毘濕奴決定親自化身為人類，投胎在一位貴族家裡，被取名為克里希納。神奇的是他不經普通分娩出生，而是從母親的肚子消失再直接顯現。克里希納童年時調皮可愛，有種天真無邪的氣質，喜歡捉弄大人，常讓媽媽又氣又笑。克里希納長大以後，果然完成任務，除掉許多妖魔。

聖嬰是拯救者，也是淨化者，在最混亂的時代給予一線希望。當女人身心被許多陰影所籠罩，生活像混亂的線圈纏繞在一起，找不出解答，生產完之後往往恍然大悟！俗話說「為母則強」，完整經歷從懷孕到生產過程的女人，心理上會發生轉變。雖然孩子並不是母親的手段、工具或延伸，但他確實帶來淨化生命的力量。

嬰孩不止能淨化母親，也淨化了旁人的心靈。母子間溫馨的情感氛圍，會影響周遭環境和能量，讓即使毫無關係的他人也深受感動！2006年的科幻動作片《人類之子》（*Children of Men*），就特別強調「生產」所代表的

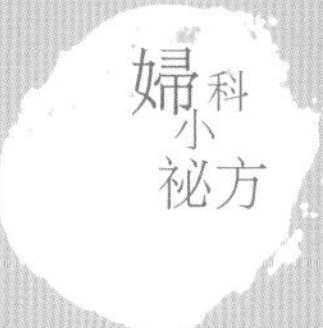

乳香

乳香樹脂清透淡黃，被視為陽光凝聚的結晶，帶來光明與希望。它向來是神聖嬰孩的象徵，被獻給荷魯斯；耶穌降生時三博士也送上這項禮物，乳香成為最具救贖、淨化作用的神性精油，可使身心澄清。法系芳療用乳香處理深層硬化症狀，它有行氣、活血、化瘀，清理生殖系統阻塞的藥理作用，並促進排卵，有益助孕。

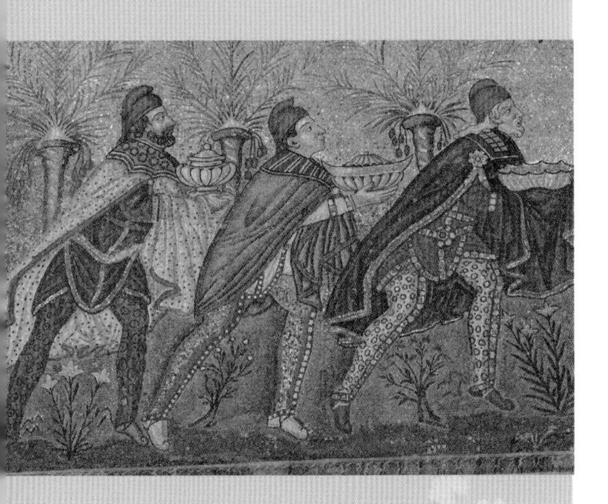

↑東方三博士獻上乳香

救贖能力。本片的背景設定在 2027 年，未來由於汙染及不知名疾病，所有人類都喪失生育能力，18 年來沒有新生兒出生，全世界都陷入恐慌與絕望，認為總有一天人類這個物種會逐漸凋零，眼睜睜看著自己滅亡。

英國性格男星克里夫 • 歐文（Clive Owen）飾演曾遭喪子之痛的社運領袖，原本過得糜爛頹廢，在受託保衛一位神奇懷孕的黑人女難民後，找到活下去的意義。結局最高潮時，政府軍和游擊隊火拼，就在槍林彈雨當中，新生兒誕生了！正殺紅眼的交戰雙方聽見哇哇一哭，大家都停下動作，只見男主角護送這對母子走出來，士兵們忘了打仗，用看著聖母和聖嬰的朝聖神情望著他們，有人忍不住想摸摸小嬰兒，有人則熱淚盈眶，甚至激動到跪下，世界從此改變……

無論妳是否準備做個真正的母親，請嘗試將拯救者、淨化者，迎接到生命中。若妳不曾從身體或心靈孕育「內在小孩」，不會理解「希望」的美好。

4.3

故事：從兩個版本讀懂睡美人

有位王后結婚多年，始終膝下無子，有天她在森林散步時，一隻魚從池塘冒出頭，開口說：「妳會如願以償，生下一個小女嬰！」王后感到很驚訝，回城堡不久，她果然真的懷孕了。皇室多了一位可愛的小公主，決定辦一場盛大宴會來慶祝，並請所有仙子來參加。

偏偏陰錯陽差，信函只送到其中12位女仙子手裡，第13位仙子未被邀約。在宴會當天，仙子們前來給予祝福：有的祝她「美麗」、有的帶來「善良」、有的祈願「聰慧」……怎料不請自來的第13位壞仙子突然出現：「我詛咒公主在15歲後，就會被紡錘刺死！」還未祝願的一位好仙子趕緊上前修改厄運：「她不會死，只會沉睡一百年！」為了保護女兒，國王下令將全國的紡錘全數燒毀。

時光飛逝，公主過15歲生日後的某一天，她爬上古老的塔樓探險，塔頂有個婦人正坐著編織紗線。她指著一個沒看過的東西問：「老太太，這是什麼？」婦人答：「是紡線用的紡錘。」公主好奇的伸手觸碰，卻被刺了一下，立即倒在地上沉沉睡去。接著魔法籠罩整個皇宮，人人都跟隨著一起入睡，時光停滯在那一刻，只剩野玫瑰叢恣意生長，成了濃密嚴實的圍牆。

許多英雄曾想搭救這位睡美人，但多刺的野玫瑰彷彿荊棘，將他們困住而動彈不得，只能平白犧牲。多年之後，有位王子經過，看見這座被野玫瑰藤蔓包裹的奇異城堡，決定要挑戰看看，但當王子走近，野玫瑰荊棘居然自動讓開一條路，讓他順利進入。

王子沿途看見那些定格不動的大臣、女僕、廚師，甚至動物，他長驅直入進到內室，終於找到睡美人，並且忍不住在她唇上輕輕一吻。就在那瞬間，公主睜開眼，整座城堡也跟著甦醒，最後他倆舉行盛大的婚禮，從此過著幸福快樂的日子。

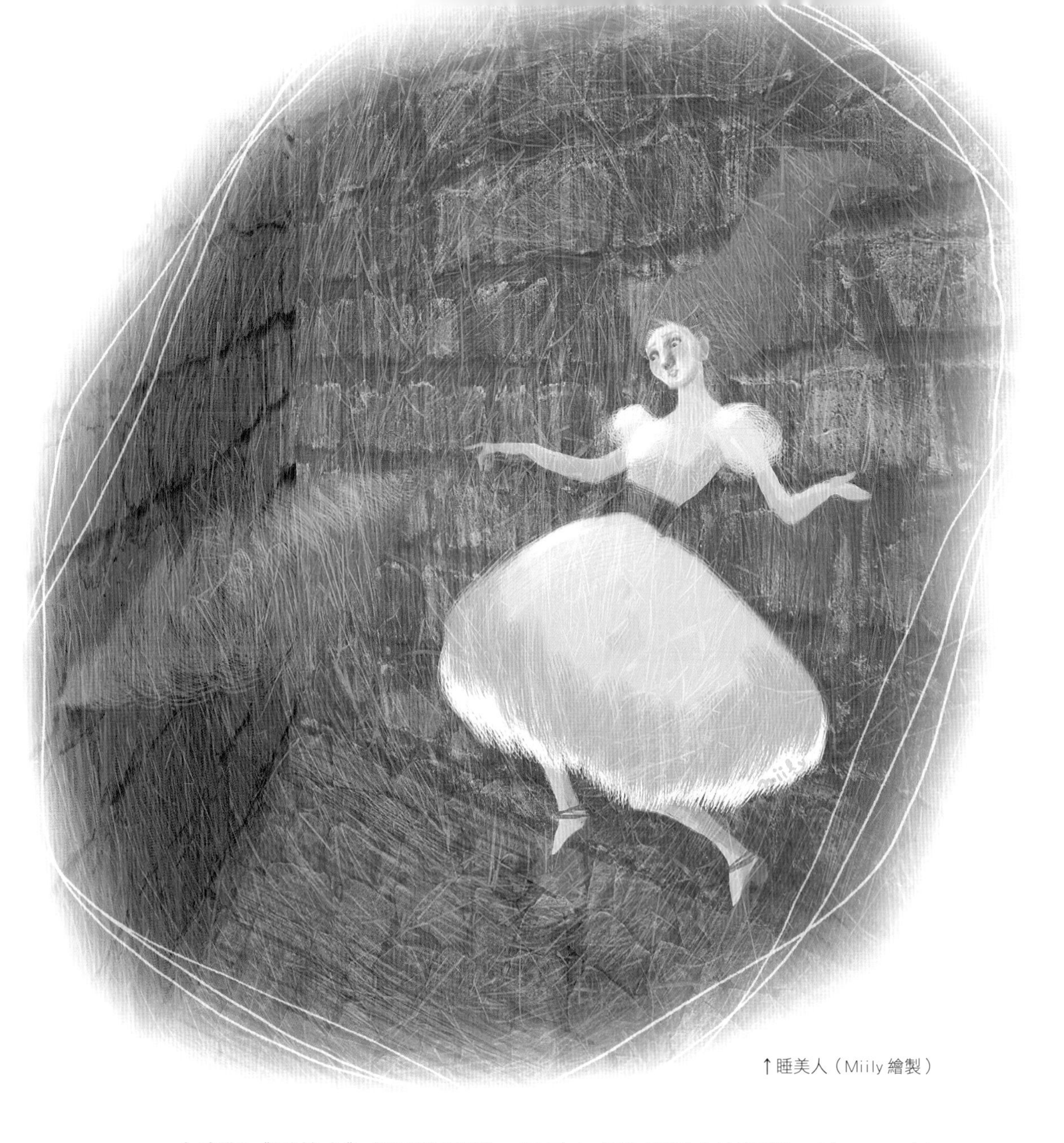

↑睡美人（Miily 繪製）

大家對《睡美人》都耳熟能詳，但最古老的相關文字紀錄，是 1636 年的《太陽、月亮與塔莉亞》（*Sole, Luna, e Talia*），在這另一個較不為人知的義大利版本裡，睡美人塔莉亞公主，在操作紡錘時被亞麻布刺到手而陷入昏睡，故事發展也與我們常聽的童話截然不同：

鄰國一位王子到森林打獵，正好經過這座城堡，沉睡中的塔莉亞讓他深深動心，嘗試各種方法想喚醒美麗公主，但無論親吻、大叫、搖晃，甚至搥打，美人都雙眼緊閉。王子心一橫，決定「收穫愛的果實」，他趁機侵犯了無法抵抗的公主，事畢之後揮揮衣袖揚長而去。

一夜春風之後有了結晶，塔莉亞的腹部日漸膨大，仙子們都輪流來照料，十個月之後，一對雙胞胎誕生了，小孩哭著想喝奶，錯把媽媽的手指當乳頭，一吮便把那片碎亞麻布吸了出來。塔莉亞從夢中醒來，才知道自己多了兩個孩子，她把兒子取名「太陽」、女兒命名為「月亮」。

→睡美人懷孕了（Miily 繪製）

《太陽、月亮與塔莉亞》雖然是後世《睡美人》故事原型，卻一點都不羅曼蒂克。若想好好瞭解女性在「生育期」的身心狀況，可以將原始版本和幸福快樂的修改版本一起對照分析：

1. 生育是只有女人才懂的祕密儀式

不孕的王后遇到一隻魚，從此受靈性感應而懷孕，成了「聖母」。塔羅牌 18 號「月亮牌」裡，有一模一樣的場景，「月亮牌」象徵陰性意識、直覺和夢境，雖然把主角代換為螃蟹或螯蝦，但仍是水中生物。水就是妳的潛意識，一片混沌中，某個念頭被實體化，並且開口向妳說話。許多女人在還沒藉助科學驗孕前時，便對「受胎」這件事早有第六感，她們隱約意識到身心的變化，知道有某件事正在發生。

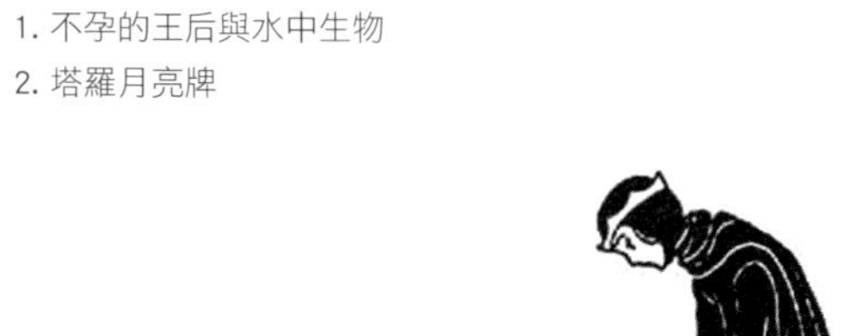

1. 不孕的王后與水中生物
2. 塔羅月亮牌

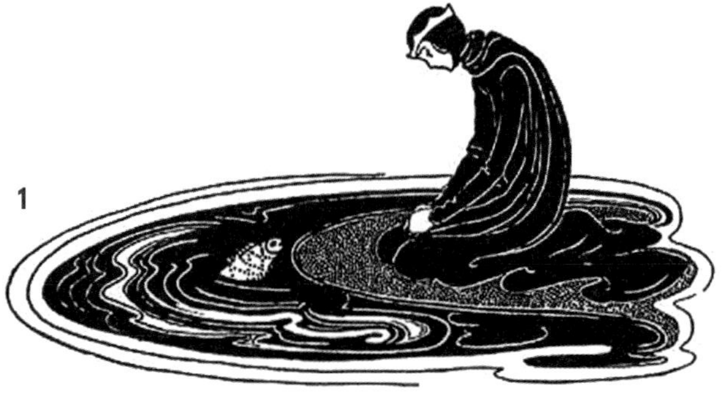

1

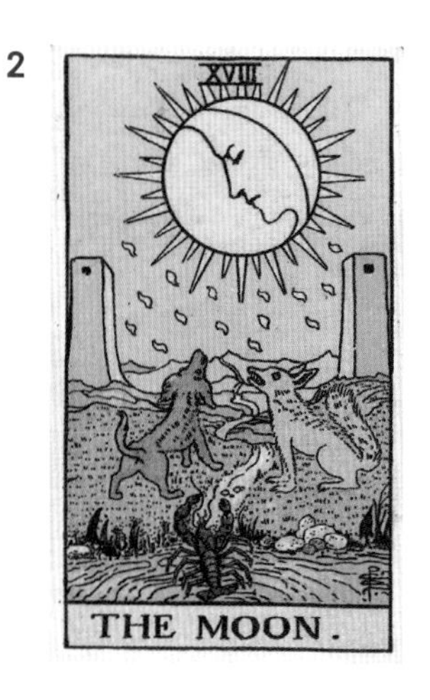

2

生育反映出隱藏在女人內在的神性，生育本身便是個奧祕。這奧祕只有陰性世界才能彼此分享，男性是無法參與的。從懷孕到生產，都是女人才能理解的神祕儀式。要求男性伴侶體會生育的痛苦與快樂，或體會女人在「生」與「不生」間的徘徊抉擇，有時是強人所難。

原始部落的女性會形成互助結社，年長女人運用她們的智慧跟經驗協助少婦生產，整件事從頭到尾，都是男性不能進入的聖域。現代人崇拜婦產科男醫生，但醫療專業只處理肉體層面，我們的心理和靈性世界需要其他照顧。當女人經歷內在的祕密變化，需要向「陰性結盟」求助，「娘家」就是最好的「陰性結盟」。

2. 好壞仙子之間，為人母的拉鋸意識

故事裡好仙子送上許多祝福，壞仙子則給予詛咒，兩種極端其實常出現在同一人身上。拉鋸意識在內心掙扎，兩種聲音彼此交戰著：「該生還是不生？」「這個決定到底對不對？」

↓好仙子與壞仙子

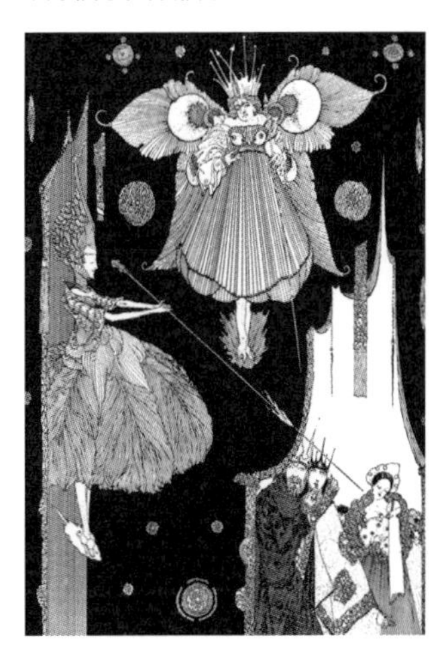

當妳對自我產生更多認同、更愛自己，也愛著原生家庭及生命根源，好仙子將獲勝，妳得到渴望已久的禮物。反之，當女人對自己不滿意、對父母充滿失望，所謂的壞仙子——揭露人生殘酷真相的使者，就占了上風。

一個不夠喜歡自己的女人，往往既想當

媽媽，卻又想逃離這個角色。若心理上不想、不敢、不要生育，身體也會處在「還沒準備好」的狀況，除了受孕較困難之外，整個懷胎過程也變得如此難以承受。我們怒氣沖沖，甚至埋怨：「為什麼要受這種苦？」老天爺卻仍然慷慨的帶來禮物。

人人都希望生命的禮物——孩子，如同得到了一切祝福般，是最美麗、善良、聰慧的。孩子，是女人內在神性的反照。當妳面對著孩子，卻對一切結果感到質疑，懷疑自己是否能成為好母親，請記得相信自己，肯定自己的美麗、善良、聰慧。究竟好仙子勝利？還是壞仙子勝利？只是一念之差而已。

3. 生育能讓女人激烈改變而後重生

人魚公主在15歲生日浮上水面，睡美人在15歲後被紡錘刺傷。15歲是一個重要的分界點，代表妳的性生理成熟，是個有生殖能力的女人。高塔或紡錘都隱喻著陽具，睡美人爬上高塔、摸了紡錘，暗示著她在與王子相遇前，已與男性有了陰陽交流。

與男人交流後，她卻陷入長睡，隱喻她為一段感情付出的代價，壓抑了原有人格，卻沒得到嶄新自我，生命因而停留在死亡般的黑暗與「無明」中。昏睡不醒的睡美人，就像在一段關係當中，百般容忍、配合的女人，忽略真正想要的事物，忘記了自己是誰。

許多人談戀愛時會性格大變，但這張面具只是一個表面的東西，底層的自己終究有一天要醒過來。生育往往促成了激烈的改變，懷孕生子讓我們用新的、真實的自己來面對世界。只是有的女人不等待被人拯救，自己會勇敢的走出去；有的女人則像睡美人，一直等到遇到「對的人」，才幡然醒悟。

當對的王子出現，便可穿越野玫瑰荊棘，一路長驅直入城堡；當對的精子出現，也能穿越子宮頸黏液的障壁，躲避免疫細胞攻擊，游向輸卵管，突破卵子外層保護膜而達成受孕。新碰撞帶來激烈改變，即使是原本習慣壓抑、犧牲的女性，也終邁向生命中第二次的重大形變。

在格林童話中，睡美人原篇名叫做《野玫瑰公主》，野玫瑰是女性生育期的重要植物，多刺的枝葉象徵抵禦力，也暗示過度防衛將造成束縛，但野玫瑰開花結果，就代表打破障壁、得到重生，女人已對世界和宇宙敞開自我，帶來變化，解除各種深層的「封閉感」。所以野玫瑰常用來處理心因性的不孕，並照顧孕期的各種皮膚問題。

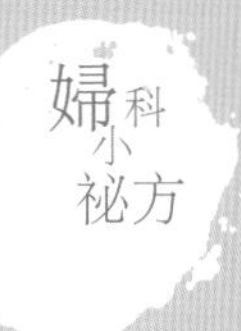

玫瑰籽油

野玫瑰的生命力堅韌，遍布於世界各地，花期雖然短暫卻能結出紅色漿果。在西方藥草魔法裡，野玫瑰不但能促進愛情「開花結果」，還可召喚「愛情結晶」到來。

原產於安地斯山脈的銹紅野玫瑰（Rosa rubiginosa），其漿果中的種籽可萃取成植物油，在芳香療法中成為去疤、美白的代言人，可以拿來對付老化、皺紋、痘印、濕疹，甚至對頑劣的妊娠紋或孕斑也有效。

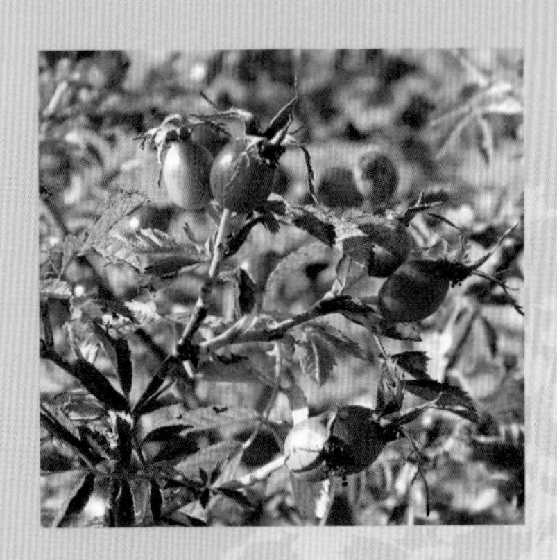

↑野玫瑰的漿果

↓睡美人遇到對的人（Miily 繪製）

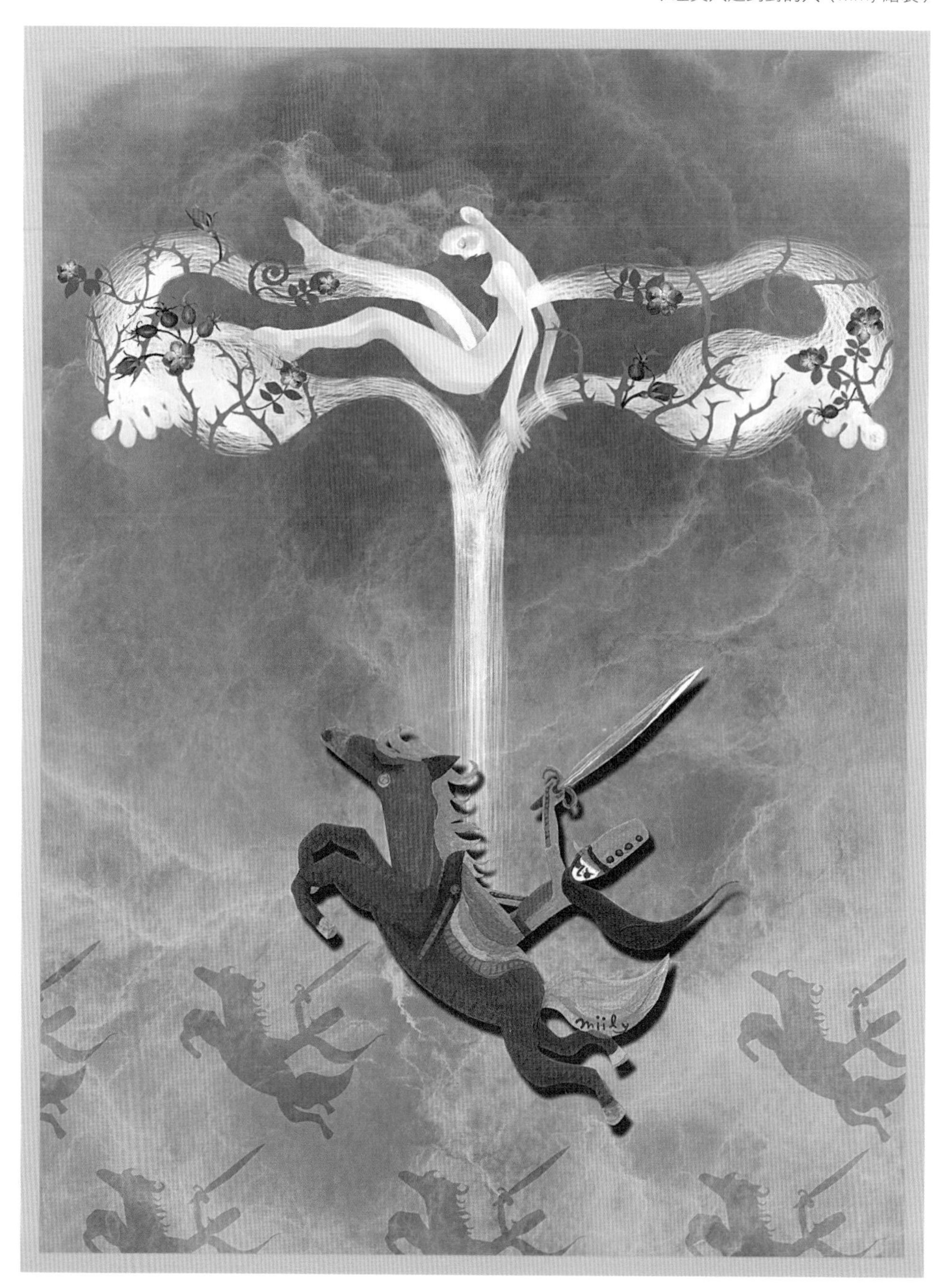

4. 生產讓身心排毒，改變體質

聖嬰是淨化者，不但淨化這個罪惡的世界，也淨化了母親。因為有太陽、月亮這對雙胞胎來幫忙，睡美人塔莉亞才順利甦醒。孩子們為媽媽完成了排毒淨化，生產讓女性孕育已久的神性與善意真正呈現出來，讓自己的身心歸零，回復明亮潔淨。生產除了促進心理轉折，也是改變體質的契機，坐月子是女人一生調養健康的黃金期。

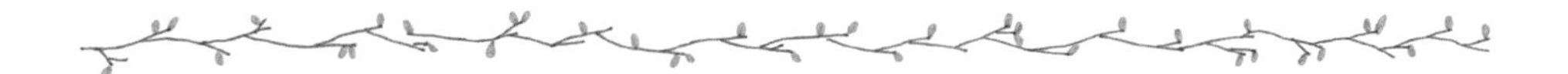

自然療法中的排毒

自然療法裡講的「排毒」，觀點與現代西醫不同。所謂「毒」不見得是有毒化學物，它可以指任何體內產生的多餘物質。曾主宰醫療界千年的「四體液學說」（Humorism）指出，體質由血液、黏液、黃膽汁、黑膽汁等四大體液主宰，當某一種體液過剩時，不但容易生病，還會影響性格，例如變得脾氣暴躁或憂鬱。「排毒」就是讓多餘體液與能量排除掉的手段，女人除了藉著生育的機會恢復平衡，也可以在平日就多用一些淨化效果強的精油，例如薄荷、檸檬、馬鞭草酮迷迭香、側柏醇百里香、芹菜、圓葉當歸等。

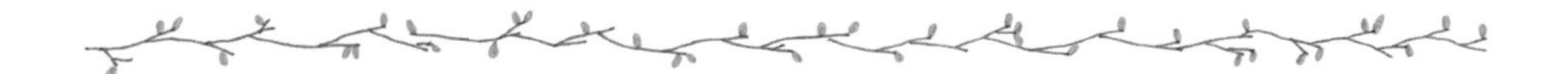

4.4

個案：誰是睡美人？

如果一個女人有各種與懷孕、生產相關的情緒和生理難題，她就是本章節的故事女主角。妳可參考以下人物側寫，來分辨適用對象，並快速找到理想的用油方向和處方。

1. 還沒準備好接納孩子的人

芳療師處理不孕個案時，一定要先做諮詢再開處方，瞭解當事人對生育的真正看法。不接納孩子的原因通常很複雜，我們要試著釐清理由，除了自問：「為什麼要生？」也要問自己：「我為什麼不想生？」盲目恐懼或一味聽從，會讓人失去仔細思考的空間。

經濟上的壓力、心智不成熟、不想承擔長期責任、對伴侶不信任、懷疑自己、認為不能成為好媽媽等情緒，讓許多人對生兒育女產生莫名的焦慮感，導致生殖能量衰弱，就算不避孕也可能會不孕，或早期流產。所以，要接納孩子前，必須先接納妳自己。

療癒小知識

接納自己

原生家庭的糾葛傷害，容易讓孩子長大後不接納自己，感到不安、缺乏自信、質疑親情，也擔心下一代會複製類似的困境。此時，讓妳「愛自己」的大馬士革玫瑰精油，當然是首選；而芳香成分「倍半萜醇」，也幫助促進自我認同、自愛自重，典型倍半萜醇精油包括：岩蘭草、檀香、廣藿香等，這些精油也多半還具有補腎、調理內分泌等作用，可大幅提升懷孕的機會。

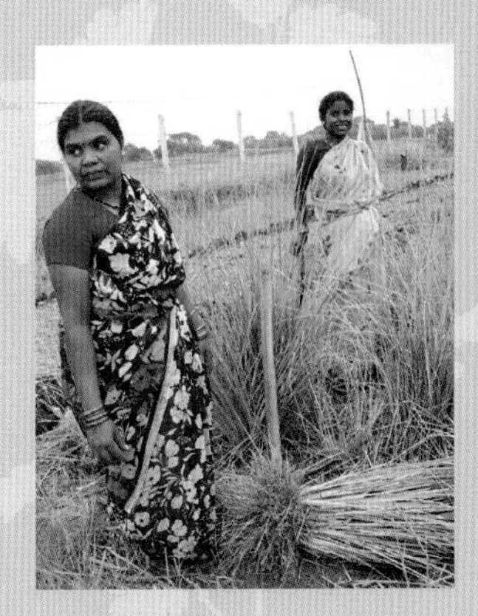

↑ 岩蘭草

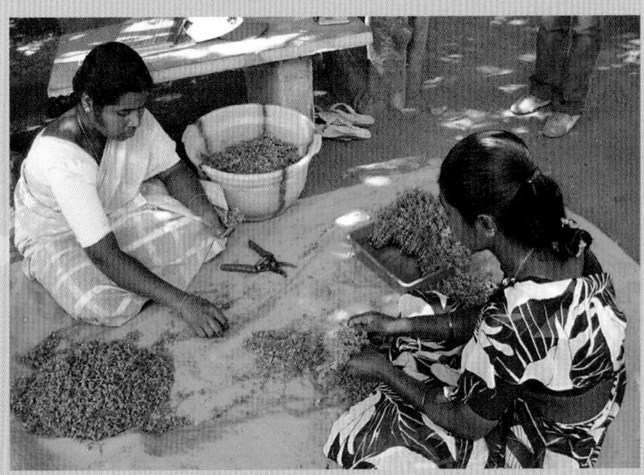

↑ 廣藿香

2. 不能接受懷孕身心變化的人

懷孕是女性一生三次「形變」中最劇烈的，不只荷爾蒙和體型不再相同，連五臟六腑都移位了。有的女性習慣過著安穩、熟悉的日子，或還保

療癒小知識

活在當下

我們在變化中存在著，擁有的只有此時此地（Here and Now）。欣賞柑橘類精油的香氣，無論是紅桔、苦橙、甜橙、萊姆、葡萄柚或檸檬，都讓人更活在當下：豐實、單純、圓滿，不畏懼生命的流動。這些柑橘類精油對於孕婦的消化系統也有滋補作用，調理胃口，活化腸道，還能平撫害喜孕吐的不適。

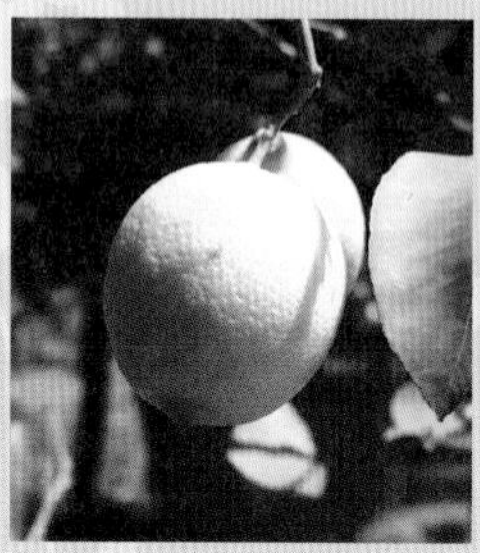
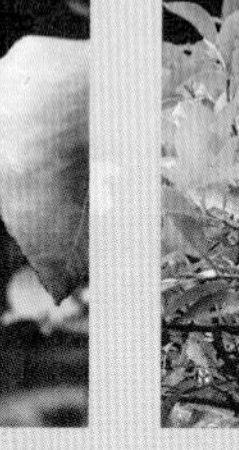

↑萊姆

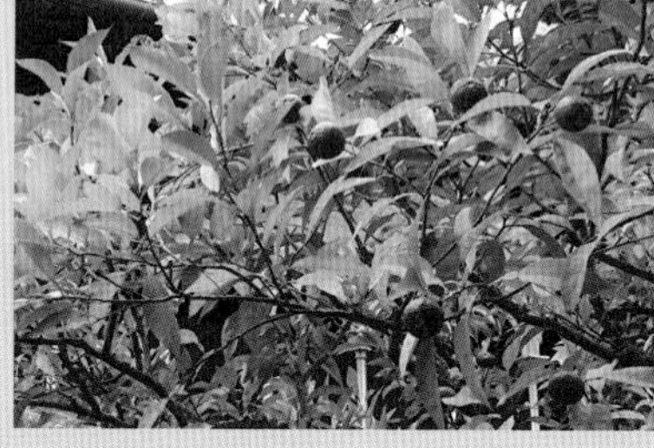

↑苦橙

留了少女天真的童心，她們比較無法接受生活、外形和關係上的變化，也不認同「從女人變母親」的身分轉化。

身心衝突增加了孕期的折磨不適：害喜比其他人嚴重，或是腰痠得比其他孕婦厲害。還可能因為食欲不振、消化差，導致營養失調，以及胎兒體重增加太慢等。當心理上有太多抗拒時，自然很難與當下的身體和平共存。

3. 孕期心情不愉快的人

大家都曉得，孕婦該保持好心情，卻往往不容易做到。有些準媽媽在孕期常覺得孤單，沒得到足夠的安慰照顧，當老公忙於工作或無法溝通，

↓在愛、關懷、祝福中懷孕的加冕聖母

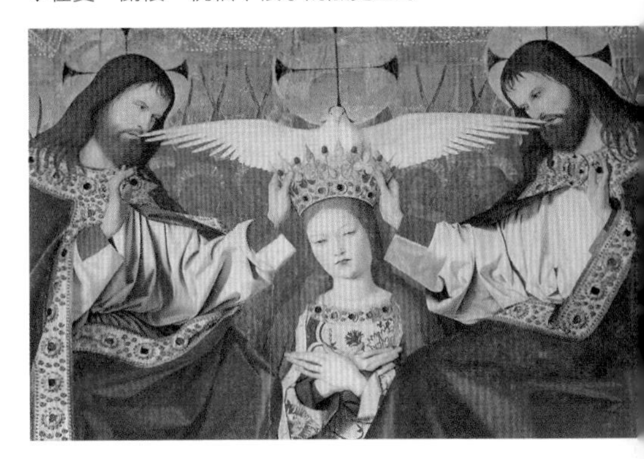

娘家距離遙遠或關係疏遠，就需要自己一個人來面對所有難題。這些得不到支持協助的個案，要特別注意循環系統問題，尤其是水腫和靜脈曲張。

從小缺少愛與關懷，甚至受過家暴的女性，懷孕期間常會憶起童年，產前產後都較容易發生憂鬱症。情緒更低落的個案，則要小心高危險妊娠。

4. 沒完成生產過程，以及不願意與孩子分割的人

這是兩種相反的情況：未完成生產過程的女人，太早與孩子分離；不願意與孩子分割的女人，則遲遲不願意和孩子分離。未完成生產（包括流產和墮胎），意味著淨化跟轉化只進行一半，就被終止了。有些人從信仰尋求安慰，卻還是走不出創傷。另外，有些人雖然成功分娩，只是當初選擇了剖腹產，沒有歷經陣痛，一覺醒來就已經見到寶貝，總有些不真實、未完成的失落感。

而另一種情況是，當女人不想切斷與孩子在生理和心理上的「臍帶」，就無法把孩子視為獨立的生命，而一直當作自己的一部分。因為捨不得放手，懷孕期間可能就出現妊娠過期、巨嬰症、生產困難的情況。孩子出生後，也不放心交給任何人照顧，一、兩天就有分離焦慮。與其說是小孩黏媽媽，不如說是媽媽依賴小孩，雙方都沒辦法成為獨立個體，將來可能衍生其他的親子問題。

以上兩種個案，都可藉簡單的「香氣冥想」，重新體會及完成懷孕到生產的過程。這不是儀式，也不是催眠，而是用精油來引導自己，以及反思生命情境。

療癒小知識

香氣冥想

在一個讓自己放鬆、安全的空間裡，安排輕柔音樂與燈光，眼睛輕輕閉上，進入絕對靜默，一邊依序冥想以下五個過程，一邊將對應的精油輪流滴在紙上吸聞，不急不徐、慢慢來。

步驟	孕期過程	冥想方式	對應精油
1	沉睡	想像妳是睡美人，處在一種混沌、無意識的狀態。	岩蘭草
2	受胎	一股來自宇宙的更高力量，為妳帶來神性的種籽。	大馬士革玫瑰
3	懷孕	感覺自己的腹部漸漸隆起，神性就在妳的體內主動發展，祂具有無限的潛力。	真正薰衣草
4	生產	真正覺醒的一天到了，痛苦後得到淨化、精煉。	胡椒薄荷
5	分離	放手送孩子進入世界，並把能量還給宇宙，一切恢復秩序。	大西洋雪松

↓香氣冥想（Miily 繪製）

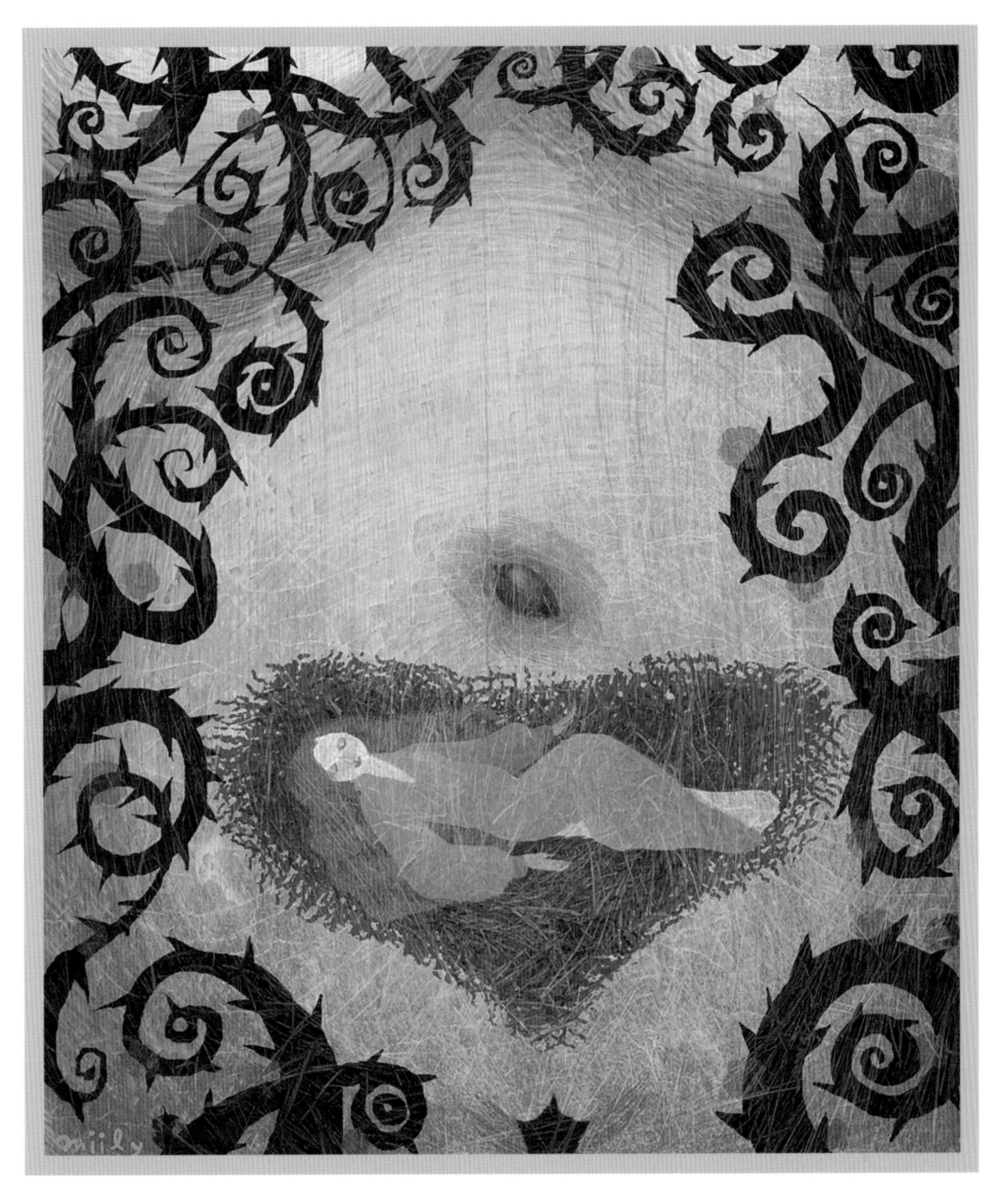

孕婦 能不能使用精油？

國際芳療界分為幾大系統，觀念差距很大，各系統內部又還區分為許多流派，各流派的「保守程度」也不同，所以「孕婦能不能使用精油？」一直是個爭論不休的議題。但在不少臨床實證或科學文獻發表後，目前大家普遍認為孕婦接觸芳療有好處，只是需要格外小心！例如濃度劑量一定得降低，精油種類也應該謹慎選擇，不要使用口服、栓劑等吸收途徑。

芳療師在為孕婦調製配方之前，請先嚴肅的自我考核：「我的訓練背景是什麼？專業知識充足嗎？我的立場和角色是否恰當合法？我能為自己的作為負責到什麼程度？」另外也請先進行深入諮詢，全盤瞭解個案身心狀況及病史，來避免任何風險。芳療師也必須尊重當事人的選擇，若孕婦本身對用油有任何疑慮、不安，請尊重她的考量，可以等到產後再來使用。

但需要特別注意以下五點：

1. 避開有毒或傷肝的精油

有些精油來自有毒植物，含有氰化物、生物鹼，可能會透過血液循環及胎盤毒害胎兒。忌用基因毒性成分，例如黃樟素、細辛腦，以免產生致癌風險。另外，因為孕婦容易肝功能異常，而胎兒的肝功能尚未發育完成，一些特別傷肝及有肝毒性的精油，也要避免。

這類精油包括：苦杏仁、毛果芸香葉、芸香、樟樹、黃樟、巴西黃樟、山金車、菖蒲、叉子圓柏、熱帶羅勒、零陵香豆、肉豆蔻、白珠樹等。

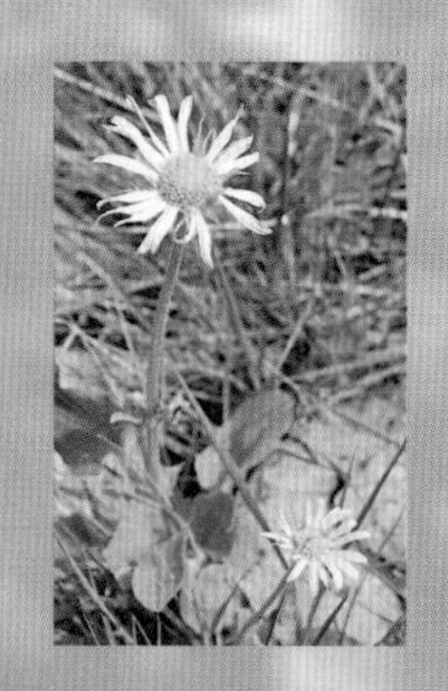

↑山金車有毒性

2. 避開利腦或神經毒性的精油

含有單萜酮或醚類成分的精油，雖然能提升腦力，卻不適合孕婦使用。這類精油常促進子宮收縮，在懷孕前期有流產風險；若懷孕後期的準媽媽有妊娠毒血症，使用這類精油容易引發癲癇。胎兒的血腦屏障尚未發育完成，這類精油對胎兒的神經系統都太刺激，所以不能使用。

這類精油包括：艾菊、藍艾菊、苦艾、艾草、樹艾、歐洲胡薄荷、北美胡薄荷、鼠尾草、牛膝草、頭狀薰衣草、洋茴香、苦茴香、甜茴香、龍艾、歐芹、波爾多葉、側柏葉等。

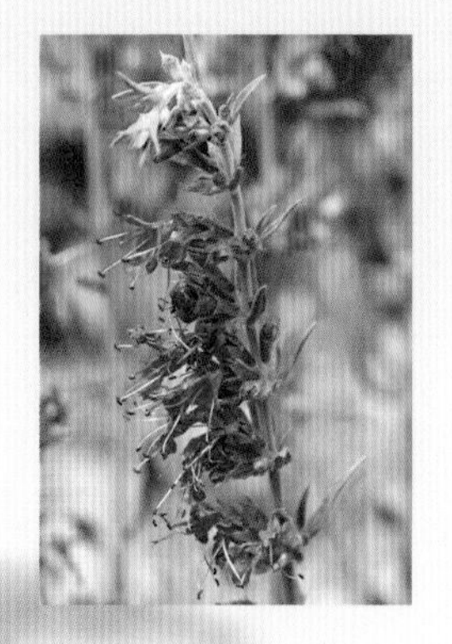

↑牛膝草有神經毒性

3. 避開刺激皮膚或致敏性的精油

有些香料精油含有刺激性成分，過量接觸皮膚有可能造成身體緊張、子宮收縮。另外，含內酯成分的精油具有致敏性，容易引發丘疹及皮膚炎，孕婦的皮膚本來就較敏感，最好避免。

這類精油包括：中國肉桂、錫蘭肉桂、丁香、野馬鬱蘭、西班牙野馬鬱蘭、夏季香薄荷、冬季香薄荷、百里酚百里香、多香果、神聖羅勒、雲木香、土木香、貓薄荷、辣根、芥茉、矮松、土荊芥、紅沒藥、祕魯香脂等。

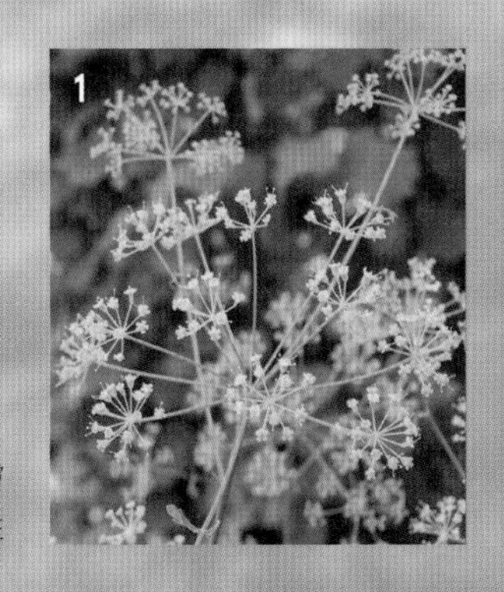

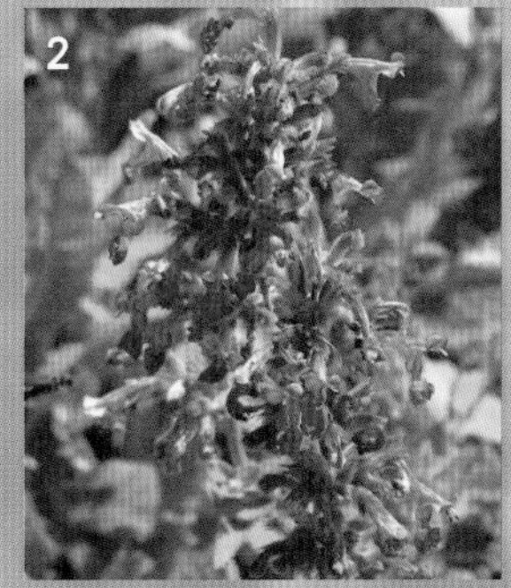

1. 紅沒藥刺激皮膚
2. 貓薄荷有致敏性

4. 小心光敏性的精油

由於荷爾蒙的變化，懷孕期間容易長斑、色素暗沉，這時如果又擦了光敏性精油，曬到陽光，無疑是雪上加霜，應該注意不要白天使用於皮膚。

這類精油包括：佛手柑、萊姆、檸檬及其他各種柑橘類、歐白芷根、圓葉當歸、檸檬馬鞭草等。

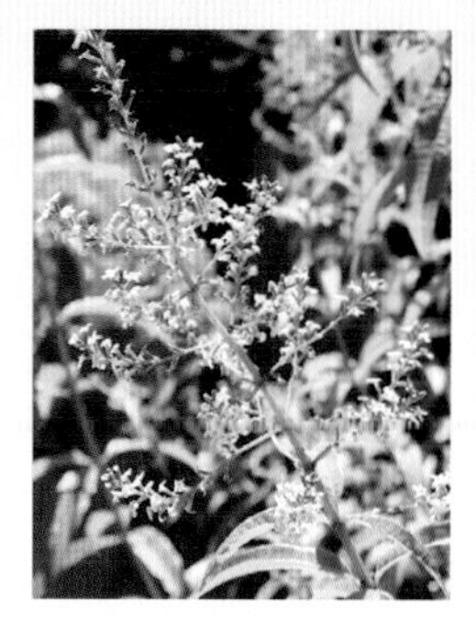

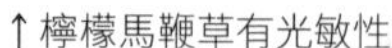

↑檸檬馬鞭草有光敏性

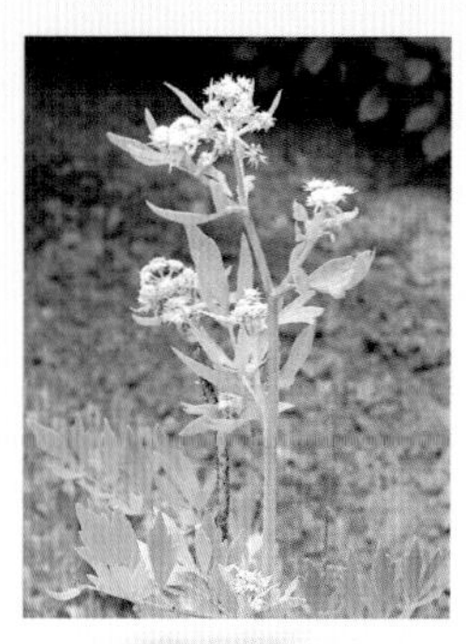

↑圓葉當歸有光敏性

5. 注意有爭議性的精油

早期英系芳療因種種理由，將部分常見精油定為孕婦禁忌，有些芳療師仍會使用於孕婦，但英系保守派會主張小心為上。在這裡我們稱為有爭議性的精油，請依你所學流派為判準。

某些精油具備調經、平衡激素作用，為了不影響孕期的荷爾蒙整合，可能會避開，尤其是懷孕前期。包括：快樂鼠尾草、絲柏、各種茉莉、各種玫瑰、玫瑰及波旁天竺葵、沒藥。

某些精油有單萜酮或醚類成分，雖然比例極微，或爭議成分屬於毒性很低的種類，對孕婦個案卻不好拿捏安全劑量。包括：羅馬洋甘菊、杜松、胡椒薄荷、綠薄荷、藏茴香、迷迭香、芹菜、馬鬱蘭、真正薰衣草。

在歐洲芳療界的個案經驗裡，馬鬱蘭、真正薰衣草對孕婦問題有很好的臨床效果，但因馬鬱蘭含洋茴香腦，真正薰衣草含樟腦，而成為爭議精油。事實上，馬鬱蘭中洋茴香腦的含量極微，另外，真正薰衣草中的高地薰衣草較安全，樟腦比較低，用鼻子聞聞看還是最保險的方法。

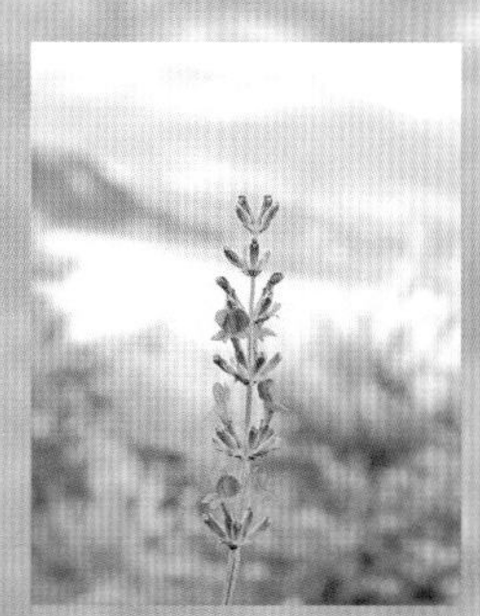

↑高地薰衣草較安全

4.5 配方：懷孕、生產與產後的芳療祕笈

不孕

不孕的原因非常複雜，我們從幾個常見的大方向來討論調理的方法。如果有「子宮內膜異位、子宮肌瘤」等症狀，請參考第三章介紹過的處方，可以減少受精卵著床的障礙。

配方	貞潔樹（營養補充品、錠劑或膠囊）
用法	服用方式和劑量依廠商建議，經期暫停，懷孕後停止。
解析	推薦給黃體素低落的人調理體質。黃體素又叫「助孕素」，分泌不足時，受精卵的著床成功率較低。可抽血或自量基礎體溫來判斷，高溫期低於 12 天，可能就是黃體素不足，可用貞潔樹提升。

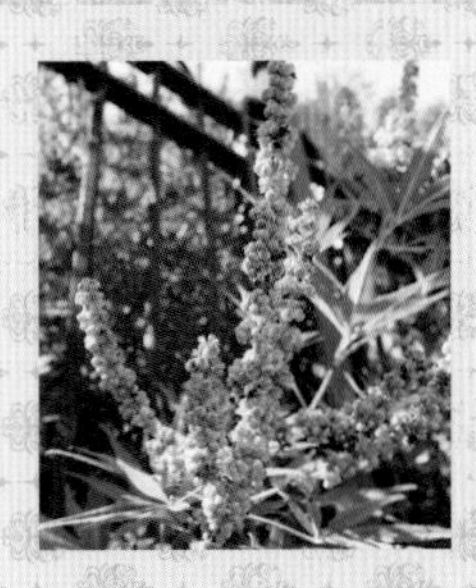

←貞潔樹

配方	大馬士革玫瑰（15 滴）+ 玫瑰籽油（30ml）
用法	調和為面油，用在臉部護膚。
解析	可用來處理不孕的心理情緒層面。有時生理檢查均正常，卻遲遲沒有好消息，大馬士革玫瑰讓我們認同與喜愛自己，減少自責焦慮，自然能輕鬆、隨緣的迎接新生命。

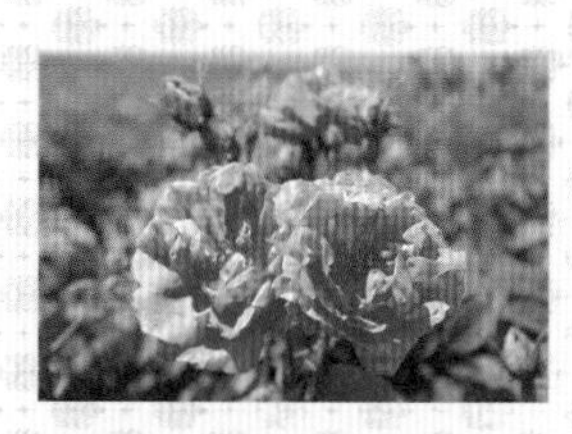

↑大馬士革玫瑰

配方	香草（10 滴）+ 快樂鼠尾草（20 滴）+ 黑雲杉（50 滴）+ 任一基礎油（100ml）
用法	調和為按摩油，塗擦全身，加強下半身按摩。
解析	適用於排卵功能差、卵巢退化的女性。超過 35 歲後，卵巢功能降低會造成懷孕不易，也有人還年輕就卵巢早衰，這時可用香草、快樂鼠尾草直接激勵卵巢，而香草和黑雲杉都具補腎作用，助身體回春。

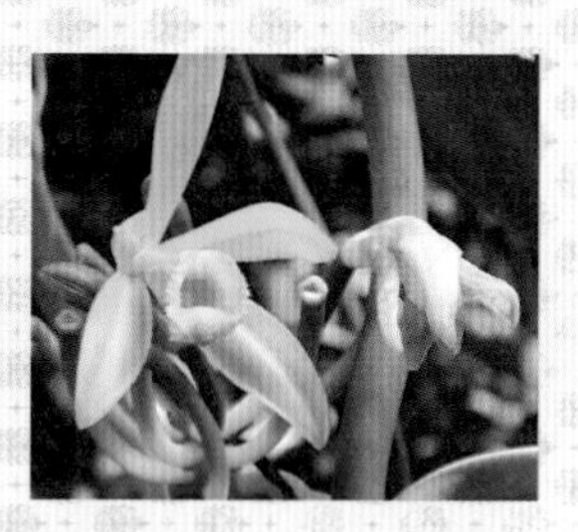

↑香草

配方	任一種玫瑰（3 滴）+ 完全依蘭（6 滴）+ 摩洛哥茉莉（3 滴）+ 芳樟（6 滴）+ 荷荷芭油（30ml）
用法	調和為面油，用在臉部護膚。
解析	泌乳激素過高的個案專用。她們胸部易漲，甚至分泌乳汁，月經混亂、不易受孕。這款配方選擇了多種提升多巴胺的優雅花香類，藉此強化對泌乳激素的間接控制。

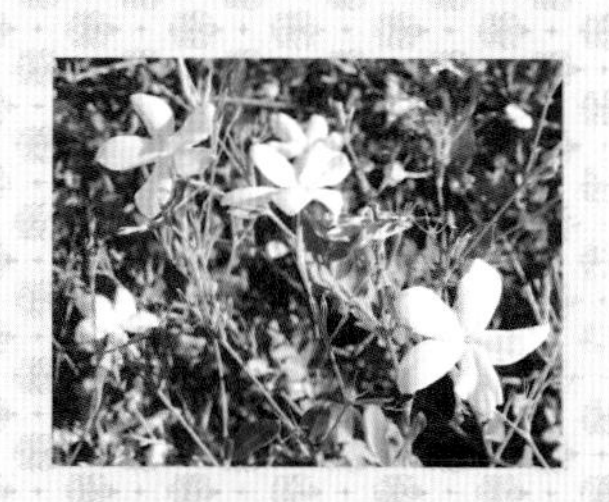

↑摩洛哥茉莉

配方	永久花（40 滴）+ 歐白芷根（20 滴）+ 佛手柑（20 滴）+ 任一基礎油（100ml）
用法	調和為按摩油，使用於腹部。
解析	輸卵管沾黏或阻塞而不孕的處方。所選用的三種精油均有抗凝血作用，並提升體力元氣。不想動手術，或開刀前希望減少沾黏範圍的話請密集使用，另加少許聖約翰草油效果更佳。

↑永久花

配方	羅馬洋甘菊（30 滴）+ 德國洋甘菊（10 滴）+ 岩蘭草（10 滴）+ 任一基礎油（100ml）
用法	調和為按摩油，塗擦全身。
解析	適合免疫系統干擾著床的不孕。若女性有抗精子抗體、自體免疫疾病，或排斥受精卵而習慣性流產，可使用這個消炎和暫時降低免疫的配方，但確認懷孕後請停止使用。

↑德國洋甘菊

牙齦不適

如果預備要懷孕，最好先至牙科診所做檢查，先建立好健康的口腔環境，以免懷孕期間為了是否照 X 光、要不要用止痛藥的問題而煩惱。看牙醫時若太緊張，也可能引起子宮收縮。

配方	羅馬洋甘菊純露（10ml）+ 蒸餾水（100ml）
用法	漱口。
解析	懷孕期間黃體素濃度上升，容易影響到口腔內軟組織的抵抗力，以及出現血管增生，因此許多孕婦有牙齦出血、紅腫的問題。羅馬洋甘菊純露既減少出血又預防感染，可在正常刷牙後用它來漱口，停留口中久一些，但不要吞下。

消化問題

由於荷爾蒙的變化，再加上胎兒一天天長大，逐漸壓縮其他器官的空間，懷孕期間的消化問題真不少！要注意的是：對「當媽媽」這件事越排斥或不適應的孕婦，往往越容易有消化失調的困擾。

配方	薑（12 滴）+ 豆蔻（12 滴）+ 檸檬（36 滴）
用法	隨身吸聞。
解析	孕吐害喜嚴重的孕婦，請隨身攜帶。薑是最理想的止吐處方，記得購買「蒸餾萃取」的薑精油，較溫和不刺激；豆蔻和檸檬氣味清新，且能消除環境及食物異味，用餐前後或搭車時都可以聞一聞。

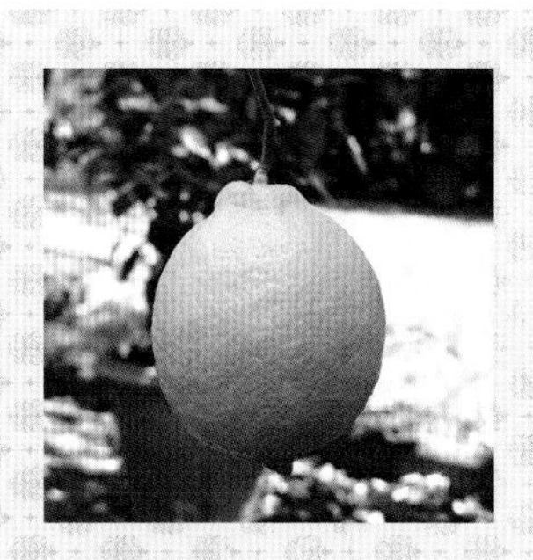

↑檸檬

配方	**檸檬細籽（10 滴）+ 佛手柑（50 滴）**
用法	隨身吸聞。
解析	食欲不振的準媽媽專用。此配方使用了極安定神經系統的精油，氣味酸香清爽，一聞就開胃，但不會讓人暴食。一直到懷孕中期還會時常反胃的孕婦，也可以使用。

配方	**橄欖油**
用法	口服。
解析	幫助孕婦解決便祕，最輕鬆的解決方式就是橄欖油。選擇優質第一道冷壓橄欖油，可做菜、拌沙拉、沾麵包。橄欖油既能護胃、潤腸，又可增強體力。

↑橄欖

配方	**葡萄柚（4 滴）+ 甜橙（6 滴）+ 黑胡椒（2 滴）+ 任一基礎油（30ml）**
用法	調和為按摩油，使用於腹部。
解析	孕婦如果時常脹氣、消化不良，可使用這個處方來按摩。柑橘類精油能幫助消化，效果溫和、好聞、又安全；黑胡椒則能促進腸道蠕動。

肢體與循環

因體重增加及重心改變，越到懷孕後期，肢體的負擔越大，不少準媽媽時常抱怨腰痠背痛，甚至到產後都還沒恢復。

配方	高地薰衣草（5 滴）+ 苦橙葉（15 滴）+ 任一基礎油（50ml）
用法	調和為按摩油，使用於下背、腿部。
解析	可以緩解腰痠、腿痛、坐骨神經痛。法國的高地薰衣草成分較溫和、安全，與苦橙葉一樣有溫和止痛效果，並舒緩緊繃的肌肉。

配方	黑胡椒（5 滴）+ 大西洋雪松（5 滴）+ 葡萄柚（5 滴）+ 任一基礎油（50ml）
用法	調和為按摩油，使用於腿部、足部。
解析	可以幫助緩解靜脈曲張、水腫。黑胡椒能溫暖身體，促進循環；大西洋雪松與葡萄柚都促進排水，還能減少循環不良所造成的橘皮組織。

配方	瓊崖海棠油（5ml）+ 甜杏仁油（20ml）
用法	塗擦於患部。
解析	這是一款能處理痔瘡的好幫手。綠色的瓊崖海棠油氣味特殊，藥用價值卻不小，它的觸感較黏稠，最好加其他植物油調整質地。這個配方能改善靜脈曲張、修復血管、促進循環，並幫助有創口部位癒合。

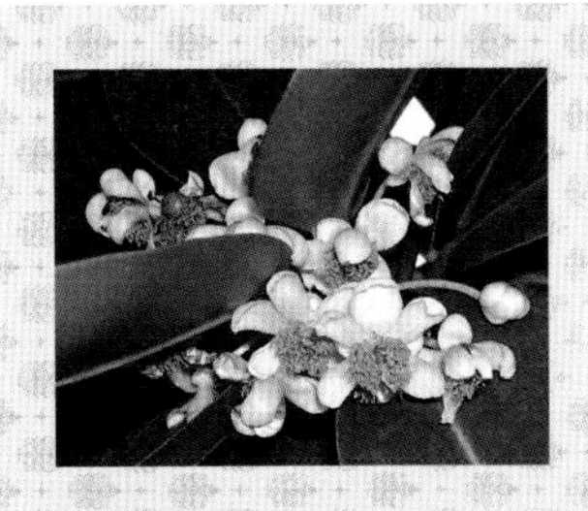

↑瓊崖海棠

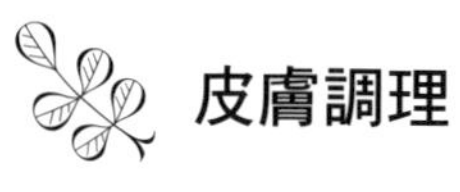

皮膚調理

坊間常流傳「懷男孩皮膚會變糟，懷女生則皮膚會變好」的說法，雖然不太準，但可見懷孕期間，皮膚確實常受荷爾蒙影響而改變，最好用天然溫和的方式調理。

配方	香蜂草純露（2ml）+ 蒸餾水（10ml）
用法	以化妝棉局部濕敷泛紅區。
解析	孕期皮膚發癢、泛紅、過敏、起小疹子時，建議用鎮靜力佳的香蜂草純露來解熱退紅，保濕效果也不錯。

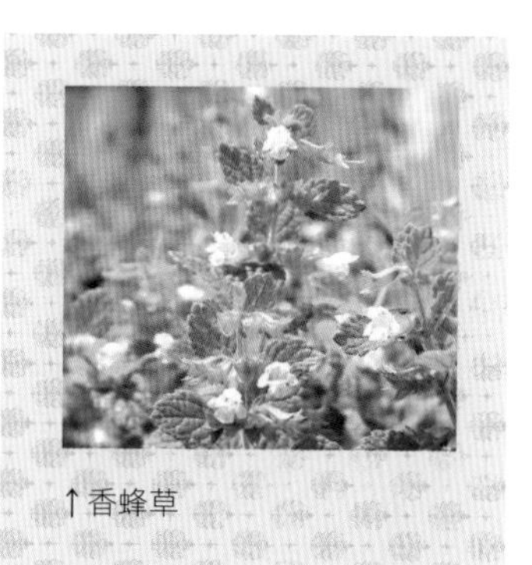

↑香蜂草

配方	玫瑰籽油（1ml）+ 沙棘油（1ml）+ 乳油木果油（15g）
用法	局部塗擦於斑點或色素暗沉處。
解析	適合給長孕斑的個案使用。由野玫瑰萃取的玫瑰籽油能美白、去斑，沙棘油特別抗自由基，又抑制發炎造成的黑色素沉澱，乳油木果油則促進肌膚新陳代謝，強化修護。

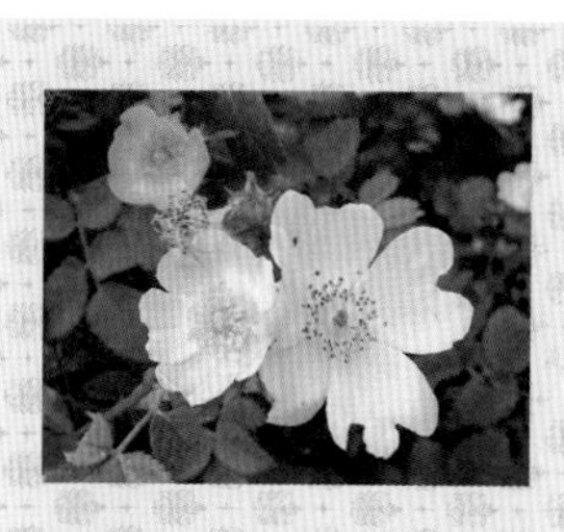

↑野玫瑰

配方	苦橙葉（2滴）+ 佛手柑FCF（2滴）+ 大西洋雪松（2滴）+ 荷荷芭油（30ml）
用法	局部用於痘痘處。
解析	懷孕時大暴痘令人傷心，治痘藥膏萬萬擦不得，可使用這個天然配方。苦橙葉退紅消腫，佛手柑減少出油，大西洋雪松淨化毛孔、溶出堆積的皮脂，這三種精油都有不刺激的溫和抗菌作用，並且安撫情緒、抗焦慮。

配方	紅桔（20滴）+ 玫瑰籽油（20ml） + 酪梨油（20ml）+ 可可脂（30g） + 甜杏仁油（30ml）
用法	按摩腹部、腰腿，懷孕四個月後開始使用。
解析	這是一款抗妊娠紋祕方，保濕滋養度非常高！紅桔精油預防膠原纖維斷裂，玫瑰籽油和酪梨油向來是去疤、抗老的好幫手，甜杏仁油幫助膚色均勻，可可脂強化肌膚彈性以及延展性。

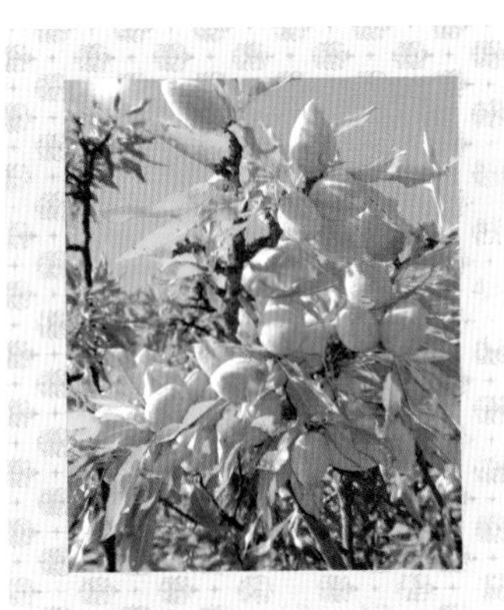
↑甜杏仁

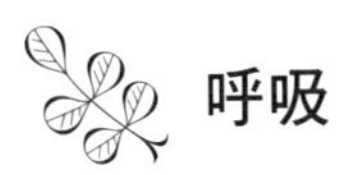

呼吸

隨著胎兒成長，隆起的子宮向上壓到心肺區，可能使孕婦呼吸困難，躺下時狀況更嚴重，影響生活品質和寶寶的健康。

配方	**檀香（1滴）+高地薰衣草（3滴） +膠冷杉（2滴）+甜橙（4滴） +任一基礎油（50ml）**
用法	調和為按摩油，使用於胸背，亦可攜帶吸聞。
解析	覺得呼吸不順、悶、喘的時候，隨手拿起來聞聞馬上舒緩，睡前塗擦也會減少倒臥時的阻塞感。檀香給妳平穩深沉的吐息，膠冷杉安撫氣管黏膜，高地薰衣草清新又袪痰，甜橙的甜美香氣讓人想大口呼吸。

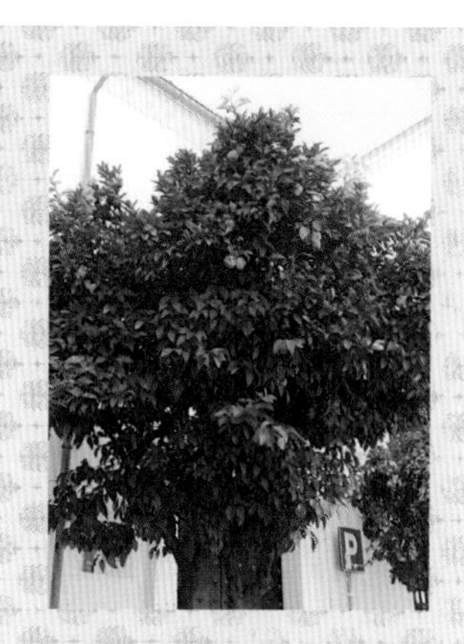

↑甜橙

配方	**桉油樟羅文莎葉（3滴）+花梨木（3滴）+任一基礎油（30ml）**
用法	調和為按摩油，使用於胸背，亦可攜帶吸聞。
解析	孕期感冒時適用。市面上有好幾種羅文莎葉，中英文俗名混淆，當中桉油樟羅文莎葉較能幫呼吸道抗病毒，且作用溫和，適合孕婦；花梨木滋補身心、保持免疫力。

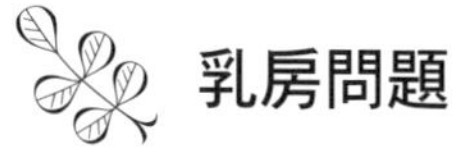

乳房問題

雖然罩杯會UP UP，但脹痛、發麻、發癢等令人煩心的小改變也很常見，懷孕期間不要過度刺激胸部，使用溫和方式護理即可。

配方	永久花純露（10ml）+ 蒸餾水（30ml）
用法	裝於乾淨噴瓶，噴灑胸部，或以化妝棉濕敷。
解析	永久花純露消炎效果極佳，可以舒緩緊繃脹痛的組織，並降低乳房及乳頭過度敏感的情況。

陰道問題

身體為了適應受精卵，懷孕期間免疫力會自然降低，加上分泌物增加，陰道特別容易感染，而長期或嚴重發炎，也對胎兒健康有負面影響。

配方	羅馬洋甘菊純露（15ml）+ 蒸餾水（50ml）
用法	以消毒乾淨的噴瓶盛裝，噴灑於陰部。
解析	處理黴菌性陰道炎。羅馬洋甘菊純露抗黴菌作用強，止癢效果也很優。

配方	乳香（1滴）+ 茶樹（1滴）+ 荷荷芭油（40ml）
用法	稀釋調和後，少量塗擦陰部。建議懷孕四個月以上才使用。
解析	處理細菌性陰道炎。使用了能修護黏膜組織的乳香，並加入茶樹，低刺激卻能有效抗菌，在抵禦感染同時，也防止子宮頸糜爛。

↑茶樹

配方	沉香醇百里香（2 滴）+ 任一基礎油（50ml）
用法	調和為按摩油，使用於下半身。建議懷孕四個月以上才能使用。
解析	適合陰道頻繁感染的孕婦使用。不停反覆感染的話要特別小心，如果骨盆腔或羊膜感染，將提高流產風險，可選擇甜美的沉香醇百里香，溫和提升免疫力。

高危險妊娠

請注意，高危險妊娠個案一定要就醫並接受治療，芳香療法僅供輔助用。

配方	檸檬馬鞭草（1 滴）+ 任一基礎油（50ml）
用法	調和為按摩油，塗擦全身。
解析	妊娠糖尿病專用，限已診斷為必需注射胰島素的孕婦使用。但若症狀輕微，請以飲食控制優先。

配方	馬鬱蘭（4 滴）+ 依蘭 III（4 滴）+ 花梨木（2 滴）+ 任一基礎油（50ml）
用法	調和為按摩油，塗擦全身。
解析	妊娠高血壓專用。馬鬱蘭平衡自律神經，在降血壓方面向來有不錯的反應；選用安撫心臟的依蘭 III，而非特級依蘭，是為了避免氣味太強烈而引發不適；花梨木是典型的心輪用油，用來調理情緒引發的血壓升高。

配方	**馬鬱蘭（3 滴）+ 高地薰衣草（5 滴）+ 薑（1 滴）+ 檸檬香茅（1 滴）+ 任一基礎油（100ml）**
用法	調和為按摩油，塗擦全身。
解析	妊娠毒血症專用，但僅限用於輕微或初期患者。這些個案通常併有高血壓、蛋白尿、水腫，肝腎功能較低，要使用代謝時較無負擔的精油並降低濃度。高地薰衣草、馬鬱蘭均透過神經系統降低血壓，檸檬香茅提升肝功能，也藉由擴張血管來降低血壓，薑（蒸餾）精油可溫和的減輕水腫。

配方	**澳洲尤加利（5 滴）+ 花梨木（5 滴）+ 任一基礎油（50ml）**
用法	調和為按摩油，塗擦全身。
解析	妊娠貧血專用。但貧血的調理還是必須從營養著手，芳療只是用以減輕症狀，澳洲尤加利可以改善頭暈、昏沉，花梨木則專門消除疲勞感，滋補元氣。

分娩

終於要「卸貨」了！來看看哪些精油可在產房助妳一臂之力！

配方	**大西洋雪松（10 滴）+ 檀香（10 滴）+ 黑雲杉（10 滴）**
用法	隨身吸聞。
解析	安撫情緒的處方。無論是孕婦分娩前超緊張，或是快要當爸爸的他整顆心七上八下，都可以靠近瓶子來個深呼吸，三種沉穩的樹木類香氣，為新手爸媽找到安定與支持感。

配方	**胡椒薄荷（2 滴）+ 玫瑰草（2 滴）+ 任一基礎油（10ml）**
用法	隨身吸聞，或按摩手腳。
解析	一般產婦用的順產處方。英國助產士發現胡椒薄荷對生產特別有幫助，它代表一種覺醒般的淨化，讓如戰場般的產房還能擁有一點清新；玫瑰草使妳肌肉更有張力、也更容易出力。

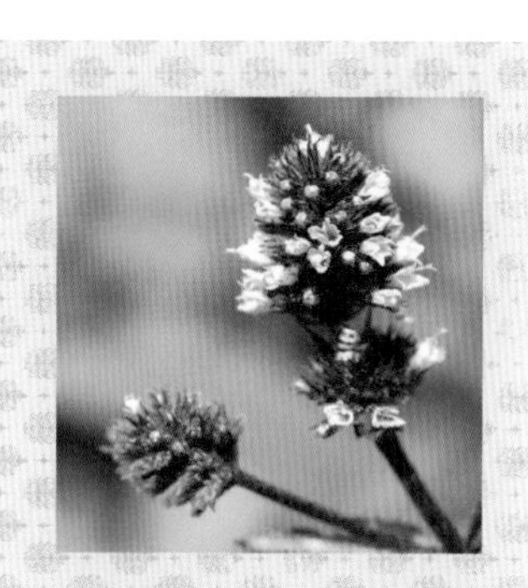

↑胡椒薄荷

配方	**任何一種茉莉（2 滴）+ 任一基礎油（10ml）**
用法	隨身吸聞，或按摩手腳。
解析	特殊情形用的助產處方，例如產程過慢或其他生產困難的狀況。茉莉精油向來以加速產程聞名，但不能令分娩日期提前，通常是已開三指才來使用，另外因茉莉的香氣濃烈，請留意身邊其他人是否能接受。

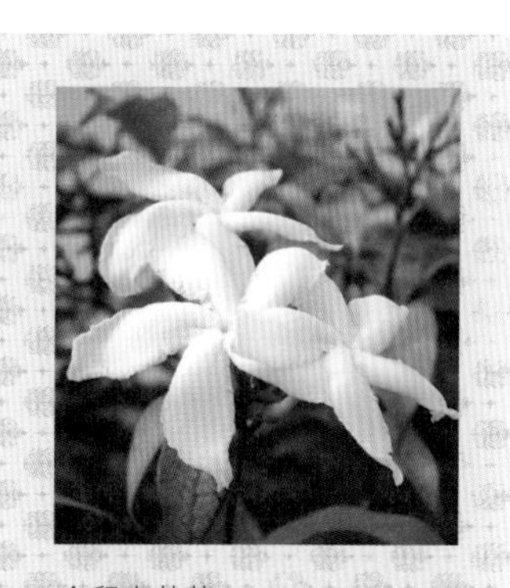

↑印度茉莉

產後的陰道護理

無論是否有剪會陰，自然產都會造成程度不一的撕裂傷，產後需要約五、六天的照顧。

配方	真正薰衣草純露
用法	以棉棒充分沾取後，清理產道附近。
解析	惡露期清潔用，防止感染特別有效。真正薰衣草純露的消炎和抗菌作效果都不錯，除了可用棉棒塗擦清理，也可在如廁後先以溫水沖洗陰部，再以噴瓶噴灑純露，最後要記得用衛生紙拍乾。

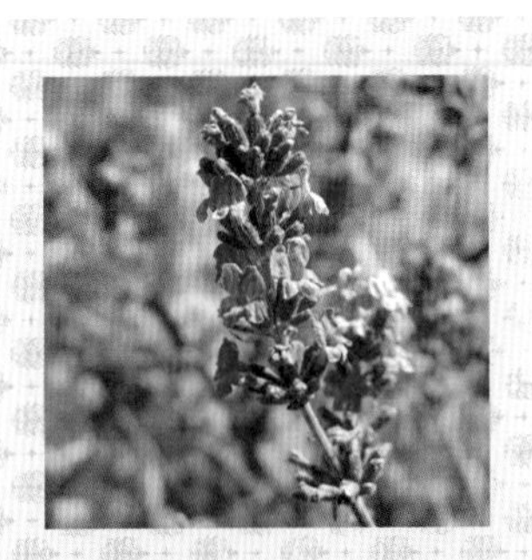
↑真正薰衣草

配方	岩玫瑰純露
用法	以化妝棉局部濕敷於傷口。
解析	有生產造成的撕裂傷，且持續出血時使用。岩玫瑰純露幫助傷口癒合並收斂血管，減少流血。

配方	薑黃（1滴）+甜杏仁油（10ml）
用法	塗擦患部。
解析	修護陰道及會陰撕裂傷的配方。薑黃不僅能強力消炎止痛，它含有的倍半萜酮成分更促進傷口修復，加速癒合且防疤。

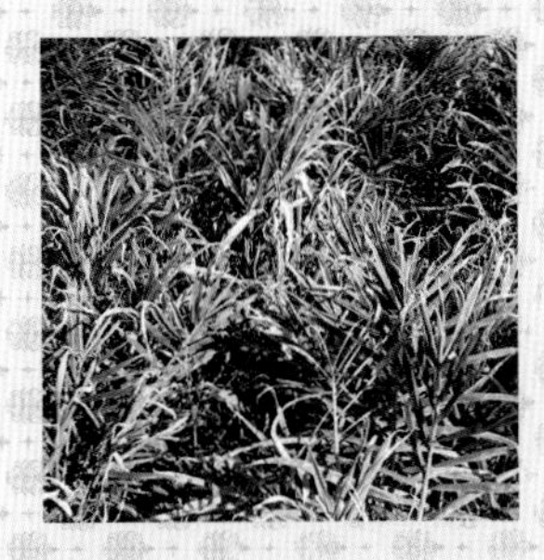
↑薑黃

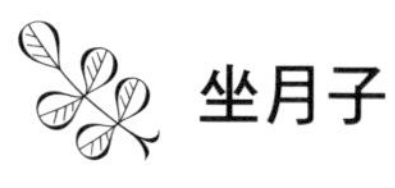

坐月子

聖嬰能淨化母親身心，此時正是體質調整良機，以芳香療法配合傳統的產後月子護理，可以達成更好的效果。

配方	永久花純露
用法	3ml 稀釋於水中，飲用，生產一週後可使用。
解析	適合惡露不順、胎盤滯留的產婦。產婦多半服用生化湯來幫忙排惡露，但若服用後仍然排出不暢，可再配合類似效果的永久花純露。產後不要立即使用，最好等待一週，以免影響出血量。

配方	芝麻油
用法	以適量輕柔按摩手腳腹部，生產一週後可使用。
解析	有助子宮恢復、腹部收束，並預防將來出現風濕痺痛。印度醫學阿育吠陀數千年來均用芝麻油幫助產後調理，但請選擇真正的冷壓油，除了更能保留活性成分，也不會像熱榨油那麼燥熱。

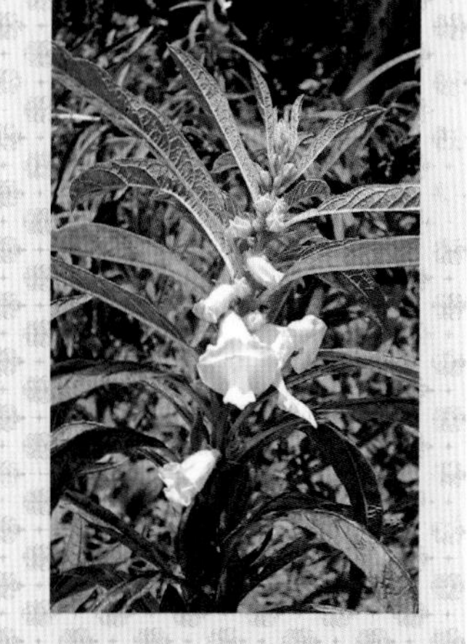

↑芝麻

配方	芝麻油（30ml）+ 紅花籽油（20ml）
用法	少許加進飲食中口服，生產兩週後可使用。
解析	作為營養補充品使用。冷壓芝麻油滋補回春，有抗氧化作用；紅花籽油活血養血，補充不飽合脂肪酸。

配方	丁香花苞（8 滴）+ 摩洛哥茉莉（2 滴）+ 任一種玫瑰（5 滴）+ 任一基礎油（50ml）
用法	調和為按摩油，塗擦全身（哺乳的媽媽要避開乳房），生產三週後可使用。
解析	補生殖之氣。選用激勵滋補效果好的三種花類精油，有助性能量恢復。

產後的乳房問題

在占星學中，乳房與子宮由巨蟹座掌管，均與安全感相連結，都是最能反映母性的器官，較嚴重的乳房問題往往意味著母性危機。

配方	羅馬洋甘菊（5 滴）+ 金盞菊油（40ml）+ 乳油木果油（10g）
用法	塗抹乳頭或疼痛部位。
解析	用於乳頭受傷個案。羅馬洋甘菊既止痛、又減少乳頭過度敏感狀況，金盞菊油十分消炎，乳油木果油修護傷口，還能形成保護層。

配方	永久花純露（10ml）
用法	加溫水調和，用毛巾或不織布吸取後，敷在胸部。
解析	用於預防乳腺炎。生產後乳腺脆弱，乳腺阻塞時不要硬推按摩，可用疏通與消炎效果良好的永久花純露，加微溫水濕敷，如果仍有疼痛感，則改用涼水濕敷。

配方	黑種草油
用法	口服 5 ～ 10ml，作為營養補充品。
解析	可幫助發奶。帶特殊香辛料氣味的黑種草油，很適合搭配鹹食。在阿拉伯醫學中，黑種草是通乳、催乳的良藥，且富含多元不飽和脂肪酸，幫助製造優質母乳。

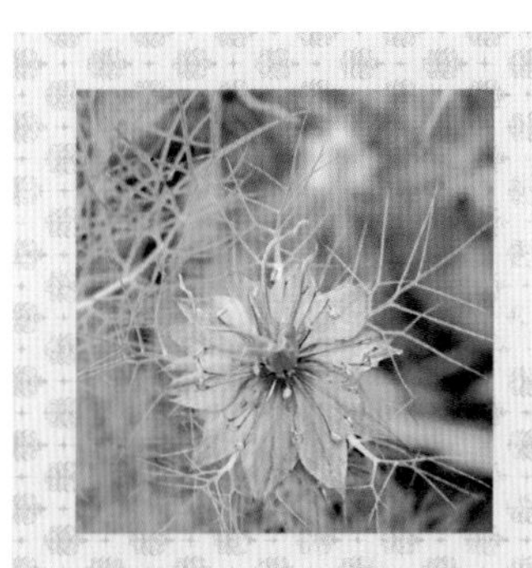

↑黑種草

配方	甜茴香純露
用法	3ml 稀釋於水中，日常飲用。
解析	可幫助發奶。甜茴香可行氣、通乳，但精油含有少量神經毒性成分，用來按摩胸部擔心小孩會吃到，改為口服純露較安全，還能順便調理產後的消化力虛弱。

配方	檸檬香茅（1 滴）+ 藏茴香（2 滴）+ 萊姆（7 滴）+ 任一基礎油（50ml）
用法	輕柔按摩乳房，亦可用於穴點及反射區。
解析	用於發奶和豐胸，除了促進泌乳以外，遇到打退奶針或產後萎縮下垂的情形，也可多加使用。檸檬香茅使胸部恢復彈性、堅挺飽滿，藏茴香通乳，萊姆可預防乳線阻塞。按摩後，記得不要使用部位曝曬於陽光下，以避免光敏性問題，也不要馬上哺乳。

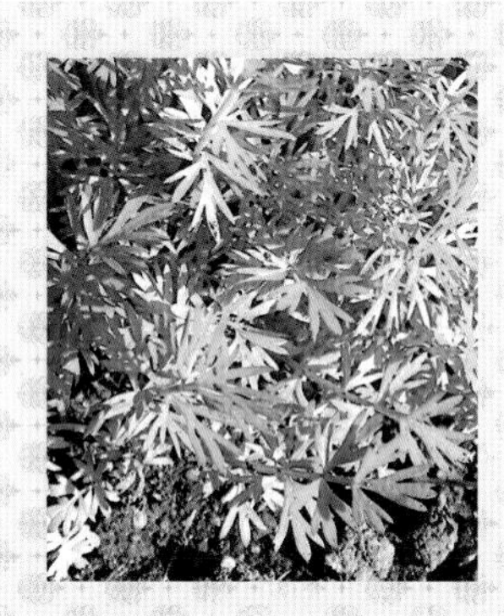
↑藏茴香

配方	阿拉伯茉莉（10 滴）+ 荷荷芭油（30ml）
用法	調和為面油，用在臉部護膚。
解析	用於退奶。在印度傳統醫學阿育吠陀中，阿拉伯茉莉是能調節乳房的藥材，也藉促進多巴胺，來平衡泌乳激素，乳汁量太多的媽媽可使用。

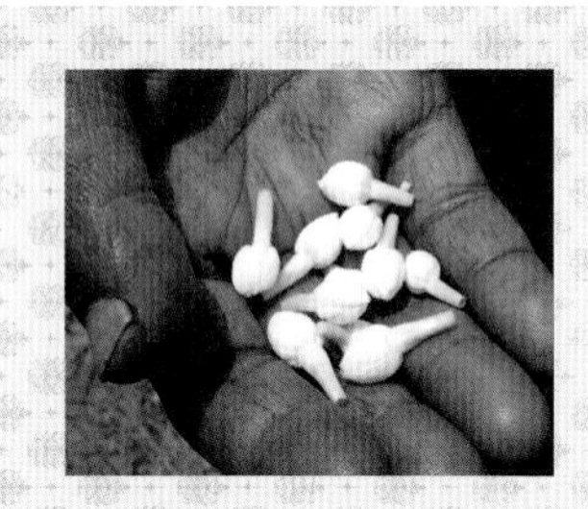
↑阿拉伯茉莉

產後憂鬱

因荷爾蒙變化，加上照顧新生兒帶來長期壓力，罹患產後憂鬱症的比例很高，尤其是生完後的一個月最明顯，此時更需要伴侶、家人的支持與陪伴。

配方	橙花純露
用法	3ml 稀釋於水中，日常飲用。
解析	處理緊張、焦慮、失眠的「外放型」情緒。

配方	橙花（15 滴）+ 荷荷芭油（30ml）
用法	調和為面油，用在臉部護膚。
解析	處理沮喪、缺乏自信、覺得自己被忽視或排斥的「內縮型」情緒。

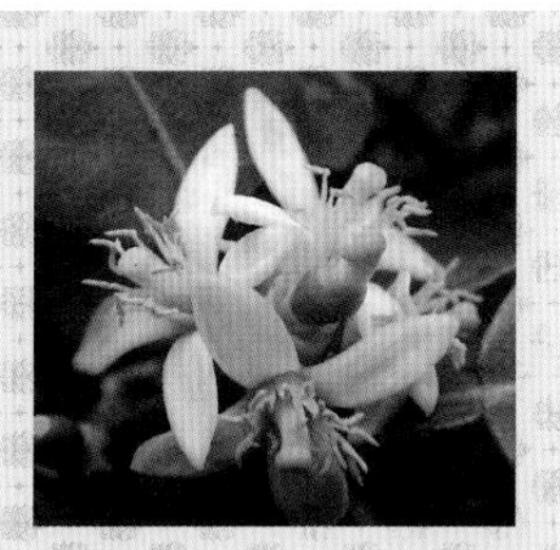

↑橙花

配方	月見草油
用法	口服 3 ～ 5ml，作為營養補充品。
解析	處理憂鬱引發的疼痛感。新手媽媽可能懷疑或害怕身體出問題，常常抱怨頭頸、肢體、胸背等處有疼痛感，或局部皮膚發炎，卻檢查不出病因。

配方	大西洋雪松（12 滴）+ 丁香花苞（4 滴）+ 佛手柑（12 滴）+ 綠花白千層（12 滴）+ 聖約翰草油（50ml）
用法	調和為按摩油，全身塗擦（哺乳的媽媽需避開乳房）。
解析	產後一年以上，仍有憂鬱的媽媽使用。大西洋雪松幫助釋懷、放手，丁香花苞同時振奮身體和精神，佛手柑抗憂鬱並調整食欲，綠花白千層幫助女人蛻變，可幫助消除心魔，漸少強迫性思考與各種妄想。

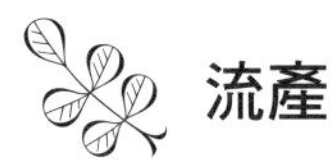

流產

無論是人工或自然流產，如果胎兒已滿十週以上，請按照坐月子的方式護理，十週以內發生流產則用下列配方，以調理情緒優先。

配方	玫瑰純露
用法	3ml 稀釋於水中，日常飲用，流產後超過一個月開始使用。
解析	純露在使用上最便利。玫瑰能安撫悲傷情緒，修補心輪，並重新滋養女性機能，即使流產是多年前的舊事仍可使用。

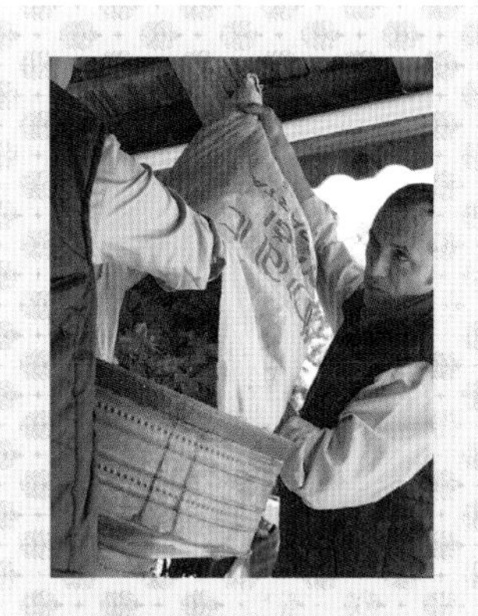

↑蒸餾玫瑰純露

配方	永久花（20 滴）+ 任一種玫瑰（5 滴）+ 紅桔（25 滴）+ 任一基礎油（50ml）
用法	調和為按摩油，塗擦全身。
解析	流產才發生不久時的心靈療傷處方。永久花讓我們原諒自己與他人，玫瑰是整合神經系統的多分子精油，紅桔安慰人生中的不圓滿。

配方	鼠尾草（5 滴）+ 快樂鼠尾草（20 滴）+ 萊姆（35 滴）+ 任一基礎油（100ml）
用法	調和為按摩油，塗擦全身。
解析	流產已過三個月後的子宮重建處方。鼠尾草促進受損細胞修復再生，快樂鼠尾草使子宮內膜增厚，萊姆重拾生命的喜悅。

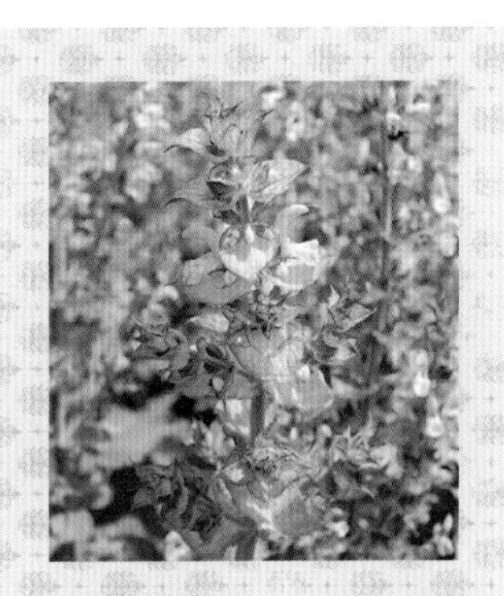

↑快樂鼠尾草

5

第五章　成熟期

女性生命總回顧

5.1

基礎：象徵女性陰影面的黑暗母神

「黑暗母神」與第一章的「大母神」是相對的概念。大母神能創造、養育、滋潤眾生，讓萬物生長，她代表土地及大自然的正面能量；黑暗母神則完全相反，她暗示著死亡、結束、毀壞、疾病。兩個截然不同的女神，分別象徵女性的光明面和陰影面。

在古代文化中有兩位知名的黑暗母神，一位是古埃及的阿姆米特（Ammit），另一位則是希臘的戈爾工女神（Gorgon）。阿姆米特意謂「吞噬者」，是位令人恐懼的女惡魔，她的外貌是三種強有力動物之結合體——獅子、鱷魚、河馬。她看守著地獄的火湖，等待死後下陰間的人。若死者的心臟被放在正義天平上，秤起來比羽毛重，就代表他在生

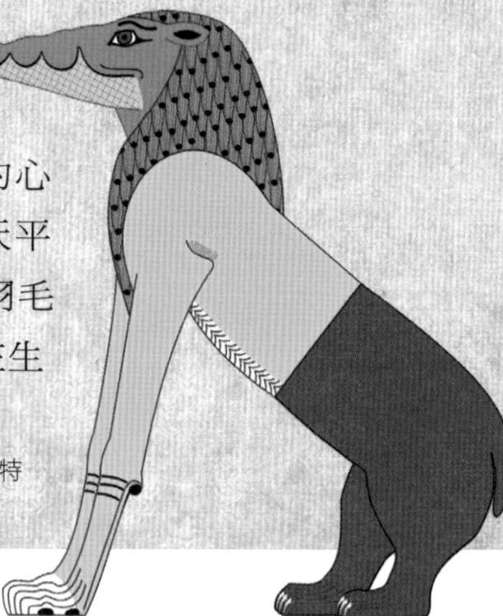

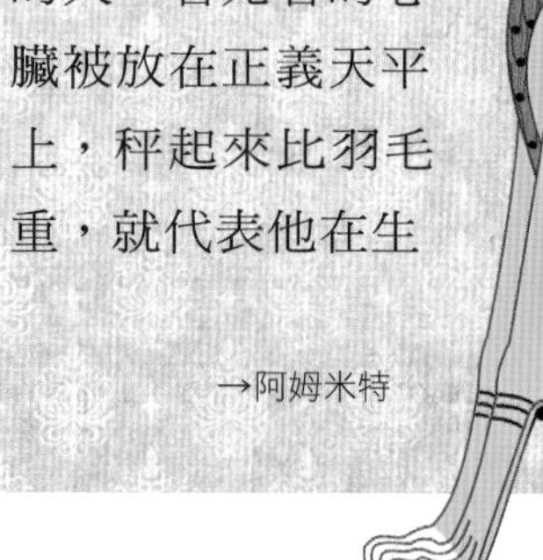

→阿姆米特

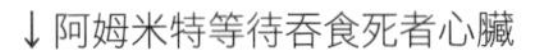
↓阿姆米特等待吞食死者心臟

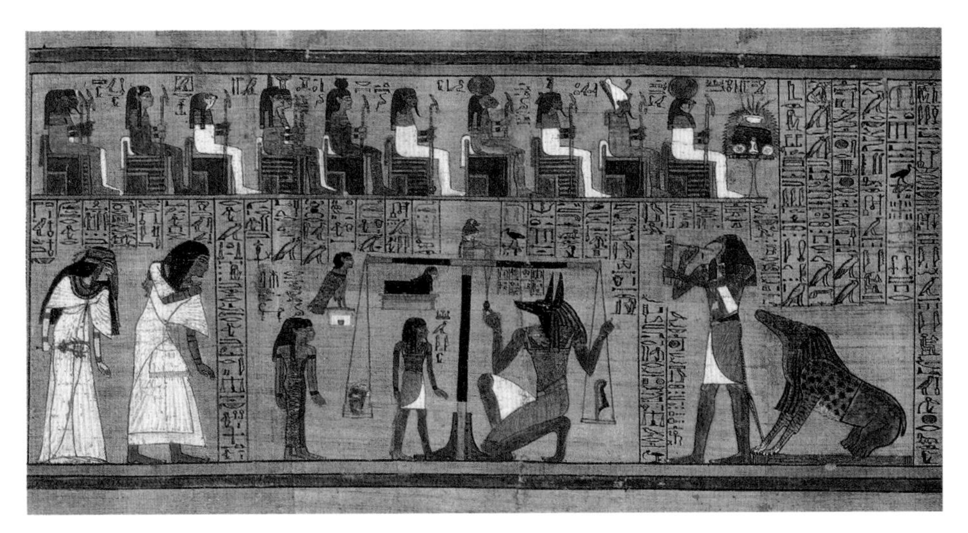

前曾做了虧心事，阿姆米特會一口將他的心臟吞掉，奪取靈魂，讓人永世不得超生。

至於戈爾工女神，其實是一群長相可怕的蛇髮姊妹，她們的名字在希臘文中的意涵就是「恐怖」，姊妹中又以美杜莎（Medusa）最出名，只要看見她就會變成石頭。傳說戈爾工女神右側身體的血可做成起死回生的神藥，左側身體的血則能製成劇毒，她們同時擁有生與死的雙重力量，所以雖然受到人民崇敬，卻也是英雄討伐的對象。

然而最著名的黑暗母神，還是印度教的「時母」——卡莉女神（Kali 在梵文中可指「時間」或「黑色」）。她的膚色呈現黑暗特質，瞠目吐舌的表情令人驚駭，身上以人類的頭或肢體作裝飾，手中拿著各種降魔法器。卡莉女神常與人間的疾病、災厄及戰爭相關，喜愛鮮血與殺戮。

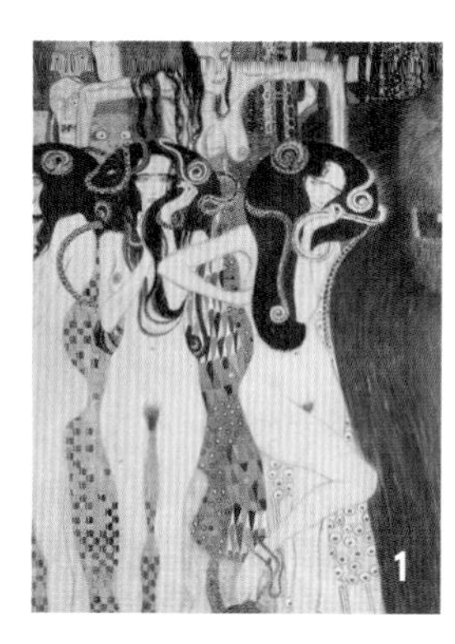

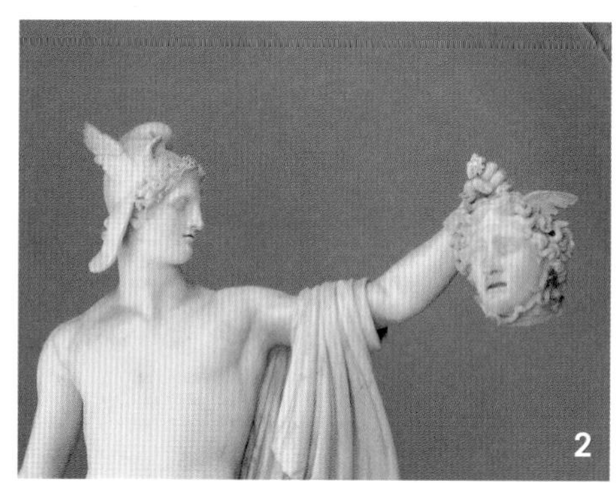

1. 戈爾工女神姊妹
2. 被英雄討伐的美杜莎

在事奉卡莉女神最虔誠的城市加爾各答（Kolkata，意義是「卡莉的土地」），卡莉神廟香火非常鼎盛，每日都有信徒準備好一隻隻山羊，活生生的斬首奉獻。遇到盛大節慶時，更會有幾百頭羊和無數隻雞帶進大殿，當場宰殺血祭！溫熱的鮮血滴成小河，匯流往神廟中一處填了沙土的坑洞，整個過程雖然相當血腥殘忍，但對信徒來說深具意義。卡莉是萬物之母，祭壇和坑洞就是她的子宮，萬物都由神聖的子宮誕生出來，最後也都要回歸於此，這裡就像地獄的入口。母神不僅是生命的賜予者，她也有能力收回生命，就像農夫播種耕田一樣，有一天要收割稻穗。

到底是什麼原因，會讓大母神變成黑暗母神，讓原本慈愛、溫柔的女性光明面，搖身一變成為陰影面呢？

根據印度神話，卡莉並不是一開始就如此狂暴凶惡，她原本是喜馬拉雅山山神的女兒——溫柔的雪山神女（Parvati），卻為了對抗連丈夫都打不倒的惡魔，而現出降魔相，化身為卡莉。但在殺死惡魔之後，這位勇猛的女戰士仍義憤填膺，用力踏撼大地，頓時山崩土裂，眼看世界就快被毀滅，幸好她的丈夫自願躺在妻子腳下被踩踏，卡莉女神才息怒，恢復了理性。

在男性至上的東方社會，這則故事真叫人印象深刻！青春少女比較像雪山神女，單純而美麗，鍾情守候命中注定的一份愛；等到進入「成熟期」，我們的女性能量才真正抬頭，不再被掠奪，而能站在平等地位上，與男性進行相互抗衡。

女人從35歲起，開始為生命中的最後一次形變做準備，所有戲劇性轉化的源頭，往往從積極認識自己的身體及心靈開始。到了45歲後，真正的蛻變就發生了！我們內在的卡莉女神逐漸顯露，開始表達個性和主見，展現出強大的力量與風采，不再甘於被男性宰制，甚至可能反過頭來將伴侶壓得死死的。當「成熟期」女人回憶起過往生命中，在兩性關係、社會權益上所受的痛苦，她們經年累月囤積的不滿，也很容易大爆發，轉變成

1. 雪山神女與丈夫
2. 卡莉女神

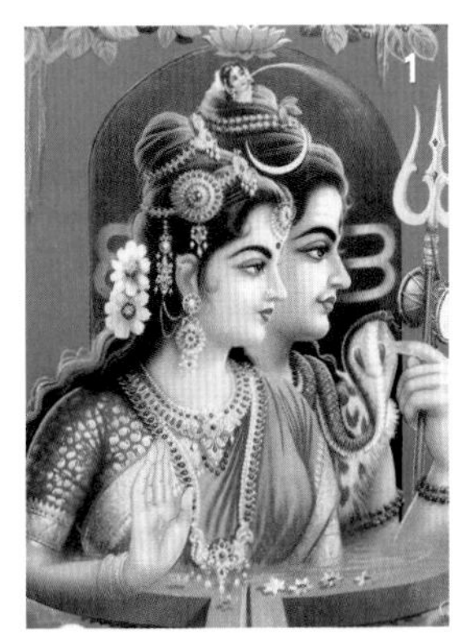

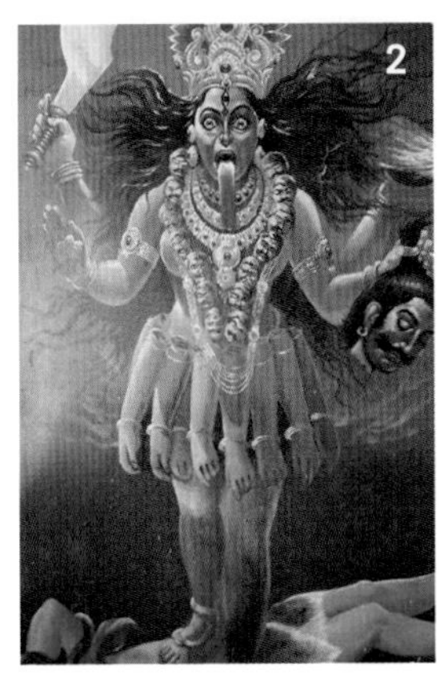

憤怒的情緒。

女人前半生，活在「大母神」的光明面裡，身為一個女兒、姊妹、妻子與母親，我們謹守崗位，盡好本分。但邁向成熟期之後，「黑暗母神」的女性陰影面卻提醒我們：要好好做自己，放下對身分責任的執著，當個「真女人」。

卡莉向來是印度教「性力派」的主角，他們認為如果只有男神，世界不過是一灘死水而已；唯有當女神和男神合而為一，才能創造出萬物。「性」是宇宙間的終極動力，蘊含一切智慧。但在年輕時，性通常只是生兒育女或綁住另一半的工具，女人往往要到了離開生育期之後，才會再一次經歷性意識的覺醒，重新體會愛的奧祕。

於是，熟女對肌膚之親和情感互動，會產生許多需求。在這回顧生命的重要時刻裡，不僅將過往愛情的苦樂得失放大，如果身邊伴侶表現不符合期待，就更令人覺得失望、失落，想對關係做出新的評估。日本傳說中，有一則女神伊邪那美（Izanami）與丈夫仳離的記載，

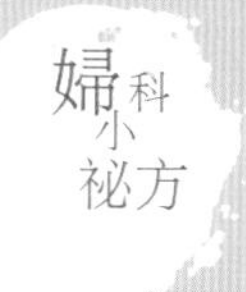

處理更年期憤怒

靠近更年期，女性荷爾蒙的濃度產生劇烈變化，讓大腦負責記性的海馬迴受到影響，喚起許多人生回憶，腦中杏仁體主掌情緒，它也增強了熟女感受及表達憤怒的能力。憤怒有時很健康，幫助展現真我的力量，有時則讓自己與他人備受挫折。

香氣清爽甜美的精油，例如：薄荷、橙花、馬鬱蘭，可幫助平復忿忿不平的心緒；帶著酸酸果香的醛類精油，例如：香蜂草、檸檬細籽、檸檬馬鞭草，則像澆下一桶冰水，能助人立即跳脫憤怒的泥淖。若想以大禹治水的方式，妥善將壓抑已久的憤怒疏通，香桃木會是最佳選擇。

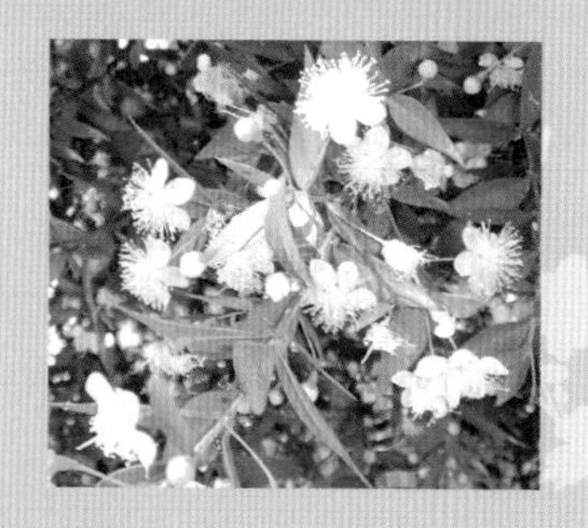

↑香桃木

被稱為《黃泉國神話》。伊邪那美原本是豐饒的生產女神，在慘遭丈夫背叛後，居然轉化為死亡女神，也就是從大母神變成了黑暗母神，夫妻從此恩斷義絕。

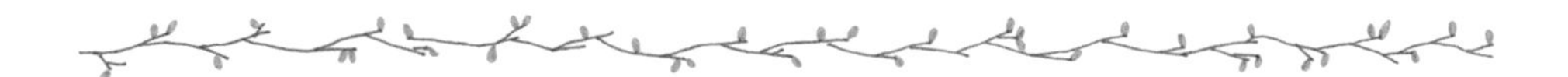

黃泉國神話

伊邪那美是創造日本列島的眾神之母，在產下火神時被燒死。她的丈夫哀痛逾恆，決定獨闖黃泉國（陰間）把妻子帶回。沒想到丈夫偷窺了伊邪那美尚未復活的身軀，發現妻子的面容早已腐壞衰敗，屍身旁還有八個醜陋的小雷神鎮守，因而驚慌逃走。伊邪那美被丈夫拋棄，深感屈辱和憤恨，便率領黃泉鬼女們一路在後追擊。

為了與伊邪那美一刀兩斷，丈夫陸續拋下「髮帶、梳子和桃子」，這些東西化為葡萄、竹筍與果樹，暫時阻止鬼女們前進，最後用大石頭擋住陰陽兩界的出入口。夫妻雙方從此決裂，陰陽兩隔。伊邪那美下了惡毒的詛咒：「今天起，每日我將從你們人間殺死千人。」從此她也變成掌管黃泉國的大神。

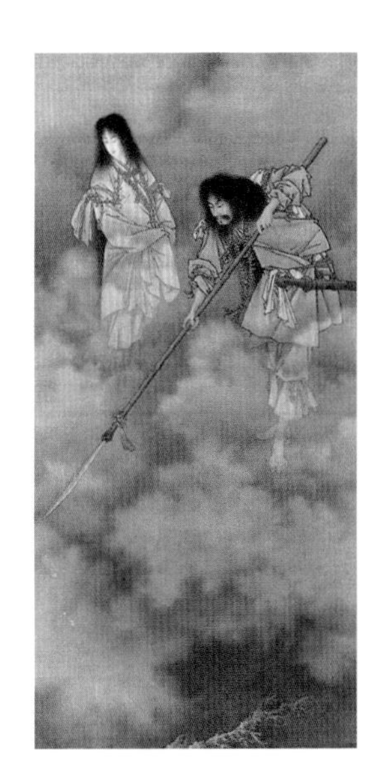

↑伊邪那美與丈夫

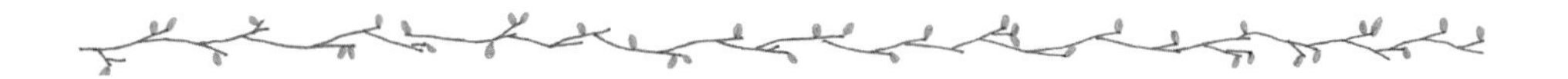

成熟期女性的自主力量和性意識雙雙覺醒，她雖然比年輕時更獨立，卻也要求更多的情感滋養和尊重。許多男人不曉得另一半正面臨生命最後一次形變，他們滿頭問號，只發現熟女越來越能展現憤怒、越來越多要求，男人便驚慌失措亂了套，甚至敗走。

事實上，女人變成「黑暗母神」，並非為了與男性社會競爭，而是在做自我辯證。在這場蛻變中，我們不斷往內在探索，尋找前半生「還沒活出來」的另一個自己。世界並不是只有光與愛，也有黑暗，它們無分善惡、彼此依存，透過下面這則五千年前兩河流域的伊南娜（Inanna）神話，更能表現出陰影面的重要：

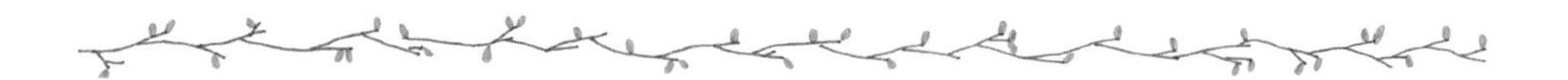

伊南娜神話

伊南娜是蘇美人崇拜的金星女神，也是代表陰性能量的月亮之神。她掌管情愛，也掌管戰爭。伊南娜全身上下都穿戴著具有神聖力量的珠衣寶冠，華美異常，活脫脫是個天之驕女。某一天，她突然不快樂起來，覺得生命中似乎缺乏了什麼，卻又說不出自己少了什麼東西，她因此決定展開一場冒險，去冥府旅行，與孿生姊姊伊瑞綺嘉拉（Ereckigala）對話。

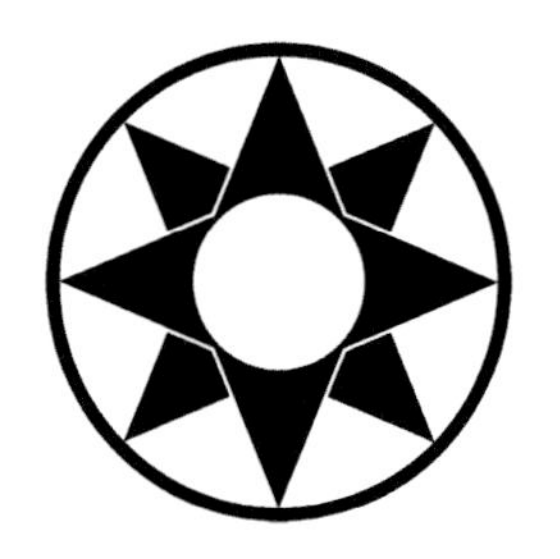

↑代表伊南娜的金星符號

統治死亡之國的伊瑞綺嘉拉，和妹妹非常不一樣，她的長相可怖，性格凶殘。她讓七道冥界之門的守衛們，一層層奪走伊南娜的華服美飾。當雙方面對面時，伊南娜已赤身露體、一絲不掛，卻勇敢要求姊姊離開冥府女王寶座，想由自己取而代之。伊瑞綺嘉拉勃然大怒，下令將親妹妹處死！

最後，在其他神明的協助下，伊南娜的乾屍得到了「生命之水」的滋養，復活甦醒，逃出生天。為了與伊瑞綺嘉拉和解，伊南娜還把自己的丈夫杜姆茲（Dumuzi）送到冥府，和姊姊分享同一位伴侶。這也暗喻著「大母神」與「黑暗母神」合而為一。伊南娜後來統領了天界及冥界，光明和陰影從此整合。

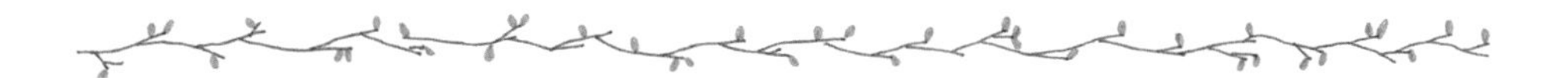

伊南娜大可以一直享受著一帆風順和平穩，為什麼非要展開這趟地下世界的旅程？即使豐饒、富足如伊南娜，在靈魂深處依舊有巨大的飢餓。冥府中的孿生姊姊，其實就是伊南娜的另一面，她勇敢揭露了這黑暗的一面，讓「我」變得更加完整。

表面上女人步向成熟，便逐漸展現某種憤怒、貪婪、破壞性，有時甚至會質疑起自己：這到底是怎麼一回事？事實上我們正走在必經之路上。年輕時，我們往往忽略這股追尋黑暗的動力，但它仍將隨著時間醞釀，當妳願意擁抱內在的陰影姊妹，

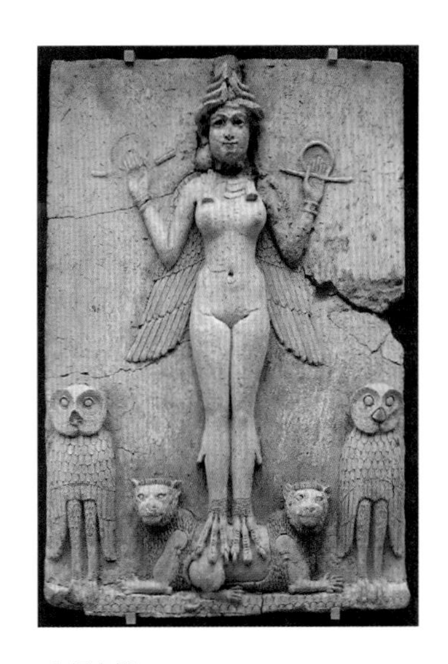

↑伊南娜

女性人格的整合故事才邁向最終話。

女人任何一次形變，都伴隨某些痛苦，於是各種故事通常使用死亡來隱喻轉化。伊邪那美經歷了死亡，伊南娜也嘗到短暫死亡，但這兩位女神的結局卻大大不同：日本神話中的伊邪那美，並未成功復活，她的身體及容貌抗拒不了天地法則，不斷衰敗，也讓她被永恆的黑暗所困住；而在蘇美神話中，伊南娜則被「生命之水」澆灌，死而復生，並由黑暗界返回光明界，甦醒後甚至更美麗、更強大！

經歷這最後一次形變的女人們，千萬不要害怕成為「黑暗母神」，要記得：黑暗並不是結局，黑暗只是一個過程！重點是我們在經歷了煎熬的轉化後，該怎麼讓自己重生？有許多精油都可在此時扮演「生命之水」的角色，從身心兩方面進行再生、賦活、回春。

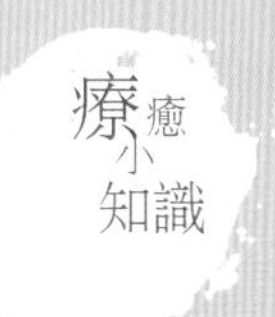

療癒小知識

再生、賦活、回春的精油

最有助復活新生的芳香分子，首推「單萜酮」與「倍半萜酮」。含有單萜酮的精油，例如：鼠尾草、艾草、馬鞭草酮迷迭香等，都有助於心靈淨化更新，促進組織修護。倍半萜酮的精油，例如：永久花、印蒿、大西洋雪松等，還具有美白、除疤、抗老等機能，滿足熟女的護膚需求，並療癒內在創傷。其中，印蒿甚至能帶來春天萬物復甦、欣欣向榮的感覺。

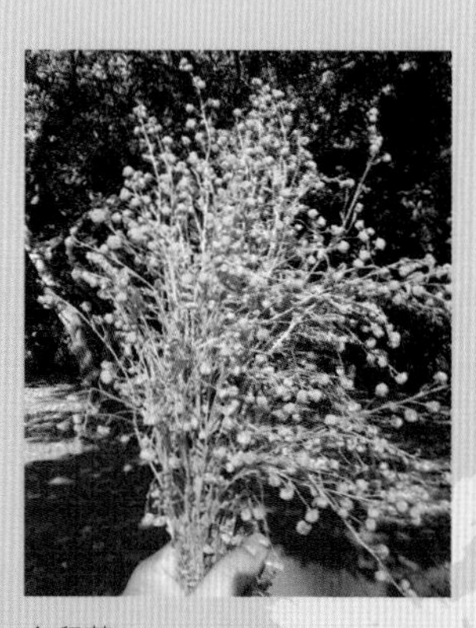

↑印蒿

5.2

延伸：被妖魔化的成熟女性

女人到了成熟期，智慧與經驗會更加豐富，越來越獨立自主，不受男性宰制與操縱，於是這個社會就把她們塑造成令人恐懼的敵人。仔細回想一下，妳童年時期，如果曾遇到年長卻未婚的女老師，她們是不是常被同學惡毒的取了「老巫婆」的綽號？

童話裡女巫、後母這類角色，其實多半是被妖魔化的熟女。故事中的女巫，其實都是「清楚自己要什麼」的女人，她們雖然有一些嫉妒或貪欲方面的道德弱點，卻比那些善良甜美的公主們，更有血有肉、更貼近人性。她們會使用魔法，甚至擁有醫療、藥草等知識，善於運作女性的心靈力量，也不吝於開發性能量。其實，芳療師們都是女巫。我們如果身在古代歐洲，恐怕也是那些「女巫獵人」亟欲追捕的對象。

十五世紀時，曾有兩位修士寫了惡名昭彰的《女巫之槌》（*Malleus Maleficarum*）一書，講述各種辨別、拷問、刑罰女巫的方法，開啟恐怖的

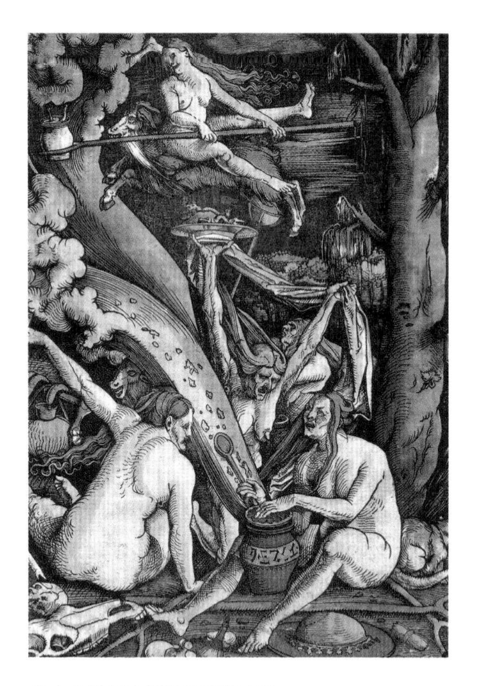
↑十六世紀人們印象中的女巫

審判迫害，數萬名女人因此被折磨至死，當中有不少女人只是因為身上有老人斑、肉瘤、駝背等就遭受指控，顯現出社會對年長女性的歧視。另一方面，年輕貌美的女孩，也可能被指控引誘人犯罪，而慘遭逮捕。當時人們深信女巫除了與惡魔濫交之外，還會偷走並吃掉嬰兒。一個成熟期的女人，因為脫離了生育期，開始勇於追求愛的滋養、性的滿足，並且不再以「為人母」作為優先，就容易被汙名化。

當「黑暗母神」的力量過度強大時，確實可能造成無可避免的傷害，許多神話傳說中的女主角，都因為無法控制陰影面，而失去理智，傷害了其他人，甚至傷害自己的孩子。最有名的案例之一，出自古希臘戲劇《酒神的女信徒》（*The Bacchae*）：

長相俊美的酒神戴奧尼索斯（Dionysos），是歡樂、生殖、復活之神，時常有一大群女信徒簇擁著祂，那場景就宛如今日的韓國偶像花美男，被粉絲們瘋狂追星一樣！

神祕的酒神儀式，常被指責為奢靡、荒淫。有位年輕的國王彭透斯

（Pentheus）認為這個宗教傷風敗俗，下令禁止崇拜酒神，還三番兩次迫害追隨酒神的人。

後來在一個月黑風高之夜，彭透斯硬闖進儀式現場，卻被狂熱出神的女信徒們，誤當成一隻野獸。為了殺死這隻冒犯神明的仇敵，也為了得到最理想的祭品，她們紛紛攻擊他。彭透斯猛然發現自己的親生母親阿高厄（Agave）在人群中，情急之下，奔向母親的懷抱求救：「媽媽！是我啊！」沒想到阿高厄已經失去理性，她第一個動手撕裂親生兒子的身體，其他女人一湧而上，彭透斯就如此活生生被分解成肉塊。

1. 酒神戴奧尼索斯出巡
2. 古希臘陶器描繪彭透斯被殺

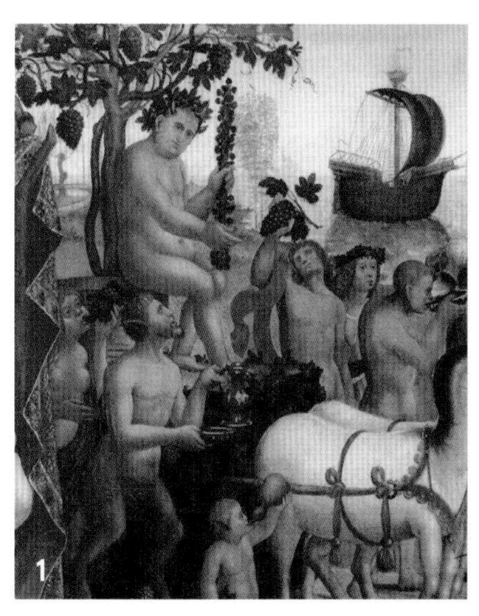

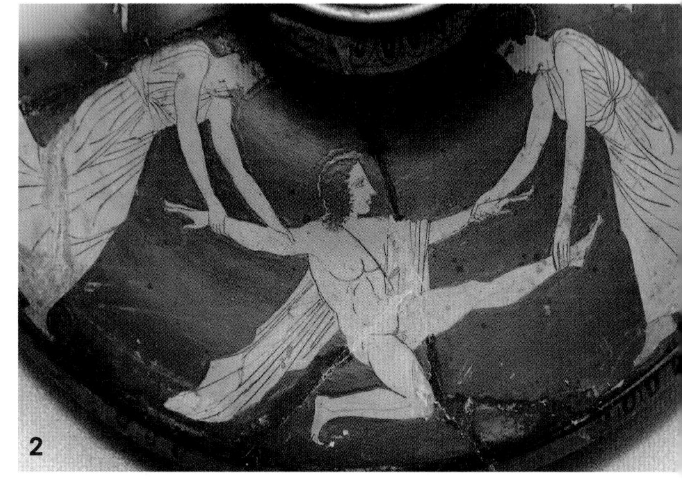

這令人震驚的悲劇場景，讓我們看到陰影面如果過度爆發，力量會如何反噬。我們當然不會像神話故事一樣殺死親生子，但成熟期女性，可能會試圖掌握、控制並操縱自己的下一代，每個女人都有機會化身為恐怖的慈禧太后。若想避免這種傾向，可以善用波旁天竺葵精油。

婦科小祕方

波旁天竺葵

是上天恩賜給熟女的禮物。波旁天竺葵精油雖然是由葉片萃取，卻帶著充滿動感的花朵香氣，它強化了心輪與性輪，能讓女人觀照自我，並內斂能量，將生命的中心放在自己身上，不受外界紛擾影響，不向外求取安全感，也不再去掌控兒女或其他人。天竺葵精油的主成分「香茅醇」，除了保濕、處理陰部乾澀，更是調理婦科癌症的好幫手。

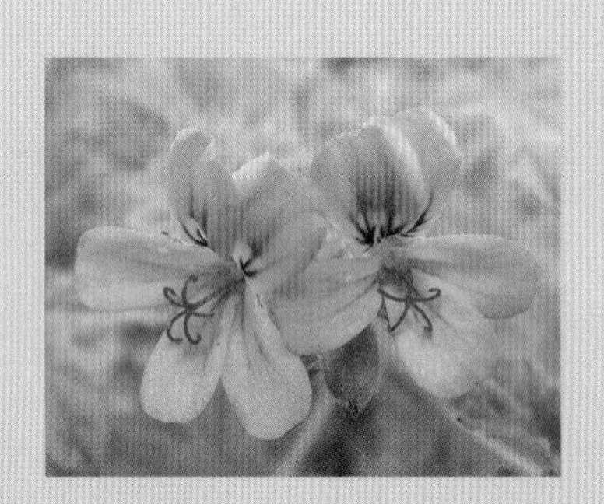

↑波旁天竺葵

5.3 故事：欲置白雪公主死地的母后

遙遠的國度有位皇后，某個冬日清晨，她一邊從窗內眺望雪景，一邊做女紅，稍不注意，繡針戳進纖纖玉指，流出幾滴血。皇后喃喃的說：「真希望我能生個皮膚像雪一樣白、嘴唇像鮮血那麼紅的孩子。」後來她果然願望成真，生下白皙可愛的女嬰，命名為白雪公主，不幸皇后身體虛弱，不久便因病而逝，

國王續弦，新來的後母花容月貌，卻心如蛇蠍，她每日攬鏡自問：「魔鏡魔鏡，誰是世界上最美的女人？」接著滿意的聆聽魔鏡的回答。但當白雪公主像花朵般成長，魔鏡開始改口：「白雪公主是世界上最美的女人！」

後母在盛怒與嫉妒下，找了個機會，帶白雪公主到森林摘

花，再將她遺棄在那裡，沒想到白雪公主竟自己走回家。後母又交待皇家獵人，把白雪公主暗暗殺死，但獵人在最後關頭卻下不了手，隨手殺了隻動物，將心與肝帶回王宮覆命。後母以為眼中釘已死，命令廚房把獵人送來的內臟烹煮，忿恨的吃掉。

白雪公主逃走後，誤闖七個小矮人的家，從此生活在森林中。直到有一天，魔鏡透露白雪公主還活著的消息，後母才發現自己上當。

後母提著裝滿雜貨的籃子，在小矮人的木屋前徘徊：「小姑娘，來看看這腰帶吧！妳的腰會更細、更漂亮！」愛美的白雪公主招呼她來幫自己繫上，沒想到腰帶兩端一收，立刻牢牢綁死，根本無法呼吸，還好小矮人及時趕回。第二次，後母扮成的小販又帶了梳子來賣：「用這梳子順順秀髮，它才會更閃閃動人唷！」白雪公主被騙，有毒的梳子往頭皮一碰，她馬上昏倒，幸好又被小矮人所救。

第三次謀殺，後母在蘋果裡下了劇毒，前來兜售。紅豔豔的蘋果喚起白雪公主對美麗的憧憬，她忘卻小矮人的告誡，接過這顆禁果咬了一口；這一次，白雪公主真的香消玉殞，醒不過來了。

小矮人們將白雪公主放進玻璃棺材，在一旁守護及悼念。幾天之後，鄰國王子正好騎馬經過森林，棺材裡栩栩如生的公主讓他大為著迷，在懇求小矮人同意後，王子派馬車來迎接，準備將這已死的女孩帶回宮殿照料。

馬車顛簸的向前奔馳，恰巧壓到樹根，重重彈跳一下，卡在白雪公主喉嚨的那口毒蘋果，也被震了出來，她幽幽醒轉，王子則欣喜的表達愛意。最後他們回到城堡，過著幸福快樂的日子。

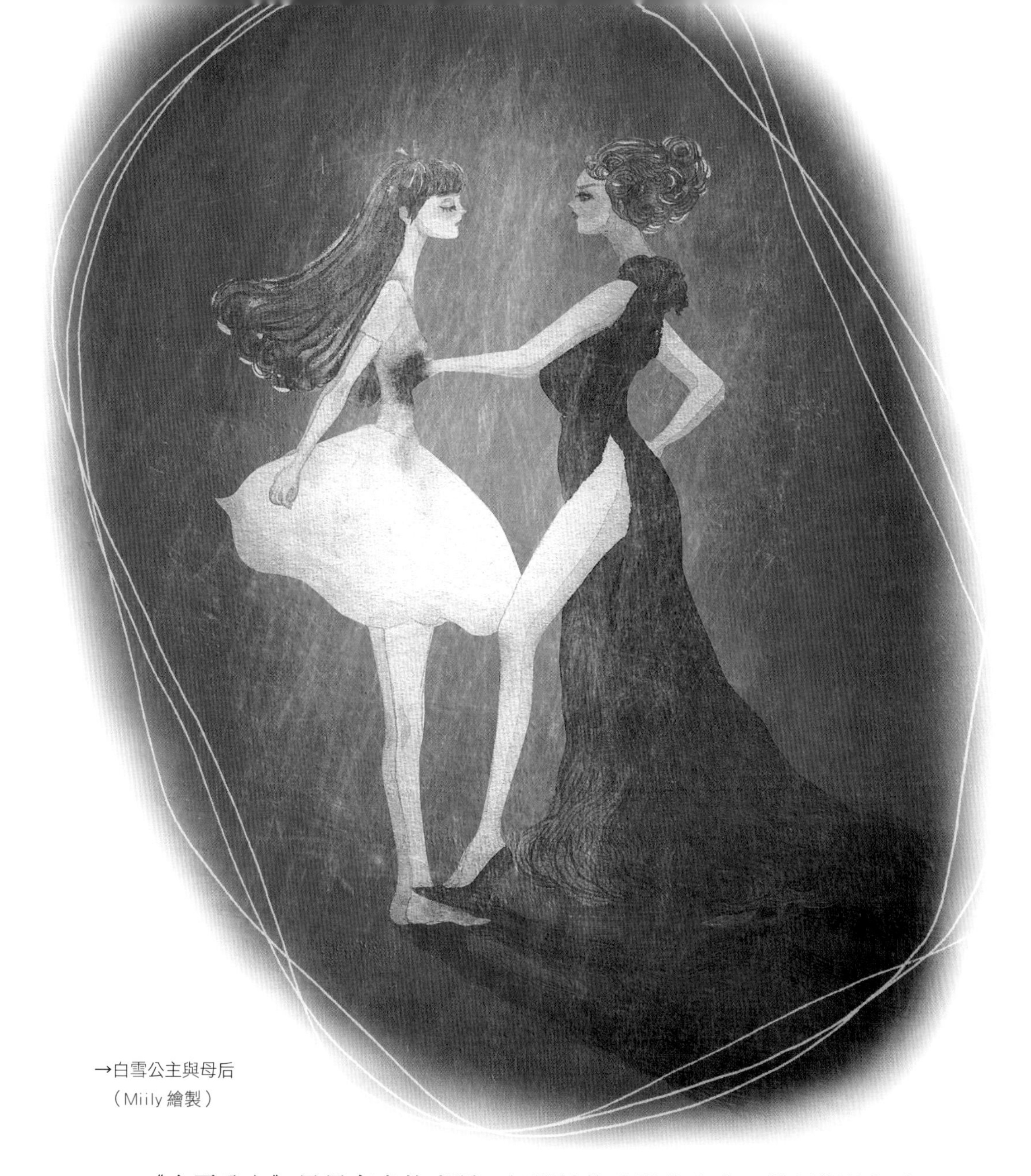

→白雪公主與母后
（Miily 繪製）

《白雪公主》是最有名的童話，但卻被修改過許多次，越早期的版本其實越血腥，而且在原始設定中，這位皇后並非後母，而是白雪公主的親生媽媽！讀者向格林兄弟抗議，表示不能接受，格林兄弟才從善如流，將她改成邪惡的後娘，畢竟床邊故事若出現母親殺孩子的情節，未免太恐怖！

隨著《白雪公主》變成普及版，情節也逐漸簡化，原本使用的三樣謀殺道具裡，只有蘋果仍在兒童讀物裡歷久不衰。

為什麼白雪公主吃的是蘋果？根據古代傳說，蘋果被認為是靈魂的食物，橫剖開來，可以看到呈現五芒星形，所以它也成為獻給女神的食物，

婦科小祕方

純釀造蘋果醋

蘋果醋在德系芳療中廣受應用。純正釀造法是採用成熟落地的蘋果，讓果肉自然發酵醋化，不加基醋，並且長時間儲存於木桶以增加風味。這種蘋果醋呈現深紅褐色，在儀式中可取代血液，使用在各種促進生命能量的魔法上。它口味溫潤，富含天然果酸、酵素、礦物質，可以拿來療癒以下各種熟女的疑難雜症。

皺紋、暗沉 →	稀釋為 1% 後，當化妝水，每兩週敷一次臉。
水腫、靜脈曲張 →	10ml 加進足浴桶，泡腳。
荷爾蒙變化造成的落髮 →	稀釋為 5 ～ 10% 後，按摩頭皮。
失眠、健忘 →	睡前或需要時，稀釋成自己喜歡的濃度飲用。
經血量變大 →	經期開始日一直到結束日，每天飲用 15ml。
消化不良 →	飯後 15 分鐘後，稀釋成自己喜歡的濃度飲用。

因為五芒星就是金星——愛與美的符號，也是伊南娜、維納斯的象徵。蘋果香氣有助於長生與充實體力，讓神明永保青春，於是白雪公主被蘋果毒死之後，仍然可以維持美麗如昔。

如果想更了解《白雪公主》和熟女之間的關係，就要從最早的童話版本來分析，而且我們關注的是母后。

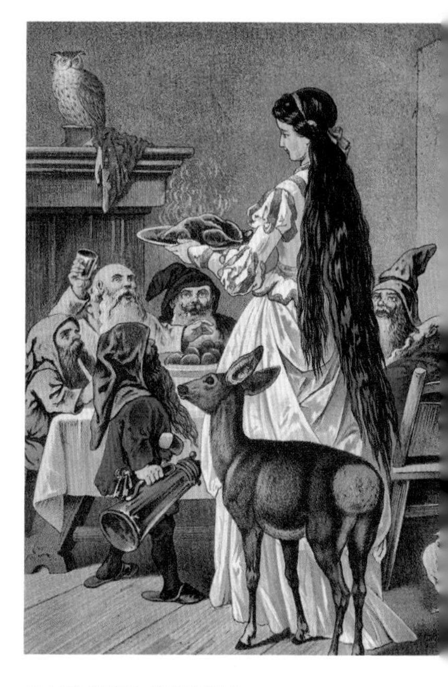

↑早期童書中的白雪公主

1. 母親吞食子女的控制意象

在早期版本中，母后把獵人帶回的野獸內臟，誤當成白雪公主的心與肝食用。母后不但意圖殺死小孩，甚至還想吃掉她，看起來何等驚悚！但所有神話中的黑暗母神，也幾乎都有類似癖好，無論是埃及的阿姆米特、印度的卡莉，都喜愛食人跟鮮血。蘊含在其中的觀念，其實是「源自於母神者將歸於母神」，母神是播種者，也是收割者；她給予生命，也給予死亡。

「食人」只是一種意象，一切事物都出自大母神的神聖子宮，所以最後會被吞食回去，也就是重新回歸到子宮，就像大野狼吃了小紅帽一樣，只是此處吃了少女的是母后，這代表著成熟女人的強烈控制欲。女人曾經是獵物，

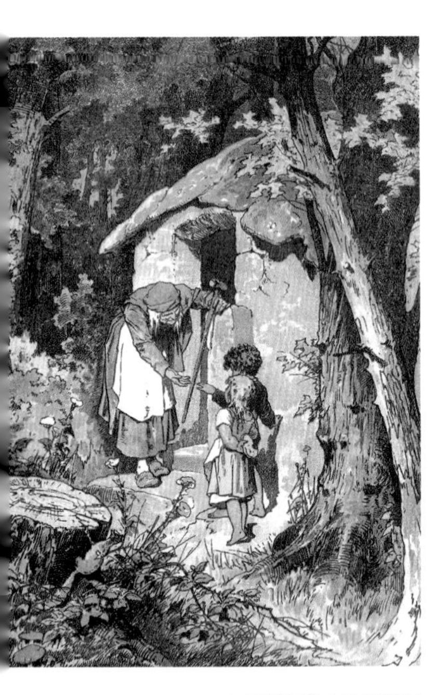
↑早期童書中的糖果屋

現在卻變為獵人。

《糖果屋》（*Hänsel und Gretel*）也是一則食人故事，童話一開始，韓賽爾與葛莉特兩兄妹的母親就展現出陰影面，她因飢荒而決定丟下兒女，就像《白雪公主》中的母后一樣，把孩子帶進森林裡拋棄。小兄妹遇到擁有豐饒食糧的女巫，這位住在森林深處的老婦人，原本應該像小紅帽的外婆般，是道地的大母神，但卻因為陰影面過度強大，而成了毀滅、吞食的黑暗母神。幸好最後葛莉特發揮智慧，把女巫推到火爐裡，燒得無影無蹤。

每個青春少女都是蔻蕊，容易被掠奪或宰制。但女人進入成熟期以後，不但掌握了力量，也對自己的情欲更加認識，於是角色對換，現在輪到男性（特別是年輕的男人，像戴奧尼索斯、彭透斯或韓賽爾），變成被欲求甚至被吞食的對象，許多成為追星一族的師奶，瘋狂的程度令人咋舌。

但熟女最能控制的對象，仍然是自己的兒女。許多母親就像小紅帽的媽媽一樣，規畫了一條道路，希望兒女遵循，嘴上還說「一切都是為了你們好」。而當孩子拒絕或反抗時，女人就產生強烈挫折感，甚至憤怒或焦慮，這些

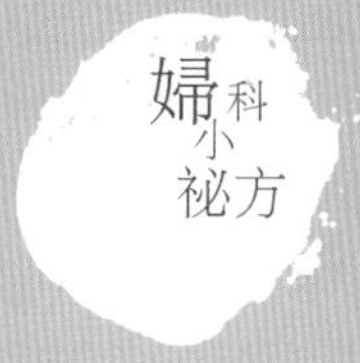

甜茴香

甜茴香是經典婦科保養油，不含荷爾蒙，卻會令身體有類似接收到雌激素的反應，這種天然的「荷爾蒙補充療法」效果，來自其主要成分——帶著濃濃八角味的「洋茴香腦」。甜茴香可暢通身體內外的交流能力，幫助女人表達自我，消化所有壓抑、抗拒的情緒，平衡性能量，甚至能處理因情感失落而造成的暴食現象。除此之外，甜茴香還將食欲、性欲、控制欲、攻擊欲等加以調節和整合，讓我們不致於傷害人。

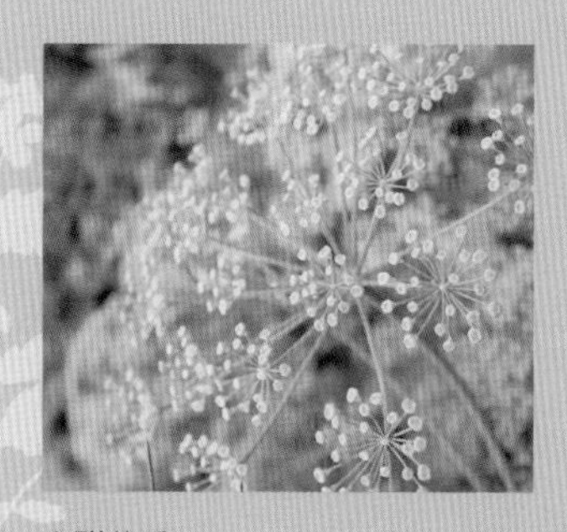

↑甜茴香

情感失調狀況，又使更年期的症狀變本加厲。

雖然這一切都是過程，但陰影面不會自己消失，故事中的巫婆或壞母后，不會憑空被打倒。我們必須先認識自己潛在的控制欲，試著與它共存，才有能力消解它、整合它，讓陰影面不再具有傷害性。

2. 向年輕的自己告別，完成最後一次蛻變

女人一生的曲曲折折，都與蛻變有關，在許多符號象徵中，死亡不是結束，而代表一種劇烈轉化。若只把故事讀一半，就擱下書本，或許人人都會忍不住嘆氣：伊南娜女神為什麼要犧牲？白雪公主為什麼會被害？

我們忘記了步向成熟期的自己，其實是站在伊南娜的姊姊，或白雪公主的母后那一邊。表面上「黑暗」好像殺了「光明」，事實上，那代表女人正在體驗一場大震盪，轟轟烈烈的轉進光明與

黑暗交融的階段。

白雪公主與母后，其實是同一個人。過去的妳，就是白雪公主；現在的妳，則是會魔法的母后。白雪公主必須死！為了讓身心得以成熟、改變、整合，每個女人都必須向白雪公主告別，告別自己曾擁有的無敵青春，告別一直放不了手的昔日美麗，告別各種可愛的傻氣執著。向年輕時的自己說 Bye Bye，才能從許多角色與責任畢業，展開不一樣的人生！

仔細對照，會發現日本的《黃泉國神話》，跟《白雪公主》奇妙的重疊在一起。伊邪那美復活前，身上有八位矮小的雷神鎮守在她的榻前；白雪公主在遇上王子之前，也有七個小矮人一直守在玻璃棺旁保護她。

伊邪那美沉溺於過往甜蜜，即使她已死亡（轉化進成熟期），仍捨不下回憶、斷不了情緣，在意自己是否仍然容貌如昔，她想和丈夫重返原來的世界，直到丈夫主動離緣，以「髮帶、梳子和桃子」成功治退伊邪那美，才讓她徹底放下過往的自己。而《白雪公主》童話裡，母后也用類似的「腰帶、梳子和蘋果」三次加害於白雪公主，來向年輕的自己告別。

這兩則故事中，幫助女人「斷捨離」的三種道具，象徵成熟期需要的三種力量，也對應芳香療法常用的三類精油：

幫助斷捨離的道具	象徵力量	對應精油
髮帶、腰帶	性連結	禾本科植物
梳子	生命力	芸香科植物
桃子、蘋果	美貌	薔薇科植物

↓幫助強化性連結、生命力、美貌的三種道具（Miily 繪製）

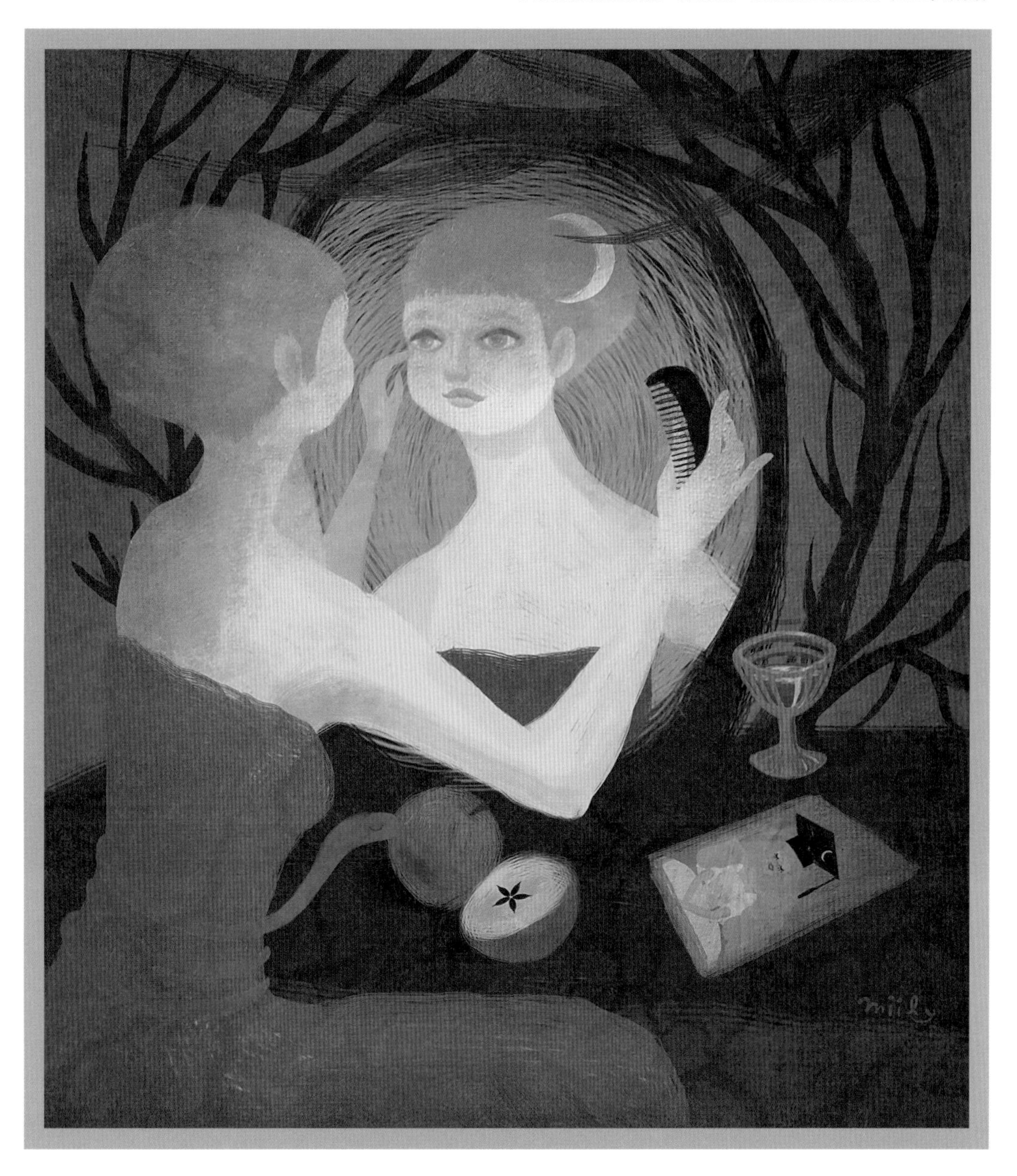

如何讓生命繼續往前進展？若想完整蛻變，女人不僅該認識自己、鍛鍊智慧，也要在「性連結、生命力、美貌」這三種層次上，都獲得新力量！

道具之一：髮帶或腰帶，代表人際關係兩端的交流及串連，帶狀物的外貌像蛇，又隱喻了性能量。成熟期的女人，現在不用召喚神怪丈夫來帶自己去探險，也不再需要將性能量消耗於兒女身上，但熟女仍然應該強化性連結，以激勵無限的創造潛能。禾本科植物多半是茅草類，形態與髮帶、腰帶近似，順暢平行的葉脈既伸展又柔長，禾本科精油也充滿彈性和律動，可啟動感官知覺，幫助自己認識潛在的欲望。常見的禾本科精油有：檸檬香茅、玫瑰草、岩蘭草，都很能開發「身體感」。

道具之二：梳子，它在許多傳統社會裡，被拿來當「儀式道具」。頭部被認為是十分神聖的部位，而秀髮則代表力量，所以梳子除了用來裝飾或整理儀容，還具有保護能力。梳齒就像銳利尖牙，以強大生命力守護每個人的內在神靈。芸香科植物時常讓我想起梳子，這些小樹時常帶著尖齒般的枝刺，它們的果實也洋溢豐盛的生命力。芸香科柑橘屬，在芳香療法中是最受歡迎的精油家族，無論佛手柑、檸檬、紅桔，還是甜橙、苦橙、葡萄柚，都能帶給女性活力，維持多汁的生命能量！

道具之三：桃子或蘋果，它們都屬於薔薇科，外表粉豔紅潤、內在馨香沁甜，是「美」的代言人。舉凡薔薇科植物無一例外，都具有防皺、除斑、保濕、美白等超強的護膚能力。除了摩洛哥玫瑰、大馬士革玫瑰精油以外，芳療界暢銷品玫瑰籽油、甜杏仁油，或新明星杏桃仁油、水蜜桃核仁油、覆盆子油等，也是美肌聖品。薔薇科讓美麗由內而外，成熟期女人追求的不再是年輕小女生的青春之美，而是由時間與人生體驗所形塑的成熟之美，這種美充滿智慧，就像水晶一般明亮清晰。

最近幾年，好萊塢以《白雪公主》童話為藍本，拍攝了兩部片：《魔鏡，魔鏡》（*Mirror Mirror*）、《公主與狩獵者》（*Snow White and the Huntsman*），電影中的母后分別由茱莉亞・羅勃茲（Julia Roberts）和莎莉・賽隆（Charlize Theron）飾演，兩位成熟女星演技精湛、風情萬種，簡直壓得所謂的「女主角」毫無存在感。母后們又美麗又有個性，善用魔法，並勇於追求想要的事物，看完電影後，所有女人都會不禁大嘆：「誰要當白雪公主啊？我要當這樣的母后！」

療癒小知識

香氣冥想

當女人覺得生命「卡關」、無法前進時，請找一個放鬆、安全、燈光輕柔的房間，並從禾本科、芸香科、薔薇科這三種科屬，各選一瓶喜歡的單方精油。輕輕閉上眼睛，進入絕對靜默。妳可以用「視覺化」的方式，先讓眼前浮現過去的自己，也就是像白雪公主一樣的花樣少女，接著一邊想像把「腰帶、梳子和蘋果」這三樣東西送給自己，一邊將對應的精油輪流滴在紙上吸聞。告訴自己：「當冥想完成，我將進入另一個人生階段，擁有新的性連結、生命力和美貌。」

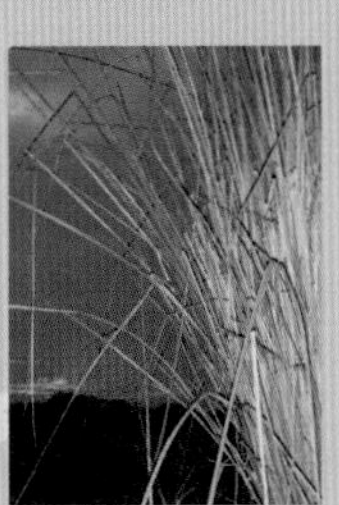

↑禾本科

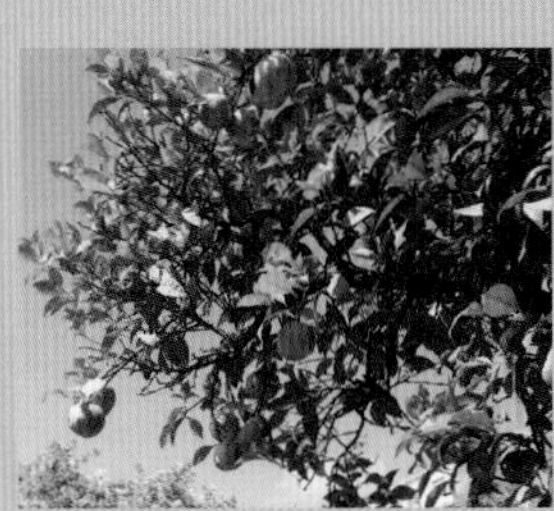

↑芸香科

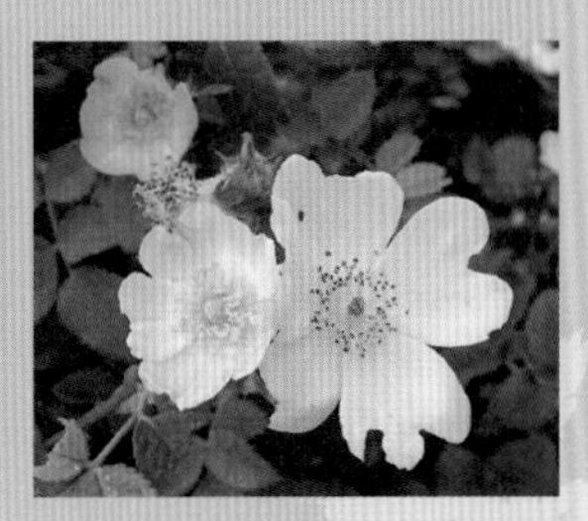

↑薔薇科

5.4 個案：誰是白雪公主的母后？

難得我們投射的角色不是童話女主角，而是故事裡的大反派。如果一個女性已經越來越像「黑暗母神」，有更年期症候群、生殖系統老化、情緒困擾、婦科腫瘤等情形，她就是本章節的討論個案。請參考以下的人物側寫，來分辨適用對象，並快速找到理想用油方向和處方。

1. 為家庭犧牲而流失能量的人

若是一輩子認真奉獻，只為換取眾人滿意的笑臉，卻發現這是個無底黑洞，沒有終點……妳需要誠實的問自己一個問題：我曾為自己活過嗎？年輕時顧慮原生家庭，結婚生子後為老公、孩子打算，付出與回收不成比例，做牛做馬卻無人珍惜，到最後，便會造成嚴重的失衡情況。當妳感到能量不斷在流失，意味著代表能量的血液，也將跟著流失。

從35歲起，許多女性發現經血量大增，並伴隨虛弱疲憊感，免疫力衰

↓岩玫瑰

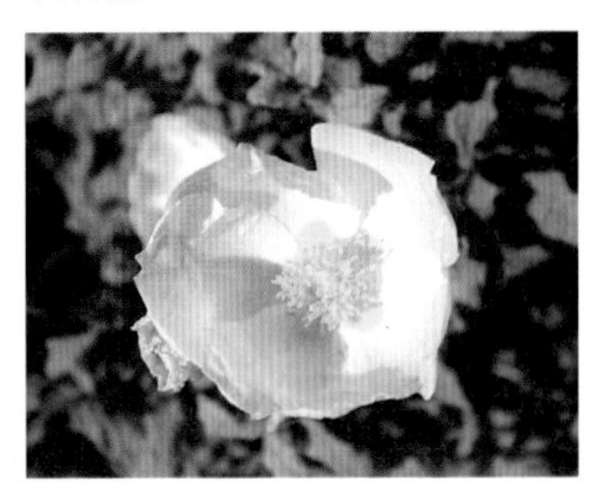

退，甚至出現年輕時不曾有的生理痛、經期不規則、痘痘。這可能是「假性」的荷爾蒙混亂，尤其那些習慣於犧牲奉獻的女性，「前更年期」的症狀越發明顯。

如果感到生命能量流失，除了用芸香科柑橘屬的精油滋補元氣之外，也可以多親近岩玫瑰。岩玫瑰精油雖然自枝葉萃取，質地卻偏稠厚，具有樹脂的修護特質，緊實保濕效果很好，特別適合熟齡乾燥肌膚使用。岩玫瑰不僅抗老除皺，還能修補內心的破洞、防止能量過度外洩，降低出血失血現象。

療癒小知識

前更年期症狀

每個女人的生命進程早晚不同，為了迎接生命中最後的大蛻變，有些人從35歲開始就預作準備，身體進入前更年期。若此時腦下垂體分泌的促黃體化激素（LH）下降，加上卵巢功能逐漸老化，可能會讓黃體素減少，雌激素和男性荷爾蒙雖然數值正常，卻會相對的出現「假性」偏高的症狀，但正式進入更年期之後，就會改善。

假性雌激素過高症狀：月經週期變短、經期變長、經血變多、月經後體重增加。時常想吃甜食，有下半身臃腫、情緒波動、怕冷、頭痛等困擾，子宮內膜異位、子宮肌瘤、乳腺增生等問題變嚴重。

假性男性荷爾蒙過高症狀：可能皮膚出油、長粉刺痘痘、體毛或小鬍鬚增加，或是情緒變得衝動易怒。

2. 沒有自我、不受重視的人

在青春少女時，我們都是小紅帽，試圖擺脫母親和家庭的轄制；到了成熟期，我們卻反過來成為想主導兒女人生的母后。許多女人的生活缺乏樂趣、沒有自我，把生命重心寄託在育兒身上，但孩子總是要離巢獨立，脫離母親的羽翼，當媽媽的便開始產生情緒反彈，這類個案往往飽受更年期問題困擾。

此外，成熟期女人的陰性意識增強，會主動要求更多愛，要求更多關注，她對伴侶的標準提升了，情感與身體的需求也增加，很需要被重視。如果老公天天只會坐在沙發上轉電視遙控器，女人沒得到正面回應，找不

療癒小知識

更年期症候群

女性的平均停經年齡約在50歲，在此之前會有數年，經歷被稱為「更年期」的荷爾蒙調節過程。在這個過渡階段，新陳代謝、生殖泌尿、神經系統、骨髓系統、循環通道、礦物電解質等六大領域都會被牽動，產生複雜變化，相關症狀有：膽固醇代謝失調、醣類代謝失調、血糖增加、壓力荷爾蒙增加、性欲失調、脾氣差、敏感激動、抑鬱、貧血暈眩、免疫力下降、腎血管性高血壓、動脈硬化、胸悶胸痛、水腫、骨質疏鬆、毒素累積等。

有趣的是，從芳療師角度來解讀，「熱潮紅」並不屬於更年期症狀，而是身體自我整合的一種手段，而生命力或性能量較強的人，內在火燄轉化能力大，熱潮紅可能比別人更厲害。

到幸福感，當然會心生不滿！長期不滿足，也會讓更年期的相關症狀更顯嚴重。

↓洋茴香

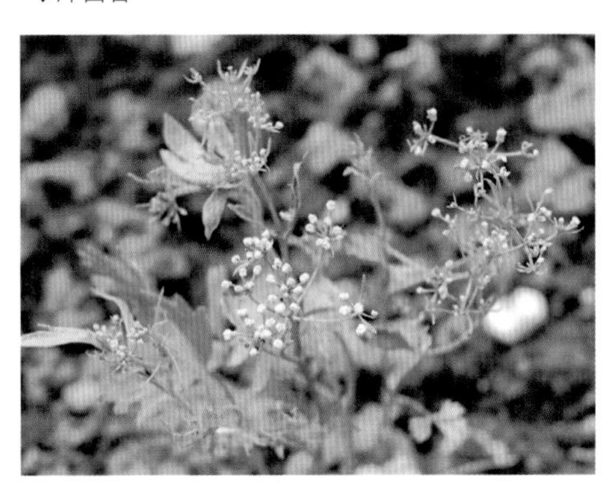

對更年期問題特別有幫助的問題有兩大類：「補強黃體素的精油」，例如貞潔樹、小茴香、西洋蓍草等；及「補強雌激素的精油」，例如快樂鼠尾草、洋茴香、甜茴香、絲柏等。建議兩大類精油一起並用，才能讓內在的紅白兩種能量平衡，並且預防雌激素獨大造成的負面效應，還能避免西藥「荷爾蒙補充療法」潛在的副作用。

3. 對過去戀戀不捨、生命無法進展的人

有些女人抗拒轉化、力挽狂瀾，渴望時光停駐，可能談起過往美好就像活在昨天，臉書大頭照還曬著二十年前的清秀，緊抓著回憶最美好的那一刻不放。荷爾蒙下降讓她驚恐萬分，不肯接受身體蛻變的事實，結果內分泌調節整合需要的時間，居然比別人還久，更年期症狀持續拖延了好幾年。

除非打算當永遠沉睡的白雪公主，將自己囚禁在時空膠囊裡，否則人生不可能停格。其實，玻璃棺中的青春永駐，代表停滯的生命成為一團死水。越是不願朝未來邁進的女人，越會因為焦慮、抑鬱，使體內機能老化更快。在醫美和保健品的加持下，仍免不了出現子宮脫垂、落髮或虛弱。

有幾款精油可以幫助妳斬斷對過去的依戀：白珠樹可以減少沉溺，降低蛻變過程的痛苦；錫蘭肉桂能大破大立，體驗「過去種種猶如昨日死」；乳香及印度乳香，幫助妳真正放下，淨化不甘心、不放手的記憶；樟腦迷迭香則帶來創造與更新，擺脫習慣或陳年窠臼。

↓印度乳香

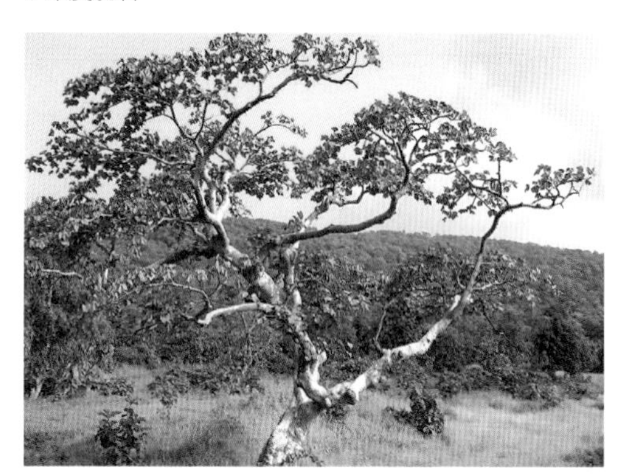

4. 被內在黑暗力量反噬的人

十九世紀經典小說《化身博士》（*Dr. Jekyll and Mr. Hyde*）中，主角傑奇醫生是位溫文儒雅的慈善家，他發明了一種藥水，可將真正心性表露出來。沒想到喝下藥水後，他居然在夜晚變身成狂野、作惡的犯罪者「海德先生」。我們可以用這個故事來理解癌症：腫瘤並不是外來入侵者，而是瘋狂叛亂的自體細胞，是我們的另一張臉，也是一直被克制的黑暗力量。

成熟期開始，黑暗母神的力量越來越強大，內在陰影面大解放，有些女性暫時個性大變，變得憤怒、憂鬱、自怨自艾，免疫機能也受到影響。根據研究，負面情緒使體內的「自然殺手細胞」（NK cell）活動力低落，這是一種能偵測及掃蕩腫瘤的免疫細胞。所以長期不快樂，會讓女人的罹癌風險提高。

從第一章開始，我們透過「大母神」學習認識自己、喜歡自己，從女神的象徵圖騰裡，發現女性的價值。但當女人喪失自信及身分認同，「大母神」失去施力點，無法與黑暗力量彼此制衡，這時內在的陰影面會不停擴散，以生殖系統作為出口，所有情感受挫、婚姻觸礁的女性，都可能成為婦科癌症高危險群。

療癒小知識

精油的抗癌潛力

近十五年來，精油相關研究的風潮，從抗菌慢慢轉向抗氧化、抗腫瘤。在離體實驗（*in vitro*）中顯示許多芳香分子具有抗腫瘤的活性，包括香料類精油，還有單萜烯、單萜醇、倍半萜酮等成分，都特別有潛力。事實上，透過薰香、按摩等常見方式來使用精油時，濃度不會太高，無法達到實驗中抑制癌細胞所需的劑量。但如果以整體療法的觀點來看，精油可以成為觸媒，啟動人體自我療癒機制。建議讀者，使用芳香療法抗癌時，要配合其他正規的醫療處置。

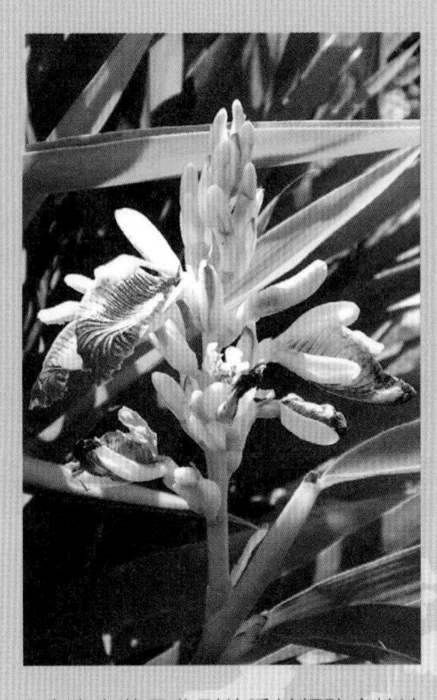

↑大高良薑是典型的香料類防癌精油

5.5

配方：婦科腫瘤與更年期問題的芳療祕笈

子宮肌瘤（前趨症狀為發炎、體質熱）

35 歲以上的女性，約有四成的比例有良性的子宮肌瘤，這已是相當普遍的問題。法系芳療醫生將子宮肌瘤分為兩種原因：發炎過度或淤積過度，需搭配不同的芳療處方。如果是發炎過度的個案，經血量大，容易有發炎型經痛，身體其他部位一樣常會發紅、過敏。這些個案的情緒起伏大，忿怒過度釋放，耐性差，體質較熱。

配方	檀香（10 滴）+ 橙花（10 滴） + 苦橙葉（40 滴） + 任一基礎油（100ml）
用法	調和為按摩油，塗擦全身。
解析	子宮肌瘤不大（小於五公分），身體時常發炎的人適用。只要體質適合，就算尚未檢查出子宮肌瘤，一樣能拿來當預防性的處方。這款按摩油結合三種溫和、鎮靜的精油，可以避免因反覆發炎而誘發子宮肌瘤。

配方	永久花（20 滴）+ 馬鞭草酮迷迭香（20 滴）+ 西洋蓍草（20 滴）+ 芫荽籽（20 滴）+ 胡椒薄荷（20 滴）+ 任一基礎油（100ml）
用法	調和為按摩油，塗擦全身，加強腰、腹、臀。
解析	為偏熱體質、而且子宮肌瘤較大的女性設計。永久花掃除子宮內的多餘物質，馬鞭草酮迷迭香、西洋蓍草都能制衡雌激素，以免雌激素刺激肌瘤長大。芫荽籽是身體的救火隊，胡椒薄荷則帶來清涼感，能讓這類個案的身心更安頓。

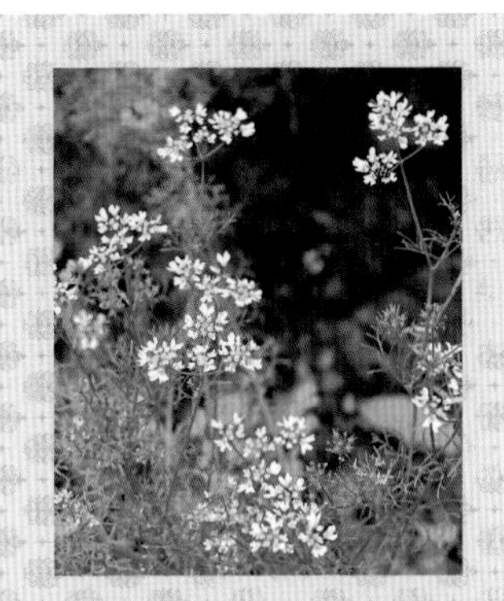
↑芫荽

子宮肌瘤（前趨症狀為淤積、體質冷）

從法系芳療觀點來看，另一類子宮肌瘤個案是常出現「淤積」症狀的人。她們體質較冷，內在各種物質的運輸受阻礙，氣血不順，水腫、毒素滯留，消化與排泄不良，月經也不順暢。因為子宮長期處於痙攣、緊張的狀態，引起平滑肌的纖維化反應，於是容易產生子宮肌瘤。

配方	完全依蘭（10 滴）+ 波旁天竺葵（30 滴）+ 杜松（20 滴）+ 任一基礎油（100ml）
用法	調和為按摩油，塗擦全身。
解析	子宮肌瘤不大（小於五公分），時常有淤積症狀的人適用。只要體質適合，就算尚未檢查出子宮肌瘤，一樣能拿來當預防性按摩處方。這款按摩油結合三種活化、疏通效果好的精油，防止因代謝差、組織硬化而形成肌瘤。

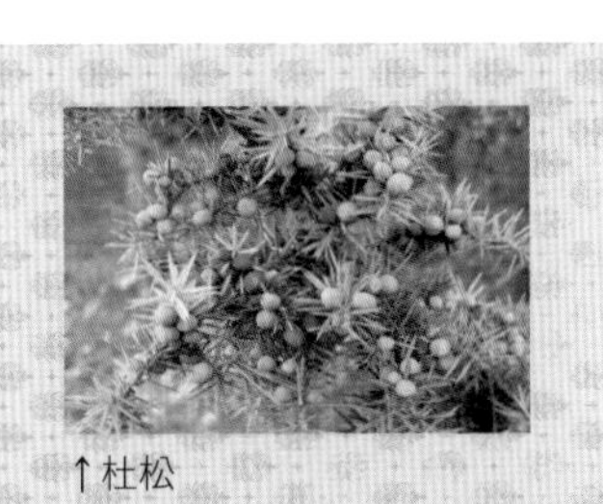
↑杜松

配方	貞潔樹（20 滴）+ 小茴香（5 滴）+ 廣藿香（20 滴）+ 薰陸香（25 滴）+ 茶樹（30 滴）+ 任一基礎油（100ml）
用法	調和為按摩油，塗擦全身，加強腰、腹、臀。
解析	為偏冷體質、而且子宮肌瘤較大的女性設計。所選擇的成分涵括單萜烯及醇類，均有激勵作用。貞潔樹、小茴香是雙主角，用以平衡過高的雌激素；廣藿香、薰陸香則特別促進循環；茶樹精油強化免疫維持，避免手術後又復發。

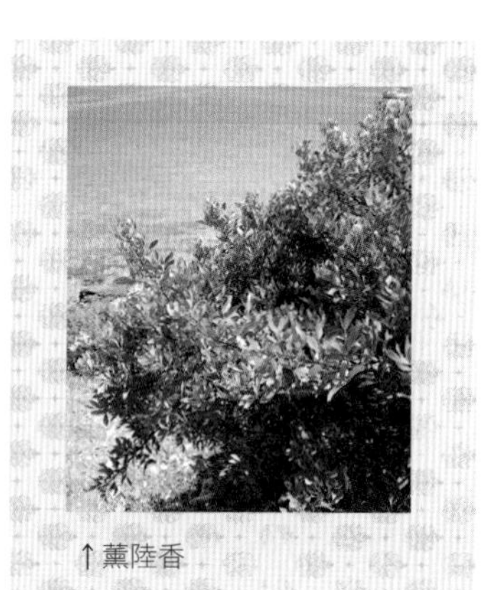
↑薰陸香

子宮頸癌前病變

造成子宮頸癌的「人類乳突病毒」（HPV）是藉由性行為傳播，10%～15%女性身上帶有HPV，剛開始HPV可能只造成子宮頸上皮細胞異常增生，屬於癌前病變階段，早期發現並做醫療處置，可成功治癒。

配方	多苞葉尤加利（2 滴）+ 綠花白千層（3 滴）+ 印度楝樹油（5ml）+ 荷荷芭油（45ml）
用法	少量局部塗抹陰部。
解析	這個處方適合抹片檢查異常，但未發展至子宮頸癌第一期的個案，可在醫療處置結束一個月後使用。多苞葉尤加利精油含有隱酮，抑制由性接觸傳播的病原體；綠花白千層在法系芳療中，被視為處理細胞或組織不正常堆積的好幫手。

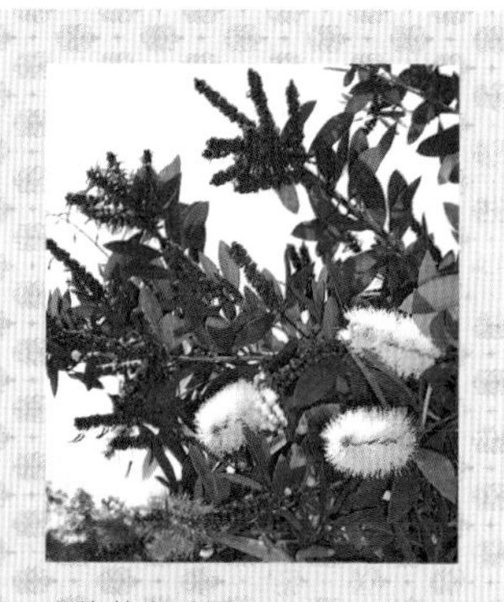
↑綠花白千層

子宮頸癌

子宮頸癌是女性的頭號殺手，早期可能完全沒有症狀，定期抹片檢查非常重要。子宮頸能避免異物及入侵者闖子宮，它象徵女性的自我防衛能力，當一個女人總是被予取予求、步步進逼，卻無法保護自己，子宮頸就是她能量特別虛弱的部分。許多子宮頸癌的患者，是兩性關係中受到剝削的一方。

配方	**玫瑰純露（2ml）+ 香蜂草純露（2ml）**
用法	稀釋於水中飲用。
解析	純露是溫和的芳香產品，濃度低、易代謝、不傷肝腎。玫瑰純露中含大馬士革酮，修補心傷，在尤那尼回醫（Unani Medicine）中，它的神聖力量被認為可療癒癌症患者的身心。香蜂草純露安撫心輪、平復驚嚇。兩者都是處理癌症個案情緒問題的良方。

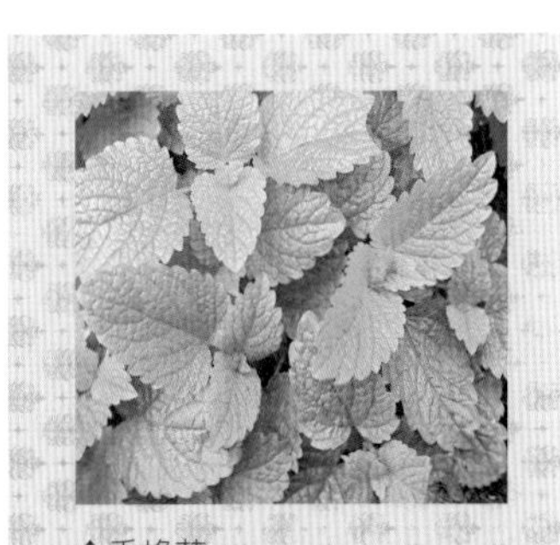

↑香蜂草

配方	**波旁天竺葵（2 滴）+ 綠花白千層（2 滴）+ 薑黃（3 滴）+ 黑種草油（5ml）+ 荷荷芭油（5ml）**
用法	少量局部塗抹陰部。
解析	小範圍使用，推薦給不方便或沒時間做按摩的人。研究指出，波旁天竺葵對子宮頸癌細胞有抑制作用；使用綠花白千層的目的在防止細胞不正常堆積；薑黃則因抗腫瘤而成為新興明星藥草。黑種草油含微量酚類成分，是提升免疫能力的基礎油。

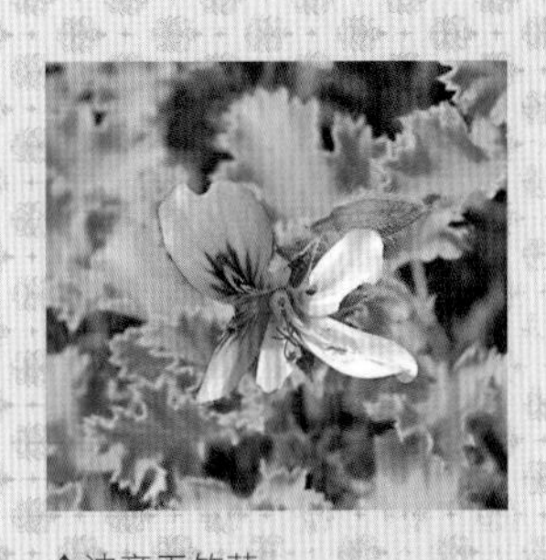

↑波旁天竺葵

配方	**永久花（16滴）+芹菜籽（4滴）+大馬士革玫瑰（12滴）+茶樹（24滴）+玫瑰草（4滴）+任一基礎油（100ml）**
用法	調和為按摩油，全身塗擦。若在進行其他治療，可對半稀釋。
解析	適合全身按摩的保養處方，不僅僅是「治病」，整體調理更能達到「治人」。永久花化瘀清肝，芹菜籽利腎，但真正發揮抗腫瘤潛力的，其實是玫瑰精油中的香茅醇，以及玫瑰草中的牻牛兒醇，這兩者都是抗腫瘤成分，配合茶樹並用，更能激勵免疫。

↑玫瑰草

子宮內膜癌

子宮內膜癌容易發生在身材豐滿、愛吃肉、愛吃甜的「紅玫瑰型女人」身上。子宮是生命最初的家，代表一種「合一感」，子宮內膜癌個案卻往往認為自己沒有歸屬之處，是無根飄泊的陌生人，越寂寞越想用美食來滿足自己，許多個案都伴隨高血壓、糖尿病問題。

配方	**貞潔樹（營養補充品、錠劑或膠囊）**
用法	服用方式與劑量，依廠商建議。
解析	子宮內膜癌與雌激素過度刺激有關，所以口服貞潔樹來平抑雌激素。但正在進行「抗荷爾蒙藥物治療」的患者，請暫時不要使用。

配方	**岩玫瑰（12 滴）+ 歐白芷根（8 滴）+ 檸檬香茅（4 滴）+ 葡萄柚（28 滴）+ 丁香花苞（8 滴）+ 任一基礎油（100ml）**
用法	調和為按摩油，全身塗擦。若在進行其他治療，可對半稀釋。
解析	這是多管齊下、改善症狀的按摩配方。子宮內膜癌患者的早期症狀是出血，晚期也會失血，容易覺得虛弱。岩玫瑰是止血用精油，歐白芷根精油不但補氣，還會帶來歸屬感。

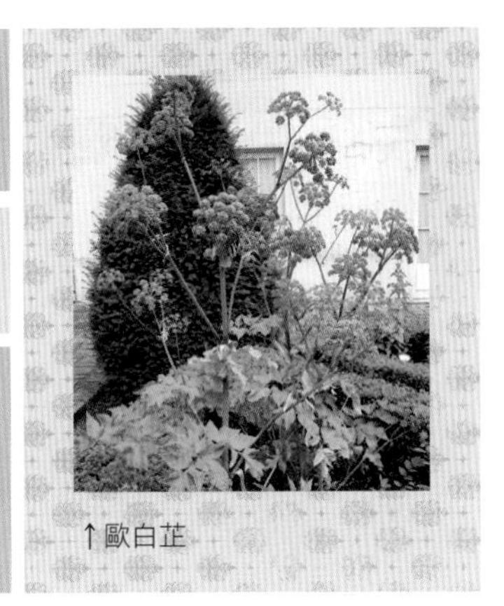
↑歐白芷

卵巢癌

頻繁排卵會讓罹患卵巢癌的機率增加，而環境汙染、重金屬、石棉、滑石粉也會提高風險，所以盡量別把爽身粉用在陰部。卵巢在骨盆深處，體積又小，出了什麼狀況很難發現，並且卵巢癌有些症狀很像消化不良，女人需要多自我覺察。

配方	**永久花（4 滴）+ 胡椒薄荷（6 滴）+ 香草（3 滴）+ 丁香花苞（1 滴）+ 紅桔（6 滴）+ 任一基礎油（50ml）**
用法	調和為按摩油，輕柔使用於腹部。若在進行其他治療，可對半稀釋。
解析	使用多種會用在糕點食物中的氣味，香香甜甜，聞了很開心。可以促進食欲，養肝利膽，減少患者腹部的不適感。

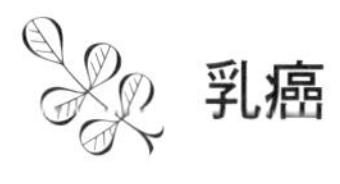

乳癌

乳癌是最終極的心輪問題，和「愛與寬恕」最相關，容易發生在缺乏自信、身分認同低落的女性身上。她們可能經歷過重大的情感創傷，卻還責怪自己不是好妻子、好母親。請試著透過芳療，學習愛、被愛以及自愛。

配方	**大馬士革玫瑰（6滴）+乳香（4滴）+檀香（2滴）+綠花白千層（2滴）+波旁天竺葵（6滴）+甜杏仁油（100ml）**
用法	調和為按摩油，塗擦全身，但避開病灶。
解析	全身保養用油，大馬士革玫瑰絕不可少！誰能比玫瑰更具有「愛」的力量？它和波旁天竺葵的共通成分「香茅醇」，抑制轉運蛋白，降低乳癌細胞的抗藥性。乳香是廣效性抗癌藥材，檀香和綠花白千層，則改善乳癌個案常見的呼吸不順。

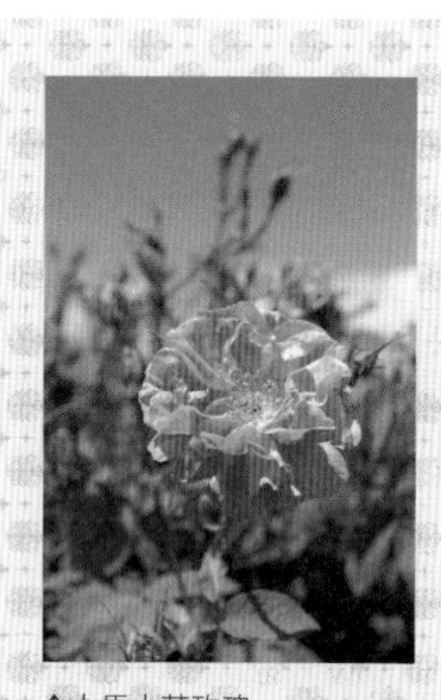

↑大馬士革玫瑰

配方	**杜松（6滴）+藍膠尤加利（4滴）+佛手柑（10滴）+任一基礎油（100ml）**
用法	由開刀側的手指尖朝肩膀方向推揉手臂。
解析	這個按摩油專門提供已開刀切除腫瘤的乳癌個案使用。運用杜松和藍膠尤加利的排水、除濕能力，避免因乳房周圍的淋巴結摘除，導致開刀側手臂水腫。

乳房纖維囊腫、乳腺增生

是良性的乳房症狀，可以摸到腫塊，還會覺得壓痛或刺痛，盛行率很高，有五成的女性可能都會遇到這類問題，原因疑似與情緒、飲食、毒素汙染等相關。它反映了我們的生活模式，有時惡化、有時自行消失，於是可以不用將這些問題視為疾病，而該當成身心環境的指標。

配方	乳香（35 滴）+ 香蜂草（5 滴）+ 任一基礎油（50ml）
用法	稀釋調和後，輕柔塗擦胸部。
解析	為長期壓力大、鬱悶的人設計的乳房保養處方。乳香精油可開胸解鬱、行氣化瘀，讓體內停滯的能量重新活動。香蜂草擅長處理心輪問題，改善長期發炎造成的深層硬化，並安撫疼痛感。

配方	小茴香（3 滴）+ 檸檬香茅（8 滴）+ 黑雲杉（24 滴）+ 安息香（10 滴）+ 任一基礎油（50ml）
用法	稀釋調和後，輕柔塗擦胸部。
解析	為雌激素過高、環境荷爾蒙接觸太多的人設計的乳房保養油。小茴香補強黃體素，以對付過高的雌激素，黑雲杉則由腦下腺作調節。檸檬香茅可疏通乳腺，安息香活血又止痛，能減輕症狀。

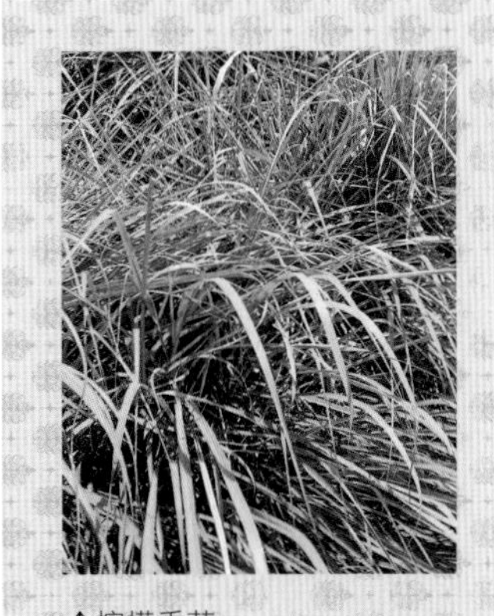

↑檸檬香茅

更年期症候群

更年期最常使用的荷爾蒙補充療法，被指出可能增加乳癌的罹患率，許多女性積極尋找其他的取代方法，而芳香療法是多管齊下的好選擇。精油中的「類雌激素效果」成分不是固醇類，並非真正的荷爾蒙，卻能與雌激素受體結合，使身體產生類似接收雌激素的反應。

配方	貞潔樹（20 滴）+ 甜茴香（20 滴） + 鼠尾草（10 滴）+ 絲柏（20 滴） + 桉油醇迷迭香（30 滴） + 任一基礎油（100ml）
用法	調和為按摩油，塗擦全身。
解析	更年期症候群較嚴重的女性，每週按摩 1 ～ 3 次。甜茴香、鼠尾草都屬於強化雌激素的精油，處方要搭配貞潔樹，以免偏重雌激素而造成其他失調。絲柏及桉油醇迷迭香，則特別解決循環系統方面的症狀。

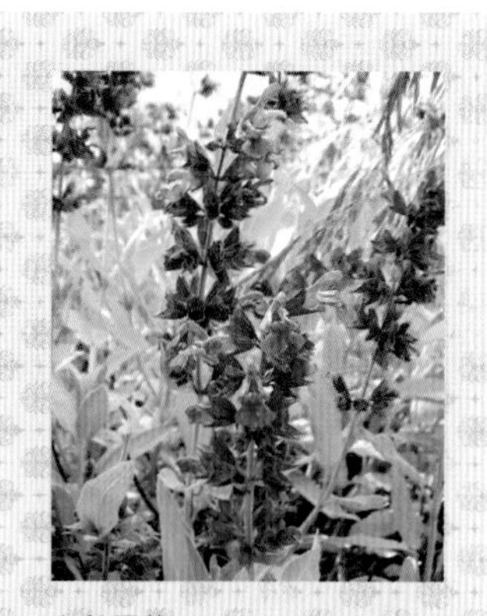

↑鼠尾草

熱潮紅

更年期一來，自律神經及體溫調節中樞受荷爾蒙變化的影響，血管容易鬆弛擴張，造成燥熱、泛紅、起疹、盜汗等反應。從法系芳療角度來說，熱潮紅就像小朋友發燒，是成長蛻變時的正常反應，不用過分干預，讓身體自行整合即可。但如果真的很不舒服，還是可以用下列方法調理。

配方	百里酚百里香純露
用法	3ml 稀釋於水中，日常飲用。
解析	發熱時不一定要用寒性藥草對抗，反而應該順勢而為，低劑量使用帶有火能量的香料。百里酚百里香是充滿變化力及推動力的藥草，強化人體對熱的控制，以克服潮熱。純露中的酚類成分濃度低，較為溫和。

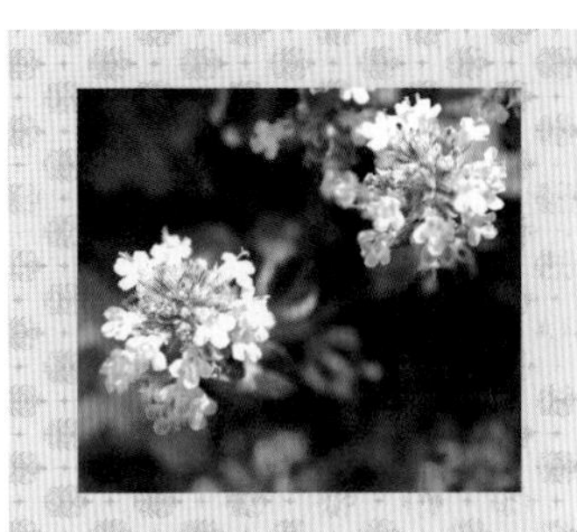
↑百里酚百里香

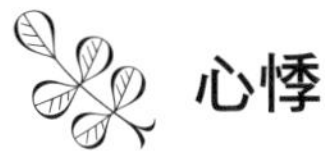

心悸

受心悸問題困擾的成熟期女人，多半聰明、自我要求高，當遇到生活中的衝擊，會將壓力隱藏在心裡，以沉穩的態度面對外界。她們即使正在面對體內荷爾蒙變動，也試圖用理性或自制力來處理，但越控制一切，心悸反而越嚴重。

配方	依蘭（3 滴）+ 快樂鼠尾草（4 滴）+ 零陵香豆（3 滴）+ 萊姆（20 滴）+ 任一基礎油（50ml）
用法	隨身吸聞，或按摩胸口。
解析	這個處方聞起來相當性感，所用的幾個成分很有放鬆、浪漫的印象，讓能量從頭部往下降到身體，不再積極用腦，自然就能養心。依蘭降低心血管壓力，零陵香豆抗凝血又強心，快樂鼠尾草平衡心律，萊姆更帶來輕盈的幽默感，有助改善心悸。

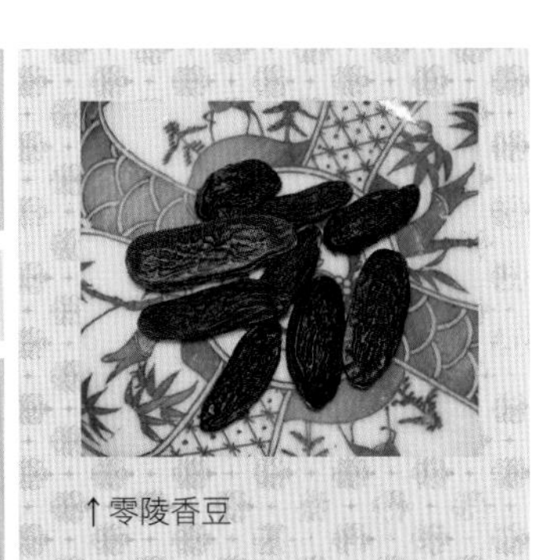
↑零陵香豆

陰道乾澀

女性荷爾蒙下降以後，陰道的分泌物減少，上皮組織變薄，於是熟女除了覺得乾澀外，還容易有陰道發炎、灼熱、刺痛等不適感，連帶影響性生活品質。

配方	甜茴香（1滴）+ 乳香（3滴）+ 月見草油（20ml）+ 金盞菊油（20ml）
用法	調和稀釋後，少量使用於陰部。
解析	以月見草油加金盞菊油為基劑，既滋潤又消炎，乳香是修護性相當好的樹脂類精油，而甜茴香則藉補強雌激素，延緩陰道壁的衰退。

情緒困擾

黑暗母神帶來不少張力，女性不見得要到更年期才會性格大變，有些人才40歲就已經心緒起起伏伏。使用精油療癒之前，先辨認個案現在是外張的「陽性情緒」、還是內縮的「陰性情緒」。

配方	任一種玫瑰（5滴）+ 馬鬱蘭（10滴）+ 羅馬洋甘菊（10滴）+ 香草（5滴）+ 甜橙（20滴）
用法	隨身吸聞。
解析	「陽性情緒」的專用配方，處理歇斯底里、暴躁、憤怒。選用各種香氣甜美、安撫鎮靜的精油，效果迅速。

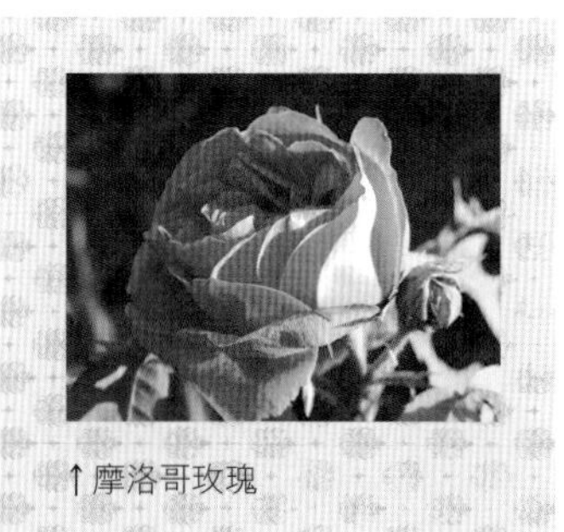

↑摩洛哥玫瑰

配方	**印蒿（2 滴）+ 檀香（6 滴）+ 芳樟（6 滴）+ 真正薰衣草（6 滴）+ 無香乳霜（30g）**
用法	製成芳香護膚凝霜，早晚滋潤肌膚。
解析	「陰性情緒」的專用配方，處理倦怠、低潮、抑鬱、頭痛、失眠。選用數種滋補神經系統的精油，慢慢回復平衡。

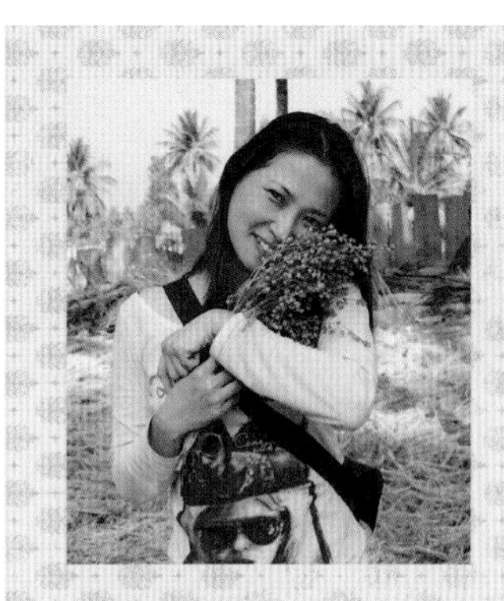

↑女孩與剛採收的印蒿

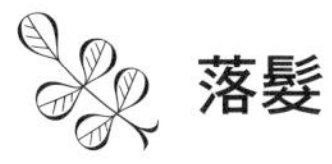

落髮

頭髮乃生命力與性能量的象徵，女人年紀大開始瘋狂掉髮，可能是腎虛引起。

配方	**歐白芷根（4 滴）+ 黑雲杉（6 滴）+ 摩洛哥千葉玫瑰（2 滴）+ 穗甘松（2 滴）+ 紅桔（16 滴）+ 任一基礎油（50ml）**
用法	調和為按摩油，使用於頭部或全身。
解析	歐白芷根和黑雲杉精油可滋補腎及腎上腺，強化元氣；摩洛哥玫瑰、紅桔、穗甘松，表面上氣味天差地遠，調合以後香氣卻圓融互補，能一起安定神經、整合頭部能量，讓髮根得到更多滋養。

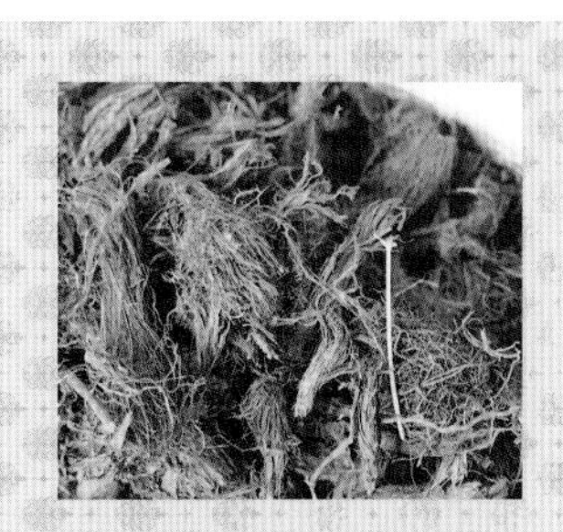

↑穗甘松

子宮脫垂

老化或產後調理不足，導致骨盆腔肌肉、韌帶等組織鬆弛，子宮脫離原本位置往下垂，造成很多不適，個案通常會抱怨腹部有明顯的下墜、沉重感。

配方	**龍腦百里香（20 滴）+ 錫蘭肉桂（3 滴） + 丁香（10 滴）+ 摩洛哥茉莉（5 滴） + 任一基礎油（50ml）**
用法	調和為按摩油，使用於腹部、腰椎、骨盆。
解析	由提振激勵效果好的精油組成，以花朵補生殖之氣，又以香料強化肌力。使用此配方按摩，再搭配凱格爾運動、減重等，可改善輕度子宮脫垂。

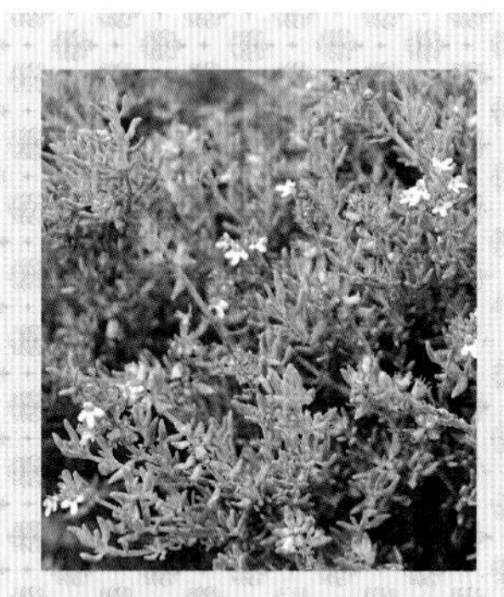

↑龍腦百里香

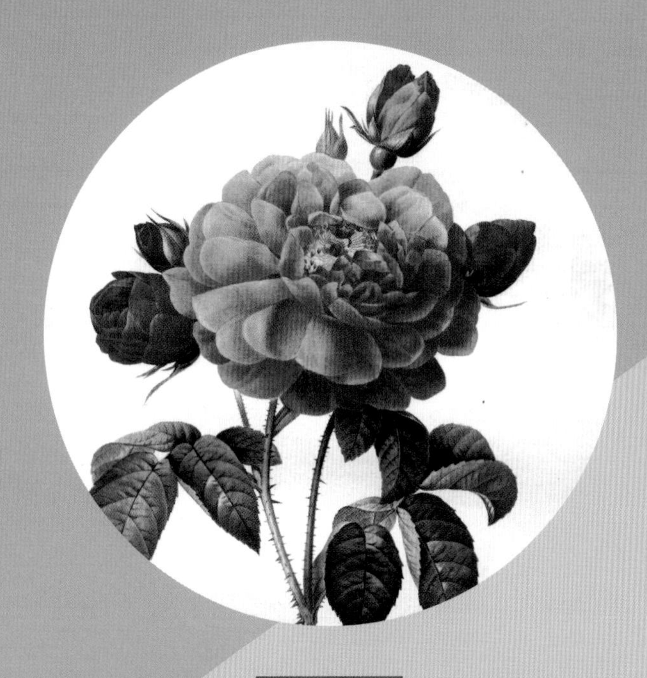

特輯

玫瑰完全攻略
＋
芳療產品口袋名單

PART1.

玫瑰 完全攻略

在芳香療法中，玫瑰是最重要的婦科保養處方，擁有難以抗拒的魔力，讓人忍不住縮衣節食、掏空荷包，窮盡心思帶回家收藏。但世上玫瑰精油何其多！不僅真假難辨，名稱也有夠混亂，而市面芳療書多半只談效果，卻未提供選購指引，到底該怎麼辦？在購買玫瑰產品之前，請先把玫瑰的名字拆解成三部份。

保加利亞	白玫瑰	精油
產地	品系	萃取法

產地　會告訴你很多訊息，舉例來說，保加利亞萃取工藝最強，法國則產量少。

品系　看得出玫瑰的血源，到底古典還是現代，香氣個性和外形特質又如何。

萃取法　決定了萃取率，也決定玫瑰芳香分子能被保留多少。

玫瑰與她們的身世產地

以下是芳療界常見的品系，每個品系下都還有許多不同品種：

大馬士革玫瑰 Rosa damascena

最出名的古典玫瑰，藥用及護膚價值極高，其實是雜交種而非原生種，相傳由十字軍從大馬士革引入歐洲。

● **高盧玫瑰** Rosa gallica

高盧是法國的古名，這是從羅馬時代就存在的老玫瑰。R. gallica var. officinalis 此一品種早期經常入藥，又被稱為藥師玫瑰。

● **白玫瑰** Rosa alba

起源已不可考的古老雜交種，中世紀之後很受重視，成為宗教文化上的象徵。

● **中國月季** Rosa chinensis

在中國傳承已久的古老雜交種，花期長、夏秋開花，十八世紀被帶進歐洲，使得知名的茶香玫瑰被培育出來。

● **皺葉玫瑰** Rosa rugosa

亞洲的粗生野放玫瑰，多半長在海岸和沙丘，生命力旺盛，野性頑強，花型很大，十九世紀引進歐洲。

● **千葉玫瑰** Rosa centifolia

十七世紀才面世，根據學名應該叫百葉玫瑰，但一般譯為千葉，這是為了形容他由雄蕊特化而成的大量花瓣。

● **苔毛玫瑰** Moss Rose

十七世紀末出現，大多是千葉玫瑰的變種，莖部和花萼覆有細絨毛，在維多利亞女王時期最受歡迎。

● **波旁玫瑰** Bourbon Rose

起源自十九世紀法屬殖民地波旁島（留尼旺島），據說是做圍籬的玫瑰叢自行天然雜交的結果，多花、花期長。

● **茶香玫瑰** Tea Rose

中國月季到了歐洲後，先出了茶香玫瑰，又幾經配種產生遠房後代茶香雜交(Tea Hybrid)，成為繽紛多樣的現代玫瑰。

● **英國玫瑰** English Rose

二十世紀育種大師大衛奧斯丁的貢獻，他將古典玫瑰和現代玫瑰結合，保留兩者的優點，花瓣普遍帶沒藥香氣。

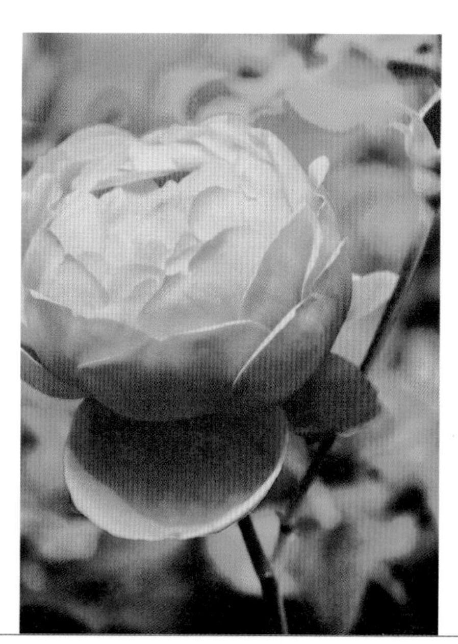

日本牡丹玫瑰（茶香雜交玫瑰）
／圖片提供 根本芳療

1. 奧圖玫瑰 / 玫瑰精油 Rose Otto

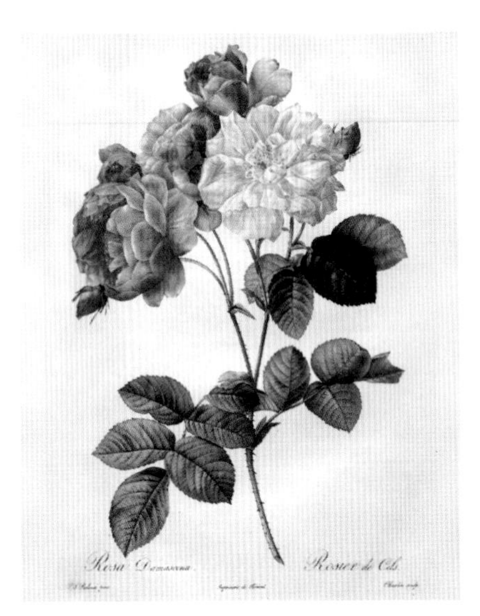

大馬士革玫瑰

Otto常被音譯為奧圖，字源來自波斯語Itir，意思是「精華」，指用最傳統的蒸餾法取得的精油。經過水火的煎熬之後，玫瑰被打磨純化，療癒能量提升到極致。

成份：香茅醇為主

外觀：金黃透明且流動性高的液體

罕見度 ★	許多品牌有售
罕見度 ★★	少數店家才賣
罕見度 ★★★	可遇而不可求

保加利亞玫瑰精油

品系：大馬士革玫瑰
Rosa damascena

工藝：蒸餾

適用：缺乏愛渴望愛

罕見度 ★

許多開業百年以上的蒸餾商們，各自擁有獨門祕訣，運用鍊金術循環萃取原理，和現代技術改良，補捉容易散佚的花魂，保留細緻的微量芳香分子，也讓保加利亞玫瑰谷成為公認品質最高的產區。

保加利亞銅鍋玫瑰精油

品系：大馬士革玫瑰
Rosa damascena

工藝：蒸餾

適用：身心乾澀枯竭

罕見度 ★★

雖然不鏽鋼才是蒸餾槽的標準材質，但仍有少數老廠，採用造價高昂的銅鍋，以確保升溫穩定，使香氣曲線柔潤。這種銅鍋玫瑰精油的玫瑰蠟較多，保濕能力明顯更勝一籌，堪稱護膚的夢幻逸品。

土耳其玫瑰精油

品系：大馬士革玫瑰
Rosa damascena

工藝：蒸餾

適用：內在冰冷虛弱

罕見度 ★

完全體現土地的原始能量，沉穩、質樸、有深度。初聞時像蜂巢，接下來很快轉為花粉味，香氣核心紮實，有一種不斷擴大的甜美，彷彿將你緊緊擁抱住一樣。 較高香茅醇成份，促活血、利子宮。

波斯玫瑰精油

品系：大馬士革玫瑰
Rosa damascena

工藝：蒸餾

適用：生命節奏混亂

罕見度 ★★

伊朗古城卡珊(Kashan)，是世上歷史最悠久的玫瑰原鄉之一，產量不大，卻保存不少傳統工藝，許多精油廠是家庭作坊，仍然使用小型銅鍋來蒸餾。香氣走老派正統風格，有種悠緩而親切的美感。

喜馬拉雅玫瑰精油

品系：大馬士革玫瑰
Rosa damascena

工藝：蒸餾

適用：強化頂輪智慧

罕見度 ★★

玫瑰由第一位蒙兀兒皇帝在十六世紀帶到印度，二十世紀才引進喜馬拉雅山。由於種在高海拔山區，採用低溫蒸餾，剛開始氣味恬淡，隨後俐落的辛香調才會浮上。高頻能量，可以用在靈性處方。

高加索白玫瑰精油

品系：高盧玫瑰
Rosa gallica

工藝：蒸餾

適用：易焦慮激動

罕見度 ★★★

高盧玫瑰大多開紫紅花或深粉色花，白色花瓣品種十分稀有，萃油率低。微量的含氮及含硫化合物，帶來活力和安全感，悠長的葡萄和柑橘果韻，及微收斂的綠色調香氣，有助感官平穩，心緒鎮定。

法國五月玫瑰精油

品系：千葉玫瑰
Rosa centifolia

工藝：超臨界流體萃取、分子蒸餾

適用：想怦然心動

罕見度 ★★★

產量少，從前多半掌握在調香師及大品牌手中，現在芳療圈已有分子蒸餾(Molecular Distillation)的格拉斯五月玫瑰，先用二氧化碳萃取、再低溫蒸餾純化，不受高熱破壞，香氣特別清澈鮮活。

印度愛德華玫瑰精油

品系：波旁玫瑰
Bourbon Rose

工藝：蒸餾、薄膜微過濾

適用：創造財富

罕見度 ★★

來自創造之神梵天的聖城普虛卡(Pushkar)，是現世利益、富貴吉祥的象徵，花期長又多產，香氣也濃郁繽紛到像寶萊塢電影。它的萃取方式特殊，要先蒸餾純露，再以薄膜取得濃縮後的芳香成分。

保加利亞白玫瑰精油

品系：白玫瑰
Rosa alba

工藝：蒸餾

適用：羞怯、內斂的人

罕見度 ★★

近來玫瑰谷的新明星，因萃取率極低而越顯珍貴，香氣乾淨明亮，宛如清朗的月光，護膚力強，尤其適合用來防止發炎造成的暗沉現象。如果希望氣味強度更大，市面上另有二氧化碳萃取之精油。

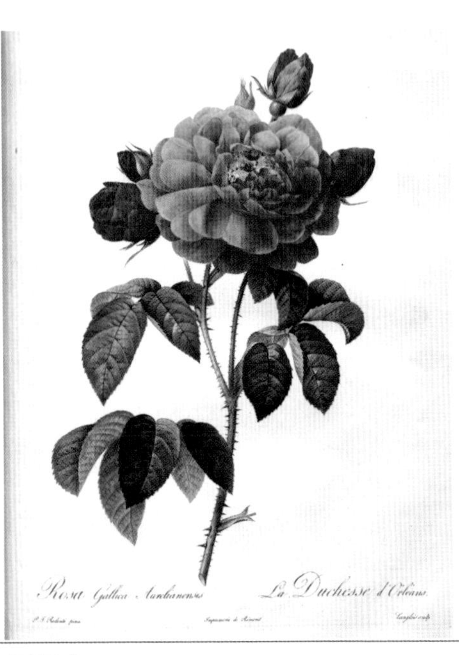

高盧玫瑰

2. 玫瑰原精 Rose Absolute

保加利亞玫瑰原精

品系：大馬士革玫瑰
Rosa damascena

工藝：溶劑萃取

適用：提升感知力

罕見度 ★★

保加利亞玫瑰原精不走輕盈路線，他的花香馥郁，層次立體，從明亮的果味、蜂蜜味，到具標誌性的淡淡麝香味，充滿美感與深度。即使單獨使用，也能喚醒感官，使久未得到春風吹拂的心靈復蘇。

土耳其玫瑰原精

品系：大馬士革玫瑰
Rosa damascena

工藝：溶劑萃取

適用：甜蜜生活

罕見度 ★★

這是我收藏最多瓶的玫瑰原精，甜美到令人迷醉，就像琥珀和熟透蘋果同時融化在蜂蜜裡，高量苯乙醇成份，譜出震撼心弦的經典玫瑰香氣，強烈與身體共鳴，調製愛情魔法藥時，是很好用的材料。

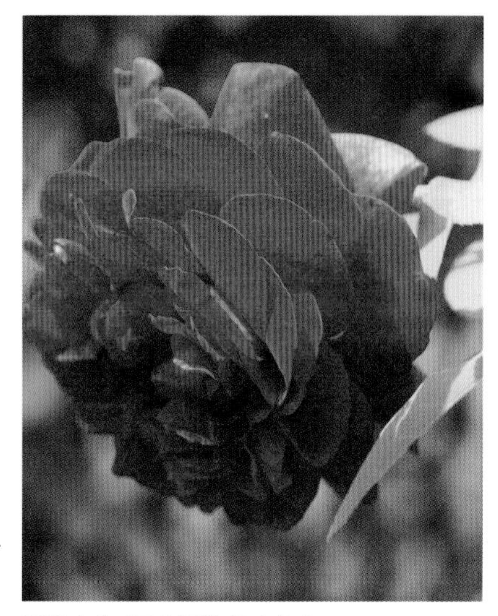

胭脂玫瑰／圖片提供 根本芳療

原精的英文也可以簡寫為Abs.，指使用己烷等溶劑萃取再純化的玫瑰產品。能保有原本的芳香分子組成，氣味接近真花，價格也較為便宜。

成份：苯乙醇為主

外觀：橘到紅褐色略稠的半透明液體
（白玫瑰為黃綠色）

罕見度 ★	許多品牌有售
罕見度 ★★	少數店家才賣
罕見度 ★★★	可遇而不可求

波斯玫瑰原精

品系：大馬士革玫瑰
Rosa damascena

工藝：溶劑萃取

適用：探索潛意識

罕見度 ★★

頭一次拿到時大吃一驚，若說蒸餾的精油是正經八百的「表世界」，溶劑萃取的原精，就在煙霧繚繞的「裏世界」，玫瑰暗影裡有紫羅蘭、鳶尾草、杏桃的印象，聞了以後也真的做了幾個奇妙的夢。

摩洛哥千葉玫瑰原精

品系：千葉玫瑰
Rosa centifolia

工藝：溶劑萃取

適用：提升協調性

罕見度 ★

千葉玫瑰在摩洛哥的歷史不算久，1940 年代以後才開始大量栽種生產，且深受法國香水界所喜愛。即使透著些微辛香調，他的氣味性格仍然平穩大方，走中間路線，超級百搭，是調香的好幫手。

摩洛哥玫瑰原精

品系：大馬士革玫瑰
Rosa damascena

工藝：溶劑萃取

適用：急躁和完美主義

罕見度 ★★

數百年前由異國商隊引進的大馬士革玫瑰，接受高山雪水滋養，恣意生長在野地、農地圍籬、石牆縫隙之間。蜜味不像保加利亞那麼強，帶點梨子或香蕉的酯類香氣，有天生天養的野性和閑適。

法國五月玫瑰原精

品系：千葉玫瑰
Rosa centifolia

工藝：溶劑萃取

適用：增加吸引力

罕見度 ★★★

十八世紀引進格拉斯後大受歡迎，嚴格來說只有普羅旺斯生產者，才是真正的五月玫瑰，只是品質雖高、卻不易入手。蕾絲般精緻的玫瑰花香，和少女青澀柔嫩的綠色調，不過度張狂，婉約怡人。

俄羅斯沙皇玫瑰原精

品系：高盧玫瑰
Rosa gallica

工藝：溶劑萃取

適用：維持自我不破碎

罕見度 ★★

熱愛香水的俄國末代沙皇尼古拉二世，決定斬斷對進口奢侈品的依賴，1898 年下令生產玫瑰。比起纖弱的大馬士革玫瑰，古老的高盧品種更適合這塊寒冷大地，花香淡雅，帶些森林和苔蘚調性。

台灣胭脂玫瑰原精

品系：皺葉玫瑰
Rosa rugosa

工藝：溶劑萃取

適用：被生活反覆折磨

罕見度 ★★

外形華美璀璨，內在穩固有力，百分之百台灣栽種生產——胭脂玫瑰就是如此特別！玫瑰醚帶來清新上揚的力量，65% 以上苯乙醇，則是愉悅的玫瑰調，交織著桃子、甜白酒、和記憶中的脂粉香。

高加索玫瑰原精

品系：高盧玫瑰
Rosa gallica

工藝：溶劑萃取

適用：平凡而知足

罕見度 ★★

來自山陵起伏、白雪靄靄的南高加索地區，是歐亞地理、文化上的交會點，藥草療法的傳統格外豐富。這種原精在花瓣的甘甜、花蕊的辛辣、花心的青澀上頗為均衡，彷彿正聞到一朵完整的玫瑰。

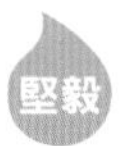

台灣沙地玫瑰原精

品系：波旁玫瑰
Bourbon Rose

工藝：溶劑萃取

適用：強悍而美麗

罕見度 ★★

一樣是台灣在地玫瑰，為求土質排水良好，選擇河岸沙地栽種，因而得名。性格頑強，生命力旺盛，但香氣並不因此而粗野，反而甜美高貴，令人聯想起一整把紅色莓果，或是熬煮後的紫羅蘭糖。

3. 玫瑰純露 Rose Hydrosol

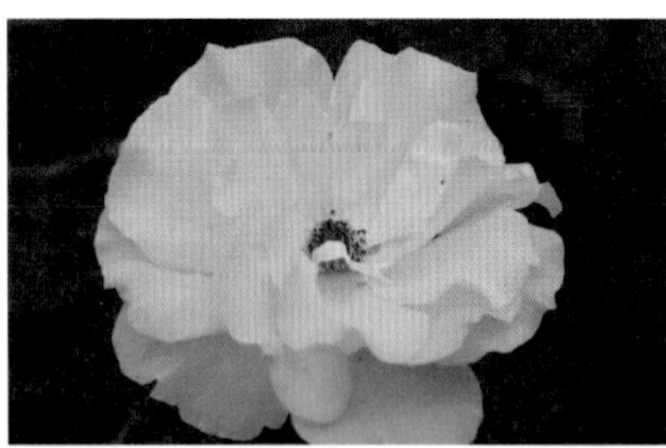
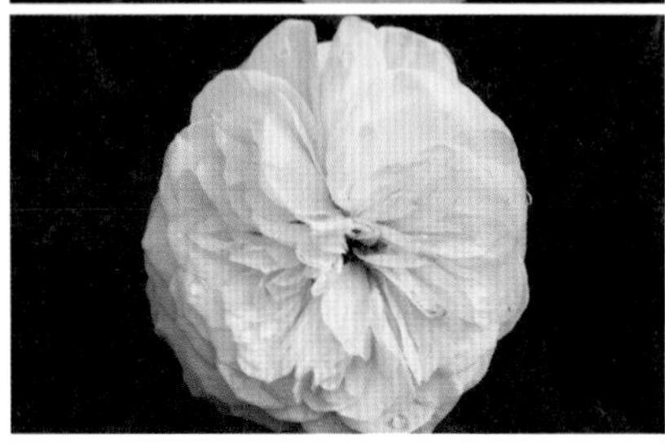

（上）高加索白玫瑰
（下）重瓣波旁白玫瑰

玫瑰純露俗稱玫瑰水，以蒸餾法取得。不只濕敷和噴灑，食品級的有機純露也可以稀釋後飲用。市面產品的品質落差極大，要特別注意向可靠的店家選購。

成份：有機酸及其他水溶性芳香分子
外觀：無色透明液體
（會隨熟成程度有顏色變化）

罕見度 ★	許多品牌有售
罕見度 ★★	少數店家才賣
罕見度 ★★★	可遇而不可求

保加利亞玫瑰純露

品系：大馬士革玫瑰
Rosa damascena
工藝：蒸餾
適用：長期付出、能量流失
罕見度 ★

玫瑰谷許多村莊擁有絕不外傳的祕笈，在種植、採收、萃取上使用特殊步驟，以保留更多芳香分子，及療癒力、滋補力、修護力極高的大馬士革酮，因此純露帶著草香，以及荔枝蜂蜜醋的微酸氣。

保加利亞銅鍋玫瑰純露

品系：大馬士革玫瑰
Rosa damascena
工藝：蒸餾
適用：委屈求全、壓抑需求
罕見度 ★★

早從鄂圖曼帝國時期，就以優質玫瑰水聞名的保加利亞，早期均使用銅鍋，如今耗時費神的銅鍋蒸餾，已變得罕見。銅鍋純露比一般純露酸味低，氣味較具深度，花香豐富，有蜂蜜甘蔗紅茶的想像。

波斯玫瑰純露

品系：大馬士革玫瑰
Rosa damascena

工藝：蒸餾

適用：日子無聊乏味

罕見度 ★★

傳說波斯古城卡珊的玫瑰水，深受先知穆罕默德喜愛，現在聖地麥加仍然指定使用。大馬士革玫瑰原本就以麝香氣味著稱，在這款純露中尤其明顯，神祕豔麗的東方調玫瑰，令人不禁想翩翩起舞。

保加利亞白玫瑰純露

品系：白玫瑰
Rosa alba

工藝：蒸餾

適用：心中有烏雲

罕見度 ★★

白玫瑰精油價格不斐，但白玫瑰純露的溫柔甜美，任誰都能享受，一試馬上明白什麼是「像公主一樣被寵愛」。酸氣較低，像水果軟糖，是自己心中內在小孩深深依戀、家中孩子也會喜歡的純露。

大馬士革皇后白玫瑰純露

品系：大馬士革玫瑰
Rosa damascena

工藝：蒸餾

適用：感情生活一言難盡

罕見度 ★★★

這不是一般白玫瑰品種，而是更為少見的白花大馬士革玫瑰。和諧的花香，帶點黑糖桂圓味，整體氣味沉穩、平和，美麗卻不黏膩。用來處理與愛有關的問題時，建議用在伴侶關係的淨化與清理。

法國白玫瑰純露

品系：白玫瑰
Rosa alba

工藝：蒸餾

適用：黏膩煩悶

罕見度 ★★

法國白玫瑰純露的氣味比較收斂，像是隔了一層白亞麻窗簾，忽近忽遠，如果喜歡個性分明的花朵，可能覺得有點太清淡。不過他乾爽的青草香，和覆盆子、黑葉栗枝的果香，很適合夏天使用。

摩洛哥千葉玫瑰純露

品系：千葉玫瑰
Rosa centifolia

工藝：蒸餾

適用：負面情緒膨脹

罕見度 ★★

摩洛哥玫瑰廠商規模比較小，許多農人組成村落合作社，自種自萃自售，純露品質落差大，最好向可靠的品牌購買。千葉玫瑰純露香氣淡雅，男性也願意接受，緊實肌膚效果不錯，亦可做頭皮按摩。

日本重瓣波旁白玫瑰純露

品系：波旁玫瑰
Bourbon Rose

工藝：蒸餾

適用：壓力山大快要爆炸

罕見度 ★★★

其實這並非正白色的玫瑰，而是極淺的淡粉色。可喜的清香中，透著花粉味、淡淡薄荷味、和青蘋果的微酸，曖曖內含光。雖然花農說種苗來自匈牙利，但這是日本生產的玫瑰純露，應該為他正名。

台灣沙地玫瑰純露

品系：波旁玫瑰
Bourbon Rose

工藝：蒸餾

適用：累積點點滴滴的幸福

罕見度 ★★

酸氣比較低，完熟玉荷苞荔枝香氣是第一印象，後味轉化為丁香、杏仁和柑橘香，有點像加了荔枝乾和花瓣的的聖誕麵包。來自在地植物原料，能量上讓人有親近感，親膚性和保濕效果也相當不錯。

北海道波旁玫瑰純露

品系：波旁玫瑰
Bourbon Rose

工藝：蒸餾

適用：萎靡中

罕見度 ★★★

在條件嚴苛、環境純淨的北國大地生長，他的香氣特別上揚，有高音的棗李酸味，和銳利的辛香調，不愛酸氣的人可以跳過，我自己倒覺得會精神一振。不過因為原本就偏酸，使用前請確認保存狀況。

穩固 以色列苔毛玫瑰純露

品系：苔毛玫瑰
Moss Rose

工藝：蒸餾

適用：沒有歸屬感

罕見度 ★★★

這種玫瑰花型碩大，有個奇怪別名叫「拿破崙的帽子」，但他搶眼的深粉紅花瓣，其實更像貴婦人的綢緞禮服。純露的玫瑰調頗持久，並參雜了苔蘚、香脂、奶油焦糖和泥土氣息，可當淡香水使用。

鎮靜 英國沒藥玫瑰純露

品系：英國玫瑰
English Rose

工藝：蒸餾

適用：情緒敏感、容易搔癢

罕見度 ★★★

由名家大衛奧斯丁所育種，朝霞般杏桃粉色的杯子狀花，典雅又可愛，宛如教養良好的貴族千金。玫瑰芬芳中帶了甜甜藥草味，樹脂香調很明顯，是沒藥醇含高較高的純露，安撫效果非常迅速。

自信 日本牡丹玫瑰純露

品系：茶香玫瑰
Tea Rose

工藝：蒸餾、薄膜微過濾

適用：退縮不前

罕見度 ★★★

花型像牡丹般貴氣，花色的粉桃紅，在日本傳統上被稱為「曙色」，是雲破天開、陽光初照的顏色。因萃取工藝差異，除了普通純露，也有三倍濃縮精露，前者帶木質香，後者則更粉、更像高級清酒。

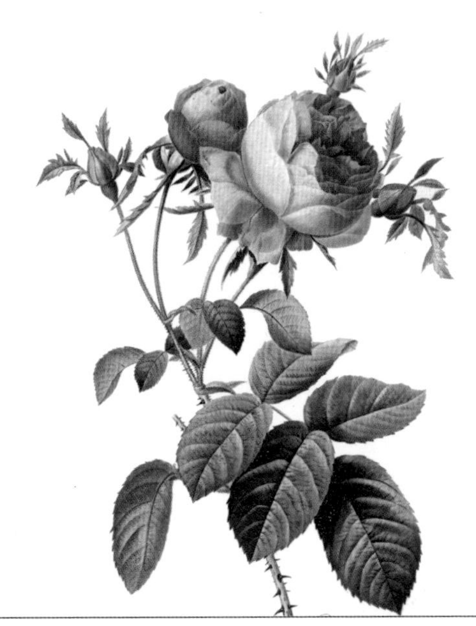

千葉玫瑰

PART2.

芳療產品口袋名單——16款嚴選好物

懶得親手調製配方，又不知道適合女性的複方精油該去哪兒找嗎？嚴選16款好物推薦，幫你在購物前做好功課。

強化和解

01 第一脈輪 Florihana

理解氣卦理論的人可能會好奇，為何沒挑選第二脈輪？再次提醒讀者，女性的身心難題，與家族傳承有關！我們必須先追本溯源，才能堅強的重拾個人力量。第一脈輪複方以強化連結的歐白芷、岩蘭草等根部精油為基礎，加上母性光輝特別強大的高地薰衣草、紅桔、膠冷杉，使緊繃狀態得到和解。Florihana的精油品質具有一貫的高水準，對配方而言當然加分。

淨化心結

02 靚宮油 Erwachen

沒見過互動性這麼強的精油品牌！你的心聲可直接上達天聽，得到網紅創辦人IGisele認真回應，配方並非老闆說了算，而會根據客戶體驗（和許願）即時修正，同時堅持德國原瓶進口不在台灣分裝，憑一股傻勁居然完成不可能的任務。靚宮油大方的加了成本高昂的貞潔樹和永久花，以及難入手的穗甘松，對身心鬱結、需要排出釋放的人而言，是不錯的選擇。

美胸亮白

03 能量拉提凝露 Somatics

Somatics是「業界異數」根本芳療旗下品牌，為了掌握品質，他們擺脫框架，朝最上游發展，專注於開發最新萃取技術，建立自家有機農場，又極力扶植台灣在地小農，實踐信念的能力毅力都超強！這瓶凝露含有珍稀的石榴籽油，及月見草油、大豆油等女性恩物，讓肌膚飽滿緊實。印蒿、白玫瑰、香草、檸檬薄荷、蛇麻草的罕見配方，改善暗沉，讓人自信升級。

備孕滋養

04 期盼專用按摩油 Somatics

根本芳療的崛起是一則鼓舞人心的故事。我曾調侃創辦人Feyond就像遇到老天作對，運勢特別坎坷，但挫折、背叛卻從未擊倒他們。香氣不只撫慰靈魂，更讓我們成為完整的人。這款產品就很適合在艱難時刻使用。小茴香、貞潔樹、利古里蓍草、巨杉、岩蘭草的組合，聞起來像座藥草園，卻是補強整體能量的重要配方，推薦給身心虛弱或正在備孕的女性。

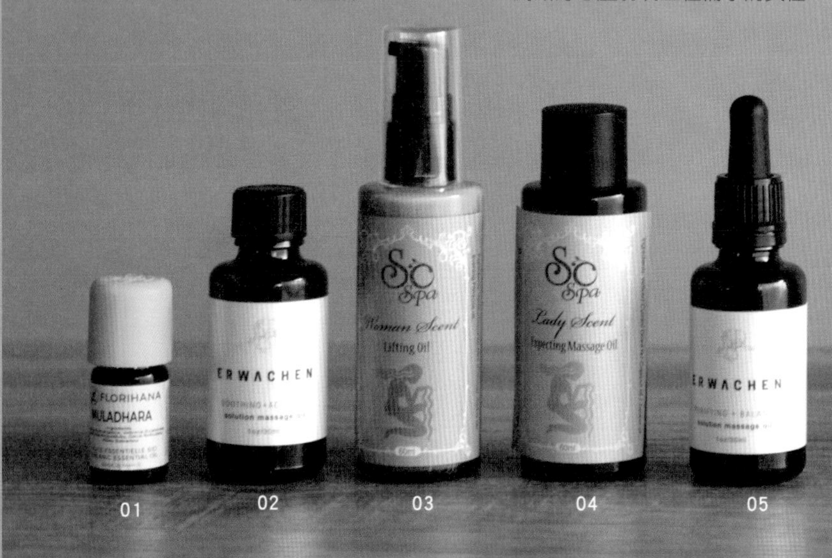

01 02 03 04 05

溫暖活絡

05 匀宮油 Erwachen

這是由毀滅到重生的真實傳奇，擁有數十萬追隨者的知名部落客，在人生墜入谷底時，靠芳療渡過困境、逆轉人生，將這趟覺醒之旅化為品牌。Erwachen成為自我療傷的結晶，與獻給粉絲的禮物。這款按摩油由12款女性常用的精油組成，儼然是一種「大補丸」概念，包含華麗的玫瑰、茉莉等花朵，及溫暖的丁香、熱帶羅勒，在每個月情緒低潮時帶來愉悅感。

浪漫夜晚

07 埃及豔后身體乳 Feeling

如果喜歡優雅的風格，請不要錯過Feeling，他們選油的眼光獨到，調香工藝也很突出，聞來猶如「珠圓玉潤」形容般美好，這瓶乳液集滿花香精油四大王者：玫瑰、橙花、茉莉、依蘭，和東方調的安息香，編織迷幻撩人的夢境，配上紅桔、萊姆、芳樟之後，又增添幾許甜美無邪。滋潤度恰到好處，質地爽滑輕盈，延展性好又不黏膩，是伴侶按摩的理想選擇。

防護安撫

06 甘菊舒敏露 Florihana

純露是花草的芳香蒸餾液，富含溫和的水溶性分子。廣受芳療咖擁戴的法國Florihana，向來以優質純露而聞名，獨家低溫萃取，氣味層次豐富飽滿，不惜血本使用微過濾技術去除雜菌，以確保安全和穩定性。這瓶複方純露含有對應陰性能量的三大藥草：薰衣草、德國洋甘菊、羅馬洋甘菊，可噴灑於躁動脆弱的敏感部位，不含任何人工成份，請盡速用完。

私密修復

08 月亮私密保養油 Feeling

來自阿爾卑斯山美麗村莊的Feeling，品質把關非常嚴格，是少數能用批號溯源的牌子，又愛蒐羅異想天開的罕見品，和珍貴的CO2萃取精油，把「嚴謹又浪漫」的奧地利性格表露無遺。這瓶有機保養油的觸感柔滑，聖約翰草油恢復肌膚彈性，甜杏仁油、澳洲堅果油則滋潤緊實。玫瑰和快樂鼠尾草的濃度控制在安全範圍，用來安撫乾燥、撕裂、鬆弛的纖細部位。

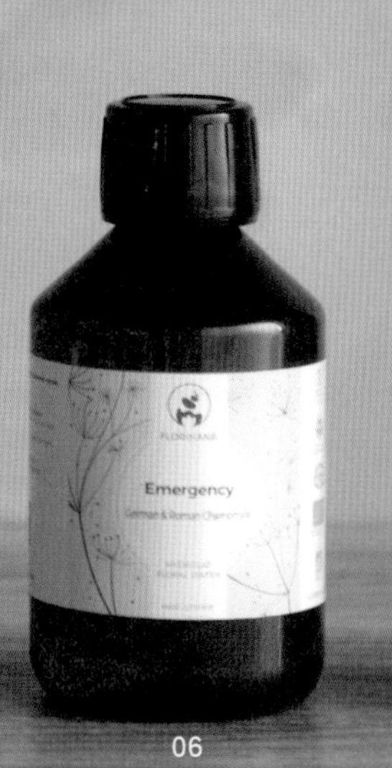

06

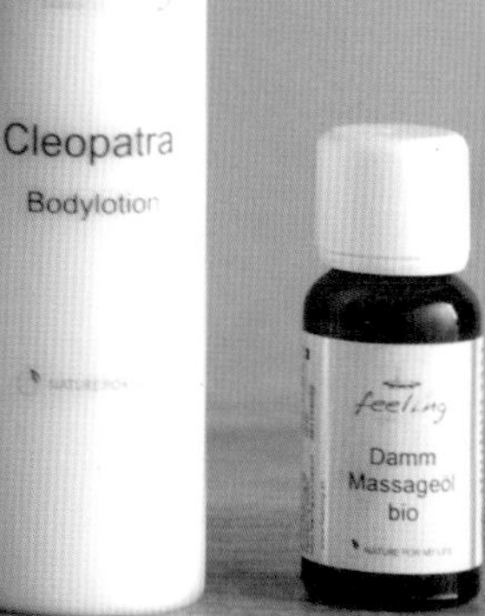

07

08

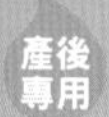

09 新媽媽月子神油 Tinderbox

Tinderbox是個來自靈性烏托邦的品牌，既嬉皮又薩滿，既樸實又花俏，雖然氣質有點兒古怪，卻洋溢著野性的力量。創辦人是居住在偏遠小鎮的藝術家，而台灣是除了澳洲本地及巴里島之外，全世界唯一可以買到的地方！月子神油中的依蘭、玫瑰、茉莉、薰衣草、乳香、天竺葵，都是開心的正能量精油，月子期間當然好，平日也可為身心俱疲的媽媽打打氣。

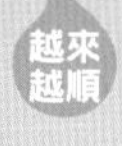

11 PMS珍愛女人舒活油 Latifa's

Latifa's來自澳洲，這塊最原始而純淨的大陸，有一套獨到的療癒傳統，澳系芳療雖以英系為架構基礎，但更擅長洞察身體、啟發直覺。而身為精油重要產地，澳系也精於原料品質的直接掌控。這瓶按摩油以天竺葵、依蘭、快樂鼠尾草等精油為核心，等於由年輕到老，兼顧了不同年齡層女性的問題，其他成份如甜橙、柑橘、薄荷則提供舒緩愉悅的氣息，擺脫情緒烏雲。

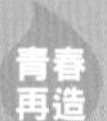

10 女神精華油 Ladrôme

Ladrôme誕生在依山傍水的南法小鎮，一千七百年前，此處是崇拜大地女神的古城，甚至連地名都被取作「女神」（Dea）。這片神聖土地，如今成為有機藥草重點產區，保留傳統採收和慢萃取，精油品質相當可靠。女神精華油質感潤澤紮實，明星成份是以高效受矚目的永久花，依蘭、甜茴香、澳洲檀香、廣霍香，則帶來賦活與平衡，強力推薦給熟女和輕熟女。

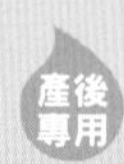

12 呵護媽咪緊實按摩油 Maienfelser

接觸過Maienfelser的人，很難不受那舊世界的雰圍所吸引。三十年來他們在遺世獨立的德國山村，堅持神祕學和藥草學的古老傳統，順應宇宙律動，根據月相星象決定採收萃取的時機，全手工小批生產。分析這款產品的組成，主角應是撫平紋路的雷公根油、巴卡斯果油、雛菊油，和亮白保濕的沙棘油。天竺葵、絲柏、檸檬香茅的配方，則有助排濕及曲線保養。

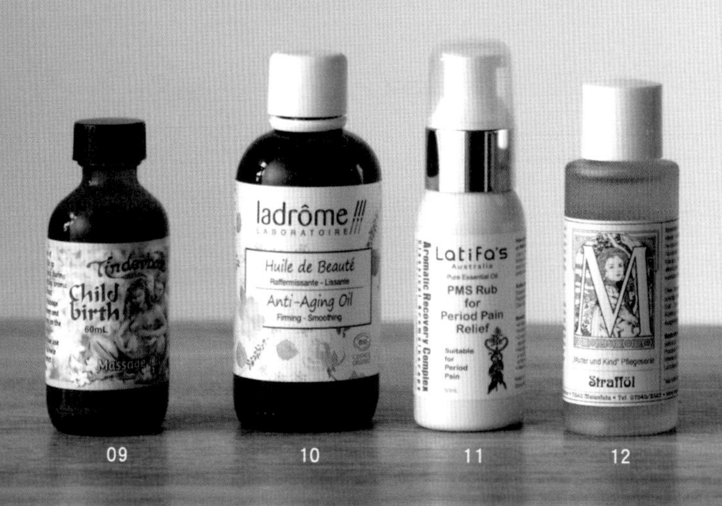

09 10 11 12

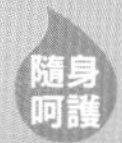

13 憐香惜玉精油棒 Escents

Escents創辦人23歲就建立品牌，卻遭遇了重大轉折：懷孕後期發生棘手的子癇症，冒險生下雙胞胎，接受兩次腦部手術，最後在香氣輔助下復健成功。戲劇化的親身經驗，使她對植物力量產生強大的信念！這個經典祕方含有快樂鼠尾草、天竺葵和其他甜美精油，濃度則達到30%，好攜帶且少量即可，我會局部滾擦女性的重點穴位，例如八髎、三陰交、關元。

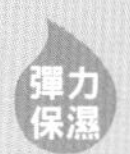

14 洋甘菊私密植淨噴霧 Latifa's

Latifa's雖然2005年才成立，但它的靈魂人物，正是台灣芳療圈的教母級人物卓芷聿老師。20年累積的臨床經驗，讓她在產品規畫上，更體貼台灣女性的需求。這瓶噴霧含有玫瑰草、羅馬洋甘菊等精油，和蘆薈、蔓越莓、野馬鬱蘭、扁柏、肉桂、黃芩、白柳等萃取物及玻尿酸，多層次的配方，看得出目的在重重把關，以確保肌膚環境維持在理想狀態。

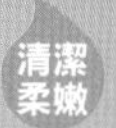

15 白薔薇私密潔淨凝膠 Coslys

一位對香精過敏的農家主婦，因為找不到喜歡的乳液，決定在自家車庫創業，白手起家卻快速竄起，而三十年後，她成立的Coslys品牌，已成為法國天然保養品界的最強推手。這瓶潔淨凝膠以兩種有機純露為基底，玫瑰純露非常保濕，繡線菊純露安撫性高，舒爽香氣來自歐洲赤松和尤加利精油。採用氨基酸清潔成份，質地細緻，洗感溫和適合天天用。

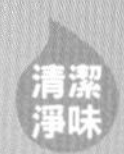

16 女性精油潤潔乳 Argital

Argital這個牌子的CP值頗高，包裝素樸品質實在，走人智學路線，藥草之外也重視礦物，為了靠近原料產地，還索性把總公司從大城市搬去西西里島。女性潤潔乳添加了招牌綠泥，和薄荷、醒目薰衣草、綠花白千層等精油，清新沁涼，暢快不悶濕。配方中另含丁香、安息香、有機乙醇等成份，防護力佳，行房前後、生理期或特殊狀況可用。

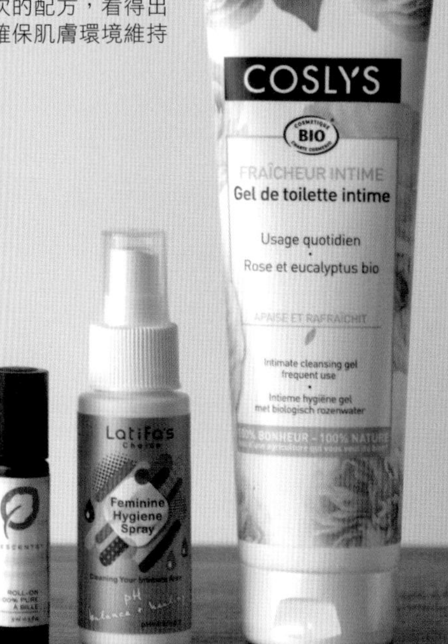

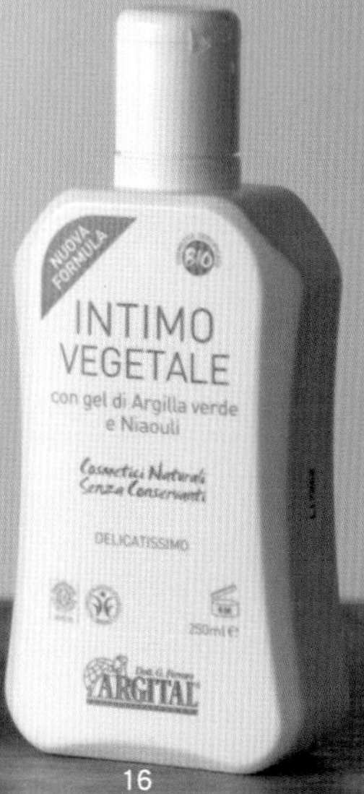

13 14 15 16

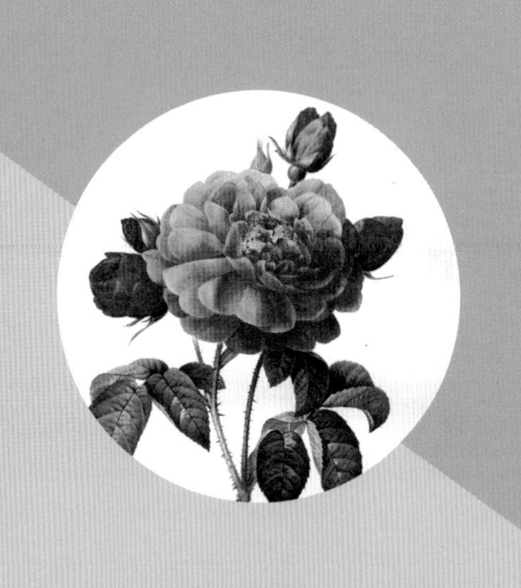

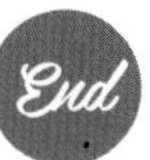
End

附錄

化學分類、英文俗名對照

想瞭解精油，一定要知道它的化學組成。我們可以依照其組成中「最重要的化學成分」，把同類型的精油分在一起，這樣就能更快速掌握精油的效果、氣味、安全性。

單萜烯類

歐白芷（根） Angelica Root
膠冷杉 Balsam Fir
黑胡椒 Black Pepper
黑雲杉 Black Spruce
岩玫瑰 Cistus
絲柏 Cypress
蒔蘿 Dill
乳香 Frankincense
印度乳香 Frankincense, India
白松香 Galbanum
葡萄柚 Grapefruit
杜松（漿果） Juniper Berry
高地杜松 Juniper, Mountain
檸檬 Lemon
萊姆 Lime
紅桔 Mandarin, Red
薰陸香 Mastic
苦橙 Orange, Bitter
甜橙 Orange, Sweet
歐洲赤松 Scots Pine
貞潔樹 Vitex (Chaste Tree)

單萜醇類

芫荽（籽） Coriander Seed
波旁天竺葵 Geranium, Bourbon
玫瑰天竺葵 Geranium, Rose
芳樟 Ho Oil
馬鬱蘭 Marjoram
蜂香薄荷 Monarda
橙花 Neroli
胡椒薄荷 Peppermint
玫瑰草 Palmarosa
泰國蔘薑 Plai
大馬士革玫瑰 Rose Otto
花梨木 Rosewood
沉香醇百里香
Thyme, CT Linalol
側柏醇百里香
Thyme, CT Thujanol
龍腦百里香 Thyme, CT Borneol
茶樹 Ti Tree (Tea Tree)

單萜酮類

藏茴香 Caraway
多苞葉尤加利
Eucalyptus Polybractea
艾草 Mugwort
樟腦迷迭香
Rosemary, CT Camphor
馬鞭草酮迷迭香
Rosemary, CT Verbenone
鼠尾草 Sage
綠薄荷 Spearmint
萬壽菊 Tagetes
側柏（葉） Thuja Leaf

醛類

小茴香 Cumin
檸檬香茅 Lemongrass
檸檬細籽 Lemon Tea Tree
檸檬馬鞭草 Lemon Verbena
香蜂草 Melissa

酯類

佛手柑 Bergamot
羅馬洋甘菊 Chamomile, Roman

快樂鼠尾草 Clary Sage
檸檬薄荷 Lemon Mint
高地薰衣草 Lavender, Highland
真正薰衣草 Lavender, True
穗花薰衣草 Lavender, Spike
醒目薰衣草 Lavandin
苦橙葉 Petitgrain

苯基酯和芳香醇類

安息香 Benzoin
鷹爪豆 Broom
康乃馨 Carnation
黃玉蘭 Champa
白花緬梔 Frangipani
紅花緬梔 Frangipani
大高良薑 Galangal
印度茉莉 Jasmine, India
摩洛哥茉莉 Jasmine, Maroc
阿拉伯茉莉 Jasmine Sambac
銀合歡 Mimosa
水仙 Narcissus
祕魯香脂 Peru Balsam
桔葉 Petitgrain, Mandarin
愛德華玫瑰 Rose, Edward
摩洛哥千葉玫瑰 Rose, Maroc
晚香玉 Tuberose
香草 Vanilla
白珠樹 Wintergreen
白玉蘭 White Michelia

酚類

多香果 Allspice
錫蘭肉桂 Cinnamon
丁香（花苞） Clove Bud
野馬鬱蘭 Oregano
百里酚百里香
Thyme, CT Thymol
神聖羅勒 Tulsi
冬季香薄荷 Winter Savory

醚類

洋茴香 Aniseed
熱帶羅勒 Basil, Tropical
甜茴香 Fennel, Sweet
肉豆蔻 Nutmeg
洋茴香羅文莎葉
Ravensara Anisata
龍艾 Tarragon

氧化物類

月桂 Bay (Laurel)
白千層 Cajeput
豆蔻 Cardamom
藍膠尤加利
Eucalyptus, Blue Gum
澳洲尤加利 Eucalyptus Radiata
高地牛膝草 Hyssop Decumbens
香桃木 Myrtle
綠花白千層 Niaouli
桉油樟羅文莎葉 Ravintsara
桉油醇迷迭香
Rosemary, CT Cineol

倍半萜烯類

摩洛哥藍艾菊 Blue Tansy
德國洋甘菊 Chamomile, German
薑 Ginger
蛇麻草 Hops
青蓮花 Lotus, Blue
粉紅蓮花 Lotus, Pink
白蓮花 Lotus, White
沒藥 Myrrh
香附 Nagarmotha
中國甘松 Nard
樹艾 Tree Wormwood
穗甘松 Spikenard
薑黃 Turmeric
纈草 Valerian
西洋蓍草 Yarrow
依蘭 Ylang Ylang

倍半萜醇類

胡蘿蔔（籽） Carrot Seed
廣藿香 Patchouli
檀香 Sandalwood
暹邏木 Siam Wood (Fokienia)
岩蘭草 Vetiver

倍半萜酮類

波羅尼花 Boronia
大西洋雪松 Cedar, Atlas
喜馬拉雅雪松 Cedar, Himalayan
印蒿 Davana
永久花 Immortelle
鳶尾草 Iris
松紅梅 Manuka
桂花 Osmanthus

香豆素與內酯類

黃葵（籽） Ambrette Seed
芹菜（籽） Celery Seed
雲木香 Costus
土木香 Elecampane
圓葉當歸 Lovage
零陵香豆 Tonka Bean

女人專科芳療全書

芳療天后 Gina 告訴你，女人一生必備的精油全配方

（女人的芳香私療法 增訂版）

作者／許怡蘭 Gina Hsu
繪者／米禮鹿 Miily
內頁構成／謝安琪、詹淑娟（特輯）
封面設計／張瑋芃
封面攝影／吳金石（含特輯／芳療產品）
特約編輯／簡淑媛
校對／簡淑媛、許怡蘭、黃永芳、黃妐俐、柯欣妤
責任編輯／詹雅蘭

行銷企畫／郭其彬、王綬晨、邱紹溢、陳雅雯、王瑀
總編輯／葛雅茜
發行人／蘇拾平

出版／原點出版 Uni-Books
Email／uni-books@andbooks.com.tw
電話／（02）27182001
傳真／（02）27181258
發行／大雁文化事業股份有限公司
105 台北市松山區復興北路 333 號 11 樓之 4
www.andbooks.com.tw
24 小時傳真服務 （02）2718-1258
讀者服務信箱 Email: andbooks@andbooks.com.tw
劃撥帳號：19983379
戶名：大雁文化事業股份有限公司

ISBN／978-957-9072-39-7
一版一刷／2019 年 02 月
定價／新台幣 450 元

國家圖書館出版品預行編目 (CIP) 資料

女人專科芳療全書：芳療天后 Gina 告訴你，女人一生必備的精油全配方 / 許怡蘭 Gina Hsu 著 . -- 一版 . -- 臺北市：原點出版：大雁文化發行，2019.02
280 面；17x22 公分
ISBN 978-957-9072-39-7(平裝)

1. 芳香療法 2. 精油 3. 婦科

418.995　　108000272

聲明／

書中絕大部份照片與插圖，版權皆為本書作者所有，部份圖片出自維基共享資源，或由根本芳療提供。本書內容僅提供資料作為個人輔助參考，不得取代正規醫療院所之診斷與治療。

特輯產品提供：（依筆畫排序）

艾樂曼市集 (Argital)
伊聖詩芳療生活館 (Coslys、Escents)
芳療家 (Florihana)
南法香頌 (Ladrôme)
拾心聚落 (Feeling)
品天然 (Maienfelser、Tinderbox)
荷柏園 (Latifa's)
根本芳療 (Somatics)
醒寤 (Erwachen)

艾樂曼市集
AroMart

憑此券至全台艾樂曼專櫃，即可享購買居家香氛、天然精油與頂級保養品等，單筆消費**滿千折抵 $200 元之優惠。**

＊使用門市：全台各門市。
＊使用期間：即日起至 2019 年 8 月 31 日止。

尼爾氏香芬庭園
Neal's Yard Remedy

全台 10/10 HOPE 店櫃與 NYR 專門店消費**滿 1000 元享 95 折優惠。**（＊限尼爾氏香芬庭園產品）

＊使用門市：全台各門市。
＊使用期間：即日起至 2019 年 8 月 31 日止。

伊聖詩芳療生活館
cosmescents

憑券至全台〈伊聖詩芳療生活館〉百貨專櫃，享**【正價商品消費滿 $1000，現抵 $200】之優惠。**

＊使用門市：全台〈伊聖詩芳療生活館〉百貨專櫃。
＊使用期間：即日起至 2019 年 8 月 31 日止。

芳療家
Florihana

憑券至全省門市，享 **95 折之優惠。**

＊使用門市：全台各門市。
＊使用期間：即日起至 2019 年 8 月 31 日止。

南法香頌
Ladrôme

憑券至全省南法香頌專櫃，享 (1) 南法蕾朵全系列商品 **8 折** (2) 購買永久花依蘭女神精華油 可享 **500 元折扣乙次**之優惠**。**

＊使用門市：全台各直營門市。
＊使用期間：即日起至 2019 年 8 月 31 日止。

拾心聚落
Feeling

憑卷採購 feeling 全系列任一產品，不限金額贈送 feeling 快樂鼠尾草精油 1ML。當次結帳出示任何形式花朵意象衣著，加贈送 feeling 茉莉精油 10% 1ML ＊聚落保留最終判定與解釋的權利。

＊使用門市：拾心聚落 / 台北市松山區八德路三段 12 巷 51 弄 46 號 1F
＊使用期間：即日起至 2019 年 8 月 31 日止。

荷柏園
HERBOX

憑券至全省專櫃，享 **85 折之優惠。**

＊使用門市：全省荷柏園專櫃。
＊使用期間：即日起至 2019 年 8 月 31 日止。

根本芳療
DHYANA

憑券至根本芳療全省銷售通路，享 **9 折之優惠。**

＊使用門市：體驗根本高雄門市、根本 MUZEN 專櫃、根本香氣商城。
＊使用期間：即日起至 2019 年 8 月 31 日止。

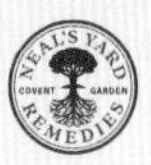

NEAL'S YARD REMEDIES

使用條件：

(1) 限用一次，影印無效。

(2) 此優惠不得與其他優惠同時使用。

尼爾氏香芬庭園 Neal's Yard Remedy

客服電話：0800-011-010

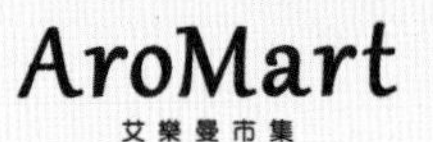

使用條件：

(1) 本券限用一次，影印無效。

(2) 此優惠不得與其他優惠或特價品併用。

(3) 此優惠截角使用後回收。

艾樂曼市集 AroMart

客服電話：0800-058-817

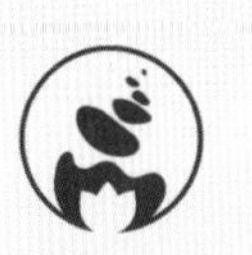

FLORIHANA

使用條件：

(1) 限用一次，影印無效。

(2) 此優惠不得與其他優惠同時使用。

芳療家 Florihana

客服電話：0988209708

cosmescents

伊聖詩芳療生活館

使用條件：

(1) 本優惠限用乙次，影印無效。

(2) 不與會員折扣同時使用、不得兌換現金。

(3) 一日茶道臉部系列與零售配件類恕不參與折抵優惠。

(4) 優惠代碼：CP536。

伊聖詩芳療生活館 cosmescents

客服電話：02-2653-7791

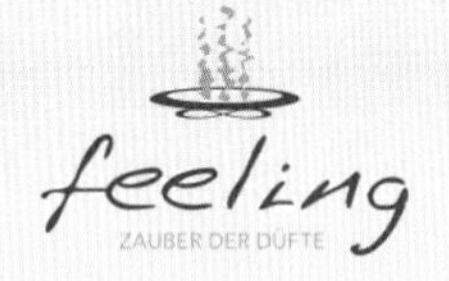

使用條件：

(1) 限用一次，影印無效。

(2) 此優惠不得與其他優惠同時使用。

感覺 Feeling

客服電話：相關問題請訊息粉絲頁「拾心聚落」

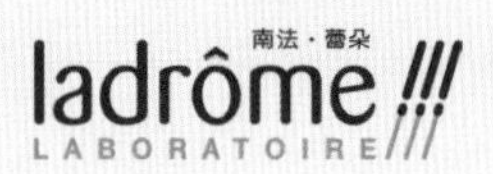

使用條件：

(1) 限用一次，影印無效。

(2) 此優惠不得與其他優惠同時使用。

南法 ・ 蕾朵 ladrôme（南法香頌總代理）

客服電話：02-8792-8323

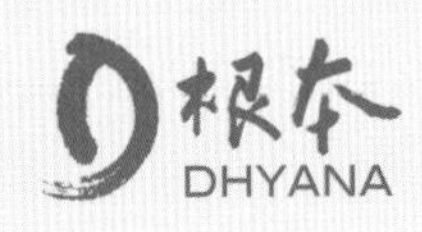

使用條件：

(1) 限用一次，影印無效。

(2) 此優惠不得與其他優惠同時使用。

根本芳療 DHYANA

客服電話：07-3596555

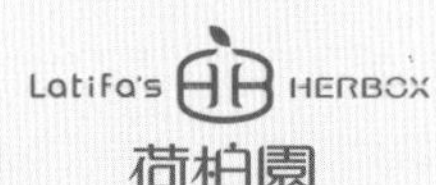

使用條件：

(1) 限用一次，影印無效。

(2) 此優惠不得與其他優惠同時使用。

荷柏園 HERBOX

客服電話：03-2841700#115